의료관광 코디네이터 실무론

본 과제(결과물)는 교육과학기술부의 재원으로 한국연구재단의 지원을 받아 수행된 광역경제권 선도사업 인재양성사업의 연구결과입니다.

의료관광 코디네이터 실무론

강흥림 · 김용연 · 정진수 · 홍승욱

小花

책을 내면서

의료관광 즉, 'Medical Tourism'은 질병의 치료에서부터 건강과 휴양을 포함하는 폭넓은 의미의 건강 치료를 위하여 다른 장소를 방문하고 여행하는 것이다. 글로벌 의료관광 수요가 증가하는 배경에는 자국에서의 고가의 치료 비용과 장시간의 대기에 따른 불만, 경제적인 국제 항공 운임과 환율 변동의 혜택, 그리고 풍요로운 베이비 붐 세대의 등장 등에 기인한다.

즉, 의료관광은 자국에서 받기 어려운 양질의 의료 서비스를 해외에서 저렴한 가격에 신속하고 편리하게 제공받는 새로운 영역으로 의료 서비스와 휴양 레저 문화 활동 등 관광 활동이 결합된 새로운 관광 형태를 말하며 주로 비용이 선진국에 비해 저렴하면서 선진국 수준의 의료 서비스와 휴양 시설을 가진 아시아 지역의 관광지에서 활발하다는 특징이 있다.

또한 고령화 사회와 스피드 업 시대를 살아가면서 이제 건강한 삶을 영위하기 위한 다양한 고객 니즈가 발생하여 관광과 의료 서비스가 결합된 새로운 의료관광의 형태가 출현, 발전해 가고 있다. 특히, 10여 년 전부터 싱가포르 · 인도 등은 의료 서비스 중심으로, 태국 · 말레이시아 등은 휴양과 보양, 치유를 중심으로 한 의료관광 시장으로 자리매김하면서, 세계 의료관광 시장을 선도하고 있다. 우리나라는 의료 기술과 의료 서비스 수준 등은 세계 최고 수준이고 한국적 전통 의학인 한의학을 보유하고 있음에도 불구하고, 최근에 와서야 이 사업에 참여하였기 때문에 해외에서의 한국 의료 서비스에 대한 이미지와 인지도는 낮은 편이다. 따라서 우수한 현대 의료 서비스와 전통 한의학이 접목된 새롭고 특화된 의료관광 특화 치료법을 제시할 수 있으며 이는 한국 의료관광 이미지를 확대해 나가는 핵심 가치가 될 것이다.

그런데 이러한 한국 의료 서비스가 글로벌 경쟁력을 갖추기 위해서는 몇 가지 과제가 있다. 즉, 글로벌 경쟁 체제에서 이겨 낼 수 있는 적절한 국제 진료 수가 마련, 언어 소통 능력 및 환대 서비스 체계 확립, 국제적 인증 체계 마련, 타깃 국가의 의료 관련 문화 차이에 대한 이해도 증진, 매력적인 의료관광 상품 개발, 의료 기관의 비즈니스 마인드 함양, 그리고 쇼핑 · 휴양 · 치료 등을 한곳에서 해결할 수 있는 복합형 의료 센터 건립과 이를 총괄하여 관리하고 사업을 이끌어 갈 수 있는 전문가와 실무를 담당할 인력 양성 등이 그 것이다.

이 책은 부족하나마 이런 과제를 일부 해결할 수 있도록 한국 의료관광 실무 현장에서 수많은 시행착오를 겪고 이를 극복하고자 해외 성공 사례 등을 분석하고 실무에 접목하는 등 끊임없는 연구와 고민을 한 전문가 4명이 각각 본인의 전문성을 최대한 살려 준비한 실무 지침서이다. 아직까지 의료관광 코디네이터와 관련해서 적당한 교재 즉, 실무를 배경으로 한 실무형 교재가 없었다는 것도 이번 교재를 발간하게 된 이유 중의 하나였다.

이 책은 총 4장으로 구성되어 있는데, 제1장은 의료관광의 역사와 현상의 이해를 통해 개념을 파악하는 데 도움이 되고자 하였으며 한국 의료관광의 시장 동향과 의료관광 만족도 조사를 통해 해외 의료관광객들의 니즈를 파악하고 아울러 한국 의료 서비스에 대한 냉혹한 현실 분석과 비즈니스 전략에 대한 소개를 간략히 하였다. 제2장에서는 외국인 환자 유치 시 가장 먼저 문제가 되고 있는 의료 사고에 따른 분쟁 해결 방안과 그 예방 등에 대하여 가이드라인을 제시했으며, 각종 리스크에 대한 대처 관리 방안 등을 비교적 자세히 소개하였다. 제3장은 세계적인 수준의 IT 기술을 활용한 외국인 환자 유치 방안을 소개하여 의료관광 마케팅의 새로운 대안을 제시하여 보았고, 제4장에서는 의료관광 코디네이터를 위한 실무 프로세스와 필요한 서식 그리고 경쟁 국가 의료 수가 조사 내용을 담았으며, 특히 환자 사망 시에 그 처리 규정과 병원 내 각종 외국어 표기 등 실무에서 반드시 필요한 내용을 자세하게 소개하였다.

끝으로 이번 교재가 출판되기까지 아낌없이 도움을 주신 각계 의료관광 전문가 여러분들을 비롯하여 한림대학교 윤현숙 의료관광인력센터장님과 고태규 교수님께 진심으로 감사드리며, 이 책이 의료관광 사업을 함께하는 모든 분들과 한국 의료관광 산업 발전에 작게나마 도움이 되기를 간절히 바라며 도와주신 모든 분들께 감사의 마음을 전한다.

2010. 3.

차례

I. 의료관광 현상과 글로벌 비즈니스

1. 의료관광의 역사와 현상 이해

1) 의료관광의 역사

(1) 의료관광의 역사적 흐름

의학이 발달하지 않은 시대의 건강 추구 여행의 특징은 종교 활동과 밀접한 관련성을 갖고 있다. 인더스강, 티그리스강 등에서는 심신을 정화하기 위한 목욕이 오래전부터 행해졌다. 고대 그리스에서는 온천과 샘을 생명의 원천으로 여겼고 그 주변에는 신전을 세우고 승려가 중심이 된 치료 행위가 이루어졌다.

고대 로마 시대는 고도의 온천 문화가 발달한 시기이긴 하나, 로마인에게 온천은 탕치장(湯治場)이자 오염된 도시 환경이나 무더위로부터 벗어나는 쉼터 혹은 휴양 장소였다.

중세 유럽은 기독교의 금욕주의가 지배하고 있어서 여흥 목적의 여행은 금지되어 있었다. 그러나 온천이나 광천을 중심으로 한 성지 순례는 인정되어 고대와 마찬가지로 치료 행위가 이루어졌다.

17세기 후반에는 온천이나 해수 효능에 관한 과학적인 연구가 이루어지고 '인증된 효능'에 관심이 모아졌다. 쇠퇴하던 온천지에 위염과 위궤양 치료를 목적으로 한 상류 계급인들이 방문하면서 온천 리조트로까지 발전하였다. 바스(Bath, 영국), 바덴바덴(Baden Baden, 독일) 등이 그 대표적인 예이다. 18세기에는 해변 환경과 해수 효능을 이용한 해변 리조트가 브라이턴(Brighton, 영국)에 만들어져 유럽 지역에 리조트가 유행하는 계기가 되었다.

당초 귀족 전용 사교장이었던 온천 리조트와 해변 리조트가 일반인에게 개방된 것은 사회 보장 제도 성립과 관계가 있다. 질병보건법(1883년), 질병노령보건법(1889년)에 이어 사회 보험 입법이 이루어진 독일, 오스트리아, 프랑스 등에서 일반 탕치객을 대상으로 한 보양지(헬스 리조트)가 등장하게 되었다. 보양지에는 의료 시설, 스포츠 시설, 문화 레크리에이션 시설, 숙박 시설 등 다양한 시설이 갖추어졌다. 이에 따라 유럽의 헬스 투어리즘에 하나의 흐름이 생겨났으며, 보험 제도 적용으로 인해 보양, 휴양을 목적으로 장기 체재하는 실버층이 많아졌다.

미국과 유럽의 헬스 투어리즘에 있어 또 하나의 흐름은 헬스 팜(health farm)의 성립과 연관이 있다. 영국은 제2차 세계대전 후 사회 보장 제도가 생겨났으며 1970년대 이후 다이어트, 미용, 금연, 스트레스 해소, 건강 증진과 관련된 욕구가 많아짐에 따라 건강 리조트가 생겨나고 그것을 헬스 팜이라 칭하게 되었다. 헬스 팜에는 방문 목적에 맞는 일주일 정도의 프로그램이 있었으며 이용자층은 고소득층이 많았다. 18세기 미국에서는 유럽 귀족의 생활양식을 본뜬 온천 리조트와 해변 리조트로 이동하는 여행이 성행했으며, 당시 유명 리조트로는 필라델피아 근교의 옐로우 스프링(Yellow Spring)이 있으며 부유층과 저명인이 방문했다는 기록이 있다. 그러나 그 후 미국의 온천 관광지는 쇠퇴하였고 영국과 마찬가지로 헬스 팜이 등장하였다. 캘리포니아에 있는 골든 도어(Golden Door)가 그 대표적인 예이며 휴양, 미용, 다이어트, 금연 등 다양한 건강 니즈에 대응 가능한 다양한 시설과 서비스가 갖추어져 있고 전문 스태프도 있다.

한편, 일본에서는 예로부터 온천의 효능이 인정되어 왔고 최근에는 치료 목적으로 이용되고 있다. 온천지는 기존의 요양 장소 기능뿐 아니라 도시 주민을 위한 보양 장소 및 위안 장소의 기능을 갖게 되었고, 교통수단 발달에 따라 체재 기간도 점차 짧아지고 있다.

(2) 의료관광의 지역적 흐름

국가 간 이동이 수반되는 의료관광은 3개 권역으로 나누어 이루어지고 있다.

첫 번째는 유럽권으로 서유럽에서 동유럽으로의 이동이 활발한데, 유럽에서 처음 시작된 의료관광은 유럽이 하나의 시장으로 인식되고 있어 영국 등 유럽에서 동유럽 국가 의료 기관 방문을 위한 이동이 비교적 용이하고, 특히 영국은 공공 의료 시스템이긴 하나 비응급 수술은 대기 시간이 길어서, 의료 수가가 낮은 헝가리 등의 동유럽 의료 기관으로 이동하고 있다.

두 번째는 미주권으로 북미에서 북미, 북미에서 남미로의 이동성을 띠고 있다. 미국에서 남미 국가로의 이동은 영국보다 늦게 시작되었으며, 미국 자체가 송객 및 목적지 시장 역할을 하고 있다. 특히 사보험 체제인 관계로 비보험 또는 저소득자들은 비싼 의료 보험료를 감당하지 못하고 남미로 이동하고 있으며 MD앤더슨 같은 저명한 병원은 전 세계 중증 환자들이 치료를 받기 위해 모여들고 있다.

송출(Outbound) 국가		목적지(Inbound) 국가
· 서유럽 국가(영국 등) →공공 의료 시스템, 오랜 대기 기간 ▶ 의료 서비스 수준의 동일성, 유사한 문화적 환경, 지역적 이동의 편의성	이동 ⇨ 유럽 시장	· 동유럽 국가(헝가리, 체코, 폴란드 등) →가격 경쟁력(저렴한 인건비)
· 북미 국가(미국) 비보험, 저소득 →비싼 의료 비용을 이유로 송출	이동 ⇨ 북미 시장	· 북미(미국 Mayo Clinic, MD 앤더슨) →중증 및 전문 치료 · 남미 국가 →치과, 성형 수술
· 초기: 동남아 자국 거주 외국인, 호주 및 인접 동남아 거주 외국인 · 현재: 미국, 유럽 등 원거리 국가 송출(의료 후진국이 주요 송출국)	이동 ⇨ 동남아 시장	· 동남아시아(태국, 싱가포르, 말레이시아) →경쟁력은 국제 인증 및 유명 의료진, 선진국 해외 연수 의사, 저렴한 의료 비용, 관광 및 휴양 연계 상품 개발

※세계 의료관광객 '05년 1,900만 명 → '10년 4,000만 명

[그림 I-1] 의료관광의 지역적 흐름

세 번째는 동남아권으로, 동남아에서 초기에는 태국 같은 국가에서 해당국 내에 거주하는 외국인 혹은 베트남 등 인접국의 외국인들이 태국, 싱가포르 등으로 이동하여 진료를 받았었는데, 현재는 JCI 인증 등의 영향으로 미국, 유럽 등 원거리 국가에서의 방문이 일반적이다. 그리고 인접 근거리 시장에서는 캄보디아에서의 이동이 두드러진다.

(3) 건강과 관광의 연관성

관광이 건강에 미치는 영향과 효과는 보양지와 같이 건강 자체를 목적으로 하여 만들어진 장소에 체재하는 것이 건강에 좋은 효과를 줌은 말할 나위가 없으며 넓은 의미에서 여행 그 자체가 건강 상태에 좋은 영향을 줌은 널리 알려져 있으며 최근에는 학술적으로도 인정받고 있다.

2) 의료관광의 현상 이해

(1) 의료관광의 급속한 성장

선진 국가의 과다한 의료 비용 부담감 급증, 국가 간 접근의 용이성, 제3세계의 급속한 의료 기술의 질적 향상 및 적당한 의료 비용, 표준화된 세계적 의료 시설 수준, 선진국 의료 기술을 습득한 의료진 포진 등으로 의료관광객은 급증하고 있고, 의료관광은 급속한 확산과 더불어 50개국 정도가 유치 경쟁에 있는 등 경쟁이 심화되고 있다.

의료관광의 가장 큰 장점은 비용 절감 효과가 가장 크다는 것이다. 기술이 좋고 비용이 싼 나라로 글로벌 원정 치료가 매년 늘어나는 추세이며, 관광객들의 국적은 미국, 캐나다, 유럽, 중동, 일본 등과 같은 선진 국민이 대부분이다. 의료관광은 일반 관광에 비해 체류 기간, 지출 비용 등이 현격히 높아 태국, 인도 등 동남아 국가 및 두바이 등이 의료관광객의 유치를 위해 정부 주도하에 치열하게 경쟁 중에 있다.

한편, 전 세계 의료관광 시장 규모는 2005년 200억 달러에서 2007년에는 267억 달러로 증가하였고, 3년간 연평균 15.54%의 높은 성장률을 기록한 것으로 나타났으며, 세계 의료관광객 수는 2005년 1,900만 명에서 2007년에는 2,580만 명으로 연평균 16.5%의 증가율을 보인 것으로 나타났다(RNCOS 2008).

지역별로는 아시아에서는 태국 외에 싱가포르, 말레이시아, 인도, 한국, 대만 등이 의료

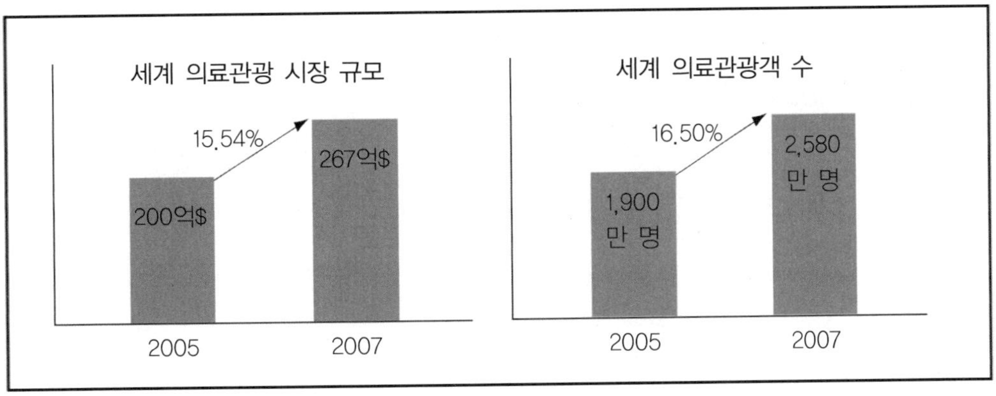

자료: RNCOS(2008).

[그림 I-2] 세계 의료관광 규모

관광객 유치에 뛰어들었으며 필리핀, 브라질, 코스타리카, 멕시코 등이 성형 수술과 치과 부문의 의료관광객 유치에 가세하고 있는데, 의료관광을 목적으로 아시아 5개국(태국, 싱가포르, 인도, 말레이시아, 필리핀)을 방문한 의료관광객은 2007년 290만 명에 달했으며, 총 38억 달러의 의료관광 수입이 창출되었고, 2012년까지 총 75억 달러의 수입과 610만 의료관광객들의 방문이 예측되고 있다(RNCOS, 2008). 현재 세계에서 의료관광 수요가 가장 급속히 증가하고 있는 미국의 경우 각국의 유치

현재 세계에서 의료관광 수요가 가장 급속히 증가하고 있는 미국의 경우 각국의 유치 대상으로서 중요성이 증대되고 있는데, 미국의 컨설팅 회사 딜로이트(www.diloitte.com)가 발표한 2008년도 보고서에 따르면 미국인의 3%가 이미 의료관광을 경험했고, 5명 가운데 2명이 이를 고려 중인 것으로 나타났다. 특히, 2007년 75만 명의 미국인들이 해외 진료를 위해 출국한 것으로 나타났으며 2010년에는 약 600만 명을 초과할 것으로 전망되고 있다(RNCOS, 2008).

이러한 국제 의료관광의 급속한 성장 배경에는 아시아 국가들의 의료 인프라의 급속한 발전과 저렴한 의료비와 빠른 대기 시간 이외에 IT 및 인터넷 시스템의 발달, 국제적인 병원 인증 제도, 진료비를 감소시키기 위한 보험사와 병원 간 연계, 휴양 및 스파(spa)를 중심으로 한 웰니스 투어리즘에 대한 선호 증대 등이 주요 영향 요인이라고 할 수 있으며, 향후 건강 및 웰빙, 관광 및 문화 체험에 대한 소비자들의 수요를 바탕으로 전 세계적인 의료관광 수요가 더욱 증대될 것으로 예상되며 의료 서비스와 관광 산업의 연계 및 결합을 바탕으로 한 의료관광 산업의 발전이 가속화될 것으로 예상되고 있다.

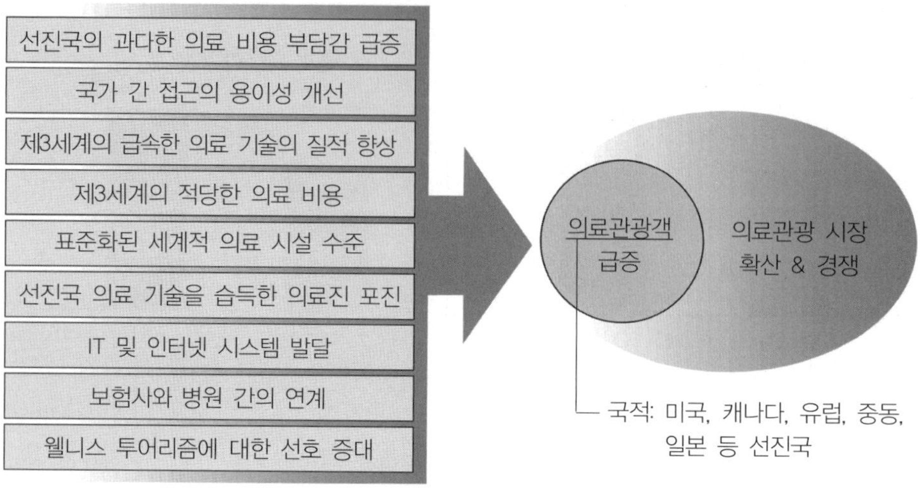

자료: RNCOS(2008).

[그림 I-3] 세계적인 의료관광 성장 요인

3) 의료관광의 개념

전 세계적으로 확대되고 있는 의료관광이지만 의료관광에 대한 개념은 아직 확립되어 있지는 않고 각 연구자에 따라 그 개념을 제시하고 있을 뿐이다. 각 연구자의 견해 및 연구 내용에 따른 제시 개념을 정리하면 다음과 같다.

세계적으로 의료관광의 수요가 증가하는 배경에는 자국에서의 고가의 치료 비용과 장시간의 대기에 따른 불만, 경제적인 국제 항공 운임과 환율 변동의 혜택, 그리고 풍요로운 베이비 붐 세대의 등장을 들 수 있다(Connell 2006).

의료관광은 자국에서 받기 어려운 양질의 의료 서비스를 해외여행 과정에서 저렴한 가격에 신속하고 편리하게 받을 수 있게 함으로써 세계적으로 새로운 이동을 창출하고 있는데, 이는 의료 서비스와 휴양·레저·문화 활동 등 관광 활동이 결합된 새로운 관광 형태를 말하며 주로 비용이 선진국과 비교하여 저렴하면서 동시에 선진국 수준의 의료 서비스와 휴양 시설을 갖춘 아시아 지역의 관광지에서 활발하다는 특징을 갖고 있다(유지윤 2006).

또한, 싱가포르, 태국, 인도, 말레이시아 등 많은 아시아 국가에서는 민간 주도로 부가가치가 높은 의료 서비스 및 건강관리를 관광 사업과 연계하여 발전시키고 있는데, 이들 국가들은 공통점은 의료 허브 및 의료관광 허브를 지향하고 있으며, 의료 산업을 21세기 국가 전략 산업으로 삼고 특히 외화 획득의 주요 수단이 되는 '의료관광'에 대규모 예산과 정부 차원의 적극적인 지원 정책을 펴 나가고 있다는 것이다(유지윤 2006).

'의료관광(medical tourism)'은 환자가 진료, 휴양과 관광 활동을 병행하는 것뿐 아니라 의료 기술이 뛰어나고 가격 경쟁력이 있는 국가에서 진료받기 위해 여행하는 것까지 포함한다(English, Mussell, Sheather, & Sommerville 2005).

한편, 지금까지 의료관광에 대한 논의는 건강관리를 중심으로 하는 헬스 투어리즘의 개념 안에 포함하여 이루어지고 있는데 '헬스 투어리즘(health tourism)'이란 관광지 고유의 매력에 헬스케어 서비스와 관련 부대시설을 이용하여 관광객들을 끌어들이는 관광으로 정의하고 있고(Borman 2004; Goodrich 1994), 의료관광은 질병의 치료에서부터 건강과 휴양 프로그램을 포함하는 폭넓은 의미의 건강 치료를 위해 다른 장소를 방문하고 여행하는 것이라고 다소 포괄적으로 정의되기도 한다(Medilik 1996). Connell(2006)은 특정한 치료가 개입(specific medical interventions)되는 경우에는 의료관광(medical tourism)이라는 명칭을 사용할 것을 제안하고 있다.

의료관광은 여행의 주체와 이동 방향에 따라서 아래의 3가지로 구분할 수 있다.

〈표 I-1〉 의료관광의 형태별 구분

구 분	설 명
내국인 해외 의료관광 (Outbound)	국내 환자가 의료 서비스를 받기 위해 해외로 나가는 것
외국인 국내 의료관광 (Inbound)	해외 환자가 의료 서비스를 받기 위해 국내로 들어오는 것
내국인 국내 의료관광 (Intrabound)	국내 환자가 의료 서비스를 받기 위해 자신의 주거지(home)를 벗어난 국내의 다른 지역으로 여행하는 것

그러면 정부가 신 성장 동력으로 추진하고 있는 의료관광은 어떤 개념을 갖고 있을까. 보건복지가족부는 중증/경증 모두 외국인 환자(해외 환자) 유치에 초점을 두고 의료법 제27조를 개정, 외국인 환자를 유인·알선할 수 있는 근거를 마련하였다. 문화체육관광부는 관광진흥법에 '의료관광'을 "해외 거주 외국인이 국내 병·의원에서 미용 및 예방 진료, 수술 및 휴양 치료 등의 의료 서비스를 받으며 환자 본인 또는 동반자가 일체의 관광 행위를 병행하는 것"이라고 지칭하고 있다. 법무부는 의료관광 비자를 신설(C-3-M 비자: 90일 이내 치료 목적 체류; G-1-M 비자: 91일 이상 치료 목적 체류)하여 비자가 필요한 국가의

의료관광객 유치 지원을 강화하고 있다.

4) 융·복합 관광으로서의 의료관광 유형과 연계 내용

디지털 컨버전스(digital convergence)를 중심으로 한 융 · 복합은 단순한 복합 기능 결합이나 부가 기능을 추가하는 초기 형태에서 최근 업종 및 서비스 간 결합을 통해 새로운 가치가 창출되는 방향으로 심화 · 확대되고 있으며, 이러한 현상은 치료 중심의 의료 서비스에도 나타나고 있는데 의료 서비스와 스파, 마사지, 해수 치료, 음식, 물리 치료, 기 치료, 아로마 테라피 등과의 결합, 양 · 한방 협진 등이 새로운 시장을 형성해 나가고 있다.

특히 국제 관광과 의료 서비스의 결합은 해외여행과 현지 국가의 의료 서비스가 결합하는 형태로 자국에서 받기 어려운 양질의 의료 서비스를 해외여행 과정에서 저렴한 가격에 신속하고 편리하게 받을 수 있게 함으로써 세계적으로 새로운 의료관광 이동을 창출하고 있으며(유지윤 2006; Connell 2006), 워싱턴포스트(2007)는 의료관광(medical tourism)의 대상을, 관광을 중심으로 한 일정 중에 의료 및 건강관리, 미용 등과 연계되거나 또는 경증 수술 후 관광 및 휴양과 연계되는 의료관광객(medical tourist)과 중증 수술 및 처치를 주요 목적으로 국가 간 이동을 추구하는 해외 환자 중심의 치료 여행객(medical traveler)으로 구분하고 있다.

정리해 보면 의료관광은 의료 서비스와 관광 산업의 결합을 본질적 속성으로 하고 있으며, 의료와 관광의 결합 유형 및 소비자의 니즈에 따라 구분하여 볼 수 있다.

- medical traveler: 미국의 비싼 의료비 때문에 싼 의료비를 찾아 외국을 여행하는 경제적 동기의 '의료 여행자'
- medical tourist: 간단한 수술 등 의료 목적과 함께 이를 계기로 상당 기간 휴양 관광을 겸하는 '의료관광객'

으로 정의되고 있으며, 의료관광객이 보다 중요한 시장으로 간주되고 있다(*The Washington Post* Sep. 2007).

그동안 의료관광에 대한 논의가 사실상 치료 여행(medical travel)에 집중되어 왔으며 의료관광(medical tourism)에 대한 논의는 상대적으로 미흡했음을 알 수 있는데, 향후 관광, 휴양, 레저, 보양, 치료, 건강관리, 웰빙 등과 폭넓게 연계 및 결합 가능한 medical tourist를 대상으로 의료관광의 잠재 시장이 확대될 것으로 보인다.

5) 향후 의료관광의 전망

전 세계 의료관광 시장 규모는 2005년 200억 달러에서 2007년에는 267억 달러로 증가하였으며, 3년간 연평균 15.54%의 높은 성장률을 기록한 것으로 나타났고, 세계 의료관광객 수는 2005년 1,900만 명에서 2007년에는 2,580만 명으로 연평균 16.5%의 증가율을 보인 것으로 나타났다(RNCOS 2008).

〈표 I-2〉 전 세계 의료관광 시장 규모(2005~2007)

구 분	2005년	2006년	2007년
의료관광 시장	200억 달러	232억 달러	267억 달러
의료관광객	1,900만 명	2,200만 명	2,600만 명

자료: RNCOS(2008); Asian Medical Tourism Analysis(2008~2012).

Asian Medical Tourism Analysis(RNCOS 2008)에 따르면 2007년 한해 290만 명이 의료관광 목적으로 아시아 5개국(태국, 싱가포르, 인도, 말레이시아, 필리핀)을 방문했고 총 38억 달러의 수입이 창출되었으며 2012년까지 총 75억 달러의 수입과 610만 명의 의료관광객들이 방문할 것으로 예상되었다. 한편 한국은 아시아권의 의료관광 목적지 중 비교적 선진국에 속하며 후발 주자로 평가되어 총 9개 아시아권 의료관광 국가 중 선호도순에서 7위를 차지하였다(RNCOS 2008).

인도, 태국, 싱가포르, 말레이시아, 필리핀, 대한민국, 요르단, 아랍에미리트, 이스라엘 등이 아시아권 의료관광 선호 국가로, 터키, 말타, 헝가리, 폴란드, 우크라이나는 유럽권 의료관광 선호 국가로, 브라질, 콜롬비아, 우루과이, 아르헨티나는 남미권 의료관광 선호 국가로 언급되고 있으나, 한국은 의료 서비스 수준은 아시아권 국가들 중 최고 수준으로 평가되나 의료관광 국가로서 홍보 미흡, 의료와 관광 서비스의 연계 미흡, 전문적인 의료관광 유치 시스템의 부재 등이 걸림돌로 작용해, 의료관광에 대한 정부의 전폭적인 지원과 육성이 요구되는 가운데 정부는 2015년까지 40만 명의 의료 목적 입국객 유치를 통해 전 세계 시장의 5%를 점유한다는 목표를 설정해 놓고 있으나 해외 환자를 위주로 한 것이므로 관광 의료를 더하면 실제 규모는 이보다 클 것으로 예상된다.

2. 의료관광 시장 동향과 정부 정책

1) 의료관광 시장 동향(2009)

(1) 국제 의료관광 시장의 성장 원인

① 의료 인프라 발전

아시아를 비롯하여 주요 국가의 의료관광 산업이 급성장한 원인 중 하나는 발전된 의료 인프라를 갖추고 있다는 점이며 특히, 싱가포르, 태국 등에서 의료관광객 수요가 증가하고 있는 것은 전문 의료진과 최신 의료 장비를 통해 양질의 진료 서비스가 보장되기 때문이라는 의견이 지배적이다. 의료관광 대표적인 병원인 태국의 범룽랏, 인도의 아폴로, 싱가포르의 파크웨이 등은 미국 상위 병원과 동일한 수준으로 발전한 것으로 평가를 받고 있다.

〈표 I-3〉 인도 및 미국의 심장 수술 사망률 비교

미국 병원에서의 사망률 (%)					인도 병원에서의 사망률(%)	
Univ. of California, Davis Medical Center	Fountain Valley Regional Medical Center	California Hospital Average	Desert Regional Medical Center	Beverly Hospital	Apollo Hospital Group	Wockhardt Hospitals
0	2.1	2.9	6.2	13.8	〈1	〈1

자료: Various Industry Sources.

② 비용 및 대기 시간의 격차

진료 비용의 격차는 국제 의료관광 시장을 활성화시킨 주요 요인으로 아시아 주요 병원의 진료비 수준은 미국 등 선진국 병원의 20~80% 수준에 불과한데, 심장 수술 비용의 경우 미국에서는 3만 달러 수준이나 인도 뉴델리 소재 아폴로 병원에서는 4,000달러 수준이며, 싱가포르와 태국에서의 hip replacement 수술 비용은 각각 8,000달러 및 1만 2,000달러로, 미국 및 유럽의 23~34% 수준이다. 최근에는 환자뿐 아니라 보험 회사들도 의료 비용에 대해 민감한 반응을 보이며, 일정한 임상 수준을 확보하고 있는 보다 저렴한 의료관광 시장을 탐색하고 있다.

한편, 영국, 캐나다인 대부분은 건강 보험을 보유하고 있음은 물론, 국가 보건 체계도 잘 구축되어 있는 편이나, 수술을 받기 위해서는 장기간의 대기 시간이 요구되는 실정이기에 해외 의료관광이 발생하고 있다.

〈표 I-4〉 미국 및 영국의 주요 수술별 평균 대기 시간

진료 부문	평균 대기 시간(개월)
Open heart surgery	9~11
Cranio-facial surgery & Skull Base	6~8
Neuro-Surgery with Hypothermia	12~14
Complex spine surgery with implants	9~11
Simple Spine surgery	9~11
Simple Brain Tumor - Biopsy - Surgery	6~8
Parkinson - Lesion - DBS	9~11
Hip Replacement	9~11

③ IT 및 인터넷 시스템의 발달

대량의 정보를 빠르고 효율적으로 전달할 수 있는 매스 미디어 시스템과 정보 통신 기술(Information Communication Technology, ICT)은 효과적인 홍보 수단으로서 의료관광 산업의 성장에 상당한 공헌을 하고 있다. 인터넷은 환자 및 보험 회사로 하여금 전 세계의 의료 서비스와 비용에 관한 정보를 파악하게 하는 데 핵심 역할을 수행하고 있으며, 의료관광 관련 웹사이트에서는 병원 선택에서부터 모든 의료관광 패키지의 예약과 여행 일정 조정까지 다양한 서비스 선택이 가능하다.

④ 글로벌 병원 인증

의료관광 시장에서는 병원들이 JCI(Joint Commission International) 및 ISO 등과 같은 인증을 획득하는 사례가 증가하고 있는데 국제 인증은 의료 보험 회사와 외국인 환자들에 대해 병원의 임상 수준 및 시설에 대한 신뢰성을 제공하는 역할을 하고 있다. 태국 범룽랏 병원, 인도 아폴로 병원 그룹, 싱가포르 파크웨이 그룹 등 외국인 환자를 유치하고 있는 아시아 병원의 대부분은 JCI 및 ISO 인증을 취득하고 있다.

※ JCI(Joint Commission International) 인증

: 의료 사고 발생 가능성을 사전에 방지할 수 있는 시스템을 갖추어야 하는 것으로서, 1,033개 항목의 조건을 검증받은 후에 인증을 부여

- 환자 진료 부문 5개, 병원 관리 부문 6개 등 총 11개 부문 368개 항목
- 환자의 입원 시점에서부터 퇴원한 후의 사후 처리까지 모든 과정에 대한 검증이 이루어지며, 특히 진료의 질적 평가에 초점
- 평가 실시 기관은 JCAHO(Joint Commission on Accreditation of Health Organization)이 설립한 국제기구인 국제병원평가위원회

JCI 인증 여부는 미국 국민들이 의료 기관을 선택할 때 가장 먼저 고려하는 요인으로 현재 JCI 인증을 획득한 의료 기관은 유럽, 아시아, 아프리카 등 세계 125개 의료 기관이며, 우리나라에서는 4개 대학병원(연세대학교 세브란스병원, 고려대학교 안암병원, 화순전남대학교병원, 가천의대길병원 가천뇌건강센터)이 인증받고 있다.

⑤ 병원과 보험사의 연계

선진국의 건강 보험사들은 가입자들의 진료 비용을 감소시키기 위해 상대적으로 진료 비용이 저렴한 아시아 지역의 병원과 협력 체계를 구축한 후 환자를 송출하고 있는데 의료 사고의 발생이나 가입자의 클레임 발생을 미연에 방지하기 위해 보험 회사는 병원의 임상 수준, 시설, 서비스 질, 국제병원인증 획득 여부 등을 철저하게 검증하고 있으며, 특히 미국의 경우 국제병원인증 획득 여부는 보험 회사가 환자를 설득하는 데 있어서 핵심 관건이다.

⑥ 휴양 관광에 대한 선호 증대

휴양 관광(wellness tourism)도 의료관광의 한 종류로 고려될 수 있으며, 스파, 마사지, 요가, 그리고 아유르베다(ayurveda) 등과 같은 관광 활동이 여기에 포함된다. 휴양 관광은 수술 치료가 아니라 휴양과 스파 치료를 통한 건강 증진이 주축을 이룬다는 점에서 기타 의료관광과 차별되며 2003년 intelligentspas.com이 조사한 바에 따르면, 태국, 인도, 말레이시아, 싱가포르, 그리고 인도네시아 등 아시아 지역에 전 세계 상위 7개의 스파가 위치해 있는 것으로 나타났다.

⑦ 의료 보험 제도 및 고비용

자국에서 건강 보험의 혜택을 적용받을 수 없거나 혹은 충분한 보장이 되지 않는 상황으로 인해, 이를 극복하기 위한 해외 의료관광이 발생하고 있으며, 최근 들어 미국인도 급증하는 추세에 있다. 이런 원인으로 의료관광을 하는 환자는 유럽인, 호주인, 일본인이 대부분을 차지하는데 미국에서 건강 보험을 적용받을 수 없는 인구는 전체 국민은 17%에 해당하는 5,000만 명이며, 치과 보험을 보장받을 수 없는 인구는 1억 2,000만 명 수준으로 매년 50~70만 명의 미국인이 진료비가 상대적으로 저렴한 해외에서 진료를 받고 있는 것으로 파악된다.

(2) 주요 시장별 의료관광 동향

① 일본 시장(나고야, 후쿠오카 등)

수술 비용이 저렴한 동남아 및 중국 등으로 장기 이식 수술을 받으러 가는 환자 등에 관한 신문 기사 등이 있으나, 일본 국내법상 장기 이식에 관한 법률이 엄격하여 비밀리에 행해지고 있으며, 의료관광이라고 보기에는 어렵다. 2009년 현재 일본 지사 관할 지역에서 여행사가 기획하여 판매 중인 의료관광 상품은 한국 방면이 유일하다. 최초의 의료관광 상품인 '아름다운 여행 서울[きれい旅ソウル(KNT)]'가 5월부터 판매 중이고 일부 옵션 코스에 '메디컬 에스테'가 포함된 '마이 레시피 서울(니혼료코)'이 6월부터 판매 중이며 방한 의료관광 상품 기획 시에는 '의료', '병원' 등의 표현을 자제한 '메디컬 에스테' 상품에 한정하여 접근 중이다. 약식 성형을 위한 방한 FIT(Foreign Independent Tour) 수요가 있는 것으로 알려져 있으나, 성형에 대한 대외 공개를 기피하는 문화상 정확한 통계는 현지에서 산출 불가능하다. 여행 수요층의 리스크 회피 성향이 높은 일본 시장에서 메스, 침 등의 시술이 포함되는 여행사 기획 의료관광 상품은 무리가 있으며, 따라서 태국, 싱가포르 등의 의료 수준이 아무리 높다 해

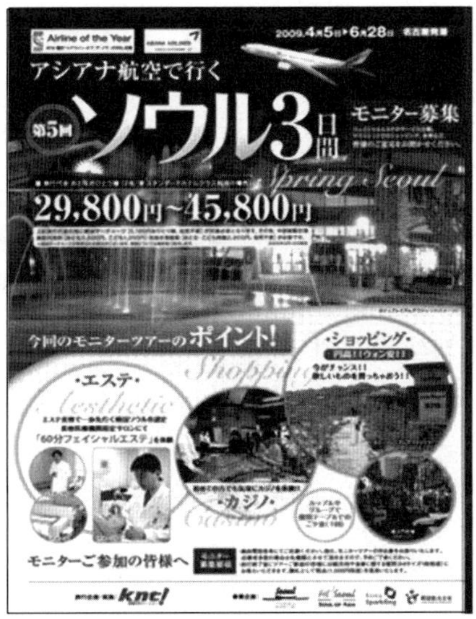

[그림 I-4] 일본 KNT 여행 방한 의료관광 홍보물 예

도 상품화는 어려워 보인다.

다만, 신장 투석 등과 같은 경우는 일본 내 약 30만 명의 투석 환자가 해외여행을 원하고 있어(현재 JTB가 스위스, 하와이 등 투어 판매 중), 이를 유치하려는 다각적 노력이 필요하다.

② 중국 시장(베이징, 선양 등)

의료관광의 특성상 패키지 상품으로 구성이 힘들기 때문에 아웃바운드 여행사의 역할이 제한적이며 전체적인 인/아웃바운드 통계도 집계하기가 힘들다. 현재 중국 의료관광객 유치에 적극적인 국가는 대만과 한국이며 현재 의료관광의 주목적이 성형 수술로 거의 대부분의 소비자는 한국을 선택하고 있는 가운데 대만은 언어적 제약이 없고 동포 유치라는 차원에서 대만 시장은 주의가 필요한 시장이다. 현재 10여 개의 인터넷 성형 미용 에이전시가 있으며 그 중 愛容網, 华夏网, 伊美网 등 3개 업체가 비교적 규모가 크고 유명하다.

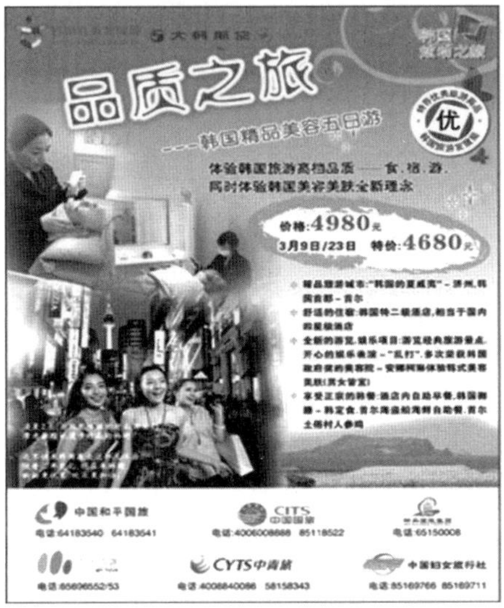

[그림 I-5] 중국 6개 여행사 공동 한국 의료 체험 상품 예

- http://www.iface.com.cn (愛容網)
- http://www.517mr.com (华夏网)
- http://www.1m9m.com (伊美网)
- http://www.nowyousee.com

피부 미용 등 일부 오프라인 매장에서 성형 수술을 원하는 고객에 대해 개별적으로 해외(거의 대부분 한국) 성형 수술을 알선해 주고 있으나 해당 매장의 규모 및 실태를 파악하기는 힘들며, 해외 의료관광은 대부분 20~40대 여성을 대상으로 한 성형 수술 수요이며 목적지는 거의 대부분 한국으로 파악되고 있다.

※ 현지 의료관광 에이전시의 마케팅 사례

- 업체: 北京達人京典科技有限公司

(중국 내 최대 인터넷 의료관광 에이전시 iface.com 운영)

- 설립 연도: 2005년(회원 10만 명)
- 가맹 병원 수: 전국 28개 성, 직할시 등 총 378개 병원
- 특기 사항: 한국 내 11개 성형외과와의 협약을 통해 고객 유치

※ 여행사 사례: △△여행사

과거 미용 의료 상품은 정규 상품 단체와 함께 방한해 반나절 혹은 하루를 이용해 미용 체험을 옵션으로 선택토록 했으며 요금은 대략 250~300RMB 수준으로 결과가 좋으면 곧바로 수술을 고려한다. 하지만 여행사를 활용한 수술은 거의 없고, 소비자들은 개별적으로 직접 방한하거나, 혹은 병원과 직접 연락하는 방법을 취하고 있다. 중국에서 미용 의료관광은 직접적으로 홍보 선전을 할 수 없다는 문제가 있다.

③ 동남아 시장(홍콩, 싱가포르 등)

홍콩 여행사에 따르면, 현재 홍콩 아웃바운드 의료관광객은 타 국가에 비해 규모는 작지만 점점 증가하는 추세이며 의료관광의 주요 목적은 병 치료가 아닌 건강 검진으로 조사되었다. 특히 요즘에는 유명인 · 연예인들의 영향으로 미용 · 성형 수술 목적의 의료관광도 떠오르고 있으나, 여전히 주요 고객은 재정 상태가 좋은 중년 부부 및 퇴직인들을 대상으로 한 건강 검진이 주를 이루고 있으며, 대부분의 사람들이 FIT 패키지(항공+숙박+건강 검진) 상품을 구매하고 있다. 고객들은 주로 해외 병원의 현지 에이전시를 통해 상품을 예약하고 있으며, 여행사들은 주로 에이전시로부터 호텔 및 수송 관련 업무를 위탁받아 수행하고 있으며 해외 주요 목적지로는 태국과 대만, 싱가포르이다. 현재 홍콩에서는 해외 에이전시가 전무하며, 태국 범룽랏 병원의 홍콩 사무소만이 진출해 있다.

싱가포르는 의료관광 주요 인바운드 국가로서 의료관광 해외 마케팅을 전담하는 싱가포르 관광공사는 2009년 의료관광 이머징 마켓으로 독일, 일본, 호주, 미국 4개국을 지정하고 이 시장에 양질의 헬스케어 서비스를 좋은 가격으로 홍보하는 데 주력하고 있으며 싱가포르 이미지를 안전한 목적지로 부각시키기 위해 다양한 홍보 활동을 전개하고 있다(*Today* Dec. 2008)

※ 싱가포르 관광공사에 등록된 의료관광 에이전시

- Berkut Holidays
- East Asia Medical Travel
- MW Medical
- OliveMed

- Singapore International Assist
- UniGlobal Holidays
- Wellcare Medical & Executive Concierge Services

한편 의료관광 아웃바운드만을 전문으로 하는 여행사는 아직 존재하지 않으나 CTC Holidays 여행사는 태국 의료관광 상품을 론칭하였다. 한편 싱가포르 정부는 2009년 3월 29일, 싱가포르 보건부(MOH)가 관장하는 의료 보험에 추가로 Medisave Liberalization 제도를 도입하였는데, 이는 싱가포르 의료 보험으로 해외에 승인된 병원의 치료를 받을 수 있는 제도로서 국가 의료 저축 제도로 소득의 일정 부분을 계좌에 저축할 수 있으며 추후 개인 혹은 가족의 수술 및 특정 외래 비용을 커버할 수 있다. 모든 근로자는 월 소득의 6.5~9%를 Medisave 계좌에 입금시킬 수 있으며 저축액은 계좌주 및 가족의 병원 비용으로 지급될 수 있다.

④ 미주 시장

미국 내 고가의 의료 수가 및 보험 관련 문제점 등으로 해외 의료관광이 부각되고 있으나 주류 사회에서는 여전히 미국을 떠나서 받는 치료가 일반적으로 여겨지지 않고 있다. 미국 내의 인도, 멕시코 등 에스닉 마켓에서는 기존의 의료관광 유사 상품이 이미 자리 잡고 있으며, 한국 역시 동포 시장을 중심으로 초기 단계의 건강 검진 의료 상품 활성화가 진행 중이다.

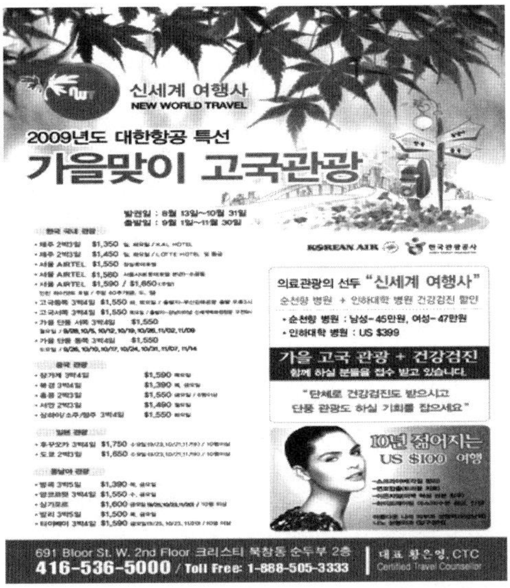

[그림 I-6] 캐나다 방한 의료 상품 예

※ 현지 의료관광 에이전시 동향(Planet Hospital 현황)

- 의료관광 대상 국가: 아르헨티나, 벨기에, 브라질, 코스타리카, 태국, 인도, 멕시코, 파나마, 필리핀, 싱가포르
- 주요 시술 내용: 비만 관련, 치과, 불임 시술, 심장 질환, 성형 등

※ 현지 의료관광 에이전시 동향(Healthbase Online, Inc.)

- 미국 동부 매사추세츠주 보스턴 일원에 소재한 에이전시
- 해외 10개국 40여 병원의 치료 서비스 제공
- 미국과 캐나다의 보험 미가입자 또는 보험 혜택이 적은 가입자들에 대한 척추 치료 기회 제공을 위해 우리들병원(Wooridul Spine Hospital)과 업무 제휴

2009년에 미국의 대표 보험 회사인 Blue Cross Blueshield of South Carolina의 해외 의료 서비스 대행을 맡은 CGH(Companion Global Healthcare, Inc.)사와 한국 연세대 세브란스병원은, 환자 진료에 관한 협약을 체결하고 CGH 관리 환자는 상호 합의한 정액 수가에 따라 진료받기로 했다. 한편 멕시코에서 의료 서비스를 받는 미국인이 늘어나는 가운데, 미국 대형 병원 체인들의 경우 멕시코에 병원을 짓거나 멕시코 병원과 파트너십을 맺어 공동 영업에 나서는 등 발 빠른 행보를 보이고 있다.

〈표 I-5〉 2009 로스앤젤레스 지역 교포 방한 상품 판매 현황

여행사/상품	연계 의료 기관	가 격	비 고
Infortour 건강 검진	인하대학교병원	$1,119 부터	월 10~15명
삼호관광 검진상품	강남 세브란스병원	$1,299 부터	월 50~80명
하나투어 종합검진	고려대, 한양대병원 등	$1,049 부터	월 20명 정도
아주관광 검진	아산병원	$1,259 부터	월 20명 정도
춘추여행사 Medical Tour	경희대, 한양대병원 등	$1,149 부터	월 20명 정도

※ 삼호관광 외에는 의료관광은 유명무실한 편

※ 건강 검진 상품이 포화 상태에 도달한 것으로 추정됨

한편, 아르헨티나 정부의 경우에도, 본격적인 의료관광 진흥을 위해 아르헨티나 관광공사(National Institute for the Tourist Promotion of Argentina, Inprotur)가 외국인 환자 유치를 추진할 10여 개의 의료 시설과 의료관광객 유치 협약을 체결했다. 아르헨티나 관광장관인 엔리케 메이에르(Enrique Meyer)는 아르헨티나가 뛰어난 의료진, 최첨단 기술과 더불어 독특한 관광 매력을 지지고 있다고 밝혔다. 의료와 연계할 관광지는 이과수 폭포를 비롯하여 페리토 모레노(Perito Moreno) 빙하가 대표적인 관광 상품이다. 아르헨티나를 방문하는 대부분의 의료관광객은 미용 성형 수술을 목적으로 방문하고 있으며 아이

를 가질 수 없는 불임 부부를 위한 불임 치료도 유망한 분야이다. 메디신 아르헨티나(Medicine Argentina)라고 불리는 이 새로운 의료관광 프로그램은, 최고급 호텔 체류와 더불어 아르헨티나의 다양한 문화 체험할 수 있는 복합 관광 상품이다.

⑤ 극동러시아(블라디보스토크) 시장

극동러시아 지역에서 의료 목적 타국 여행에 대한 선호도는 나날이 증가하는 추세인데 선호도 증가의 가장 큰 이유는 러시아 영토 내에서 주요한 의료·치료 기관이 유럽 지역 러시아에 편중된 까닭에 상대적으로 극동에서 가까운 해외가 선호 대상으로 부상하고 있다.

관광공사 블라디보스토크 지사의 '2009 의료관광 설문 조사' 결과에 따르면 그동안 극동러시아에서 가장 선호되었던 의료 목적 해외여행지는 싱가포르, 중국이었으며, 최근 들어 한국에 대한 선호도가 증가하고 있는 추세이다. 싱가포르는 2007년까지 대대적인 프로모션을 진행해 왔고 현재까지도 주요 아웃바운드 업체는 라디오 광고를 시행하고 있다. 중국은 지리적으로 극동러시아와 국경을 맞대고 있는 여건 속에서 극동러시아인의 전통적인 해외 의료관광 대상지로 여겨져 왔던 것이 현실인데 대체로 중국을 선택하는 경우는 요양 목적의 여행이나 치과 질환 치료 및 저렴한 가격 등이 유인 요인이다.

특히, 2009년에 접어들면서 한국 의료관광에 대한 관심도가 급증하고 있는데, 블라디보스토크 의료관광 설명회 시 실시한 설문 조사 예를 들면, 아직까지 의료관광 경험이 없지만 장래에 가고 싶은 나라로 한국(47%), 싱가포르(37%), 중국(9%)이 순위를 차지한 것으로 나타났다.

현재 관광공사 블라디보스토크 지사가 관리 대상 방한 관광 취급 업체 35개를 대상으로 조사한 결과, 의료·치료 또는 요양 목적의 해외여행 프로그램으로 주로 판매되는 상품은 싱가포르 의료관광, 중국 요양 프로그램 및 특이하게 지리적 원거리에도 불구하고 체코 요양 프로그램 등인 것으로 나타났다.

한편, 현지 의료관광 규제 현황을 살펴보면 현지법상 의료관광과 관련된 특별한 법 규정은 부재한 상태인데, 현재 의료관광 범주에서 활동하고 있는 일반 여행 업체 경우도 따라서 여행업 전반을 규정하고 있는 '관광업에 관한 연방법(2007년 6월 1일 최종 개정 시행)' 및 동법 개정 시 동시에 발효된 시행령인 '관광 상품 구현에 따른 서비스 제공법' 및 '관광업 행위에 관한 기본법'에 따라 일반 업체들의 활동을 유추하고 있는 실정이다. 상기 법령들에 의하면 가장 주요한 규준은 (의료를 포함하여) 해외여행업을 취급하는 업체가 여행자의 유사시 재정 보증이 있느냐 하는 부분인데, 상기 법령들에 의해 규정된 재정 보증액은 최고 1억 루블(미화 환산 340,000달러 상당)에 달한다. 그런데 이 같은 법령에는 의료관광 관련 특별한 명기가 없는 것이 현실이어서, 실제 여행 업계들은 [여행자(환자) - 업체 - 외국 병원] 사이에서 여행자(환자)를 대상으로 일반적으로 비자 발급 대행, 항공권 발급, 호텔 예약 등의 병원 외 업무에 대한 내용의 계약서를 여행 당사자와 맺고, 치료 관련 내용은 여행자 본인들이 병원 측과 직접 계약을 맺게 하는 것과 같은 모습을 띠고 있어, 이에 따른 예상되는 의료 사고 등의 책임 범위에서 완전히 벗어나 송객 활동을 하고 있는 것이 주요 통용 사례이다.

〈표 I-6〉 블라디보스토크 주요 에이전트별 동향

업체명	세부 내용
프리모르스크 클럽	- 활발히 의료관광 사업 진행 중 - 업체에 전문 의학 통역관 있음 - 업체 홈페이지에 의료관광 항목 있음 - 관광공사의 원조로 국내로의 의료관광 광고 중 - 업체 대표들이 관광공사에서 주최하는 의료관광 관련 모든 세미나에 항상 참석 - 정시에 요구되는 모든 정보 전달 - 의료관광 분야에서 좋은 전망이 보임
베르날	- 이 업체는 의료관광이 유일한 주요 업무임 - 얼마 전 전문 의료관광 통역관 투입 - 업체 대표들이 자주 관광공사 주최 세미나에 참석하며 적극적으로 참여 [업체 총 책임자가 팸 투어(Fam Tour) 보고에 참여] - 보험 업체들과 많은 거래가 있음 - 자주적으로 관광업에 종사 - 블라디보스토크의 의료관광 선두 업체들 중 하나
빌레투르	- 전 러시아 내 체인점을 갖고 있는 대기업 - 기존 관광과 별개로 서울의 한 병원에서 의료 검진이 가능한 여행 패키지가 있어서 다른 업체들과 비교했을 때 많은 수의 관광객 보유 - 업체 대표들이 의료관광과 관련된 세미나에 정기적으로 참석
더블스텝 트래블	- 활발히 의료관광 사업 진행 중 - 업체 대표들이 관광공사가 주체하는 모든 세미나에 참석 - 부산 좋은강안병원과 협력하고 있어서 대부분의 환자들이 부산에서 치료함
라이텍스	- 활발히 의료관광 사업 진행 중 - 자주적으로 관광업에 종사 - 의사들(회사 홍보 위해 의사 한 명 서울 방문, 두 명은 부산 방문) 많은 작업 중 - 업체 대표들이 관광공사가 주최하는 의료관광 관련 세미나 참석 - 업체 총 책임자 자이쩨바 올가 서울에서 개최된 의료관광 국제 세미나에 참가하여 관련된 보고서 발표

비프투르	- 의료관광 발전에 큰 관심이 있음 - 업체가 단독적으로 유즈노사할린스크에서 의료관광 프레젠테이션(세종병원 대표자들 참석) 개최 - 업체 대표가 부산에서 개최되는 의료관광 세미나에 참석할 예정
러키 투르스	- 활발히 의료관광 사업 진행 중 - 의료관광 관련 세미나에 참석 - 업체 대표, 서울에서 개최된 의료 세미나에 참석했음
블라디보스토크 관광국	- 국내로의 의료관광 분야에 매우 능력 있는 매니저가 업무 중 - 의료검진 포함한 여행 패키지 보유 - 관광공사가 주최하는 모든 세미나에 참석하며 요구되는 모든 정보 전달
프레가트 아에로	- 활발히 의료관광 사업 진행 중 - 관광공사가 주최하는 세미나에 참석하며 요구되는 모든 정보 전달 - 최근 의료관광 비자 신청을 위한 방문객 수가 증가하고 있으며 치료에 관해 직접 협의함
테라 투르	- 요양 관광이 포함된 패키지 제작 제안

〈표 I-7〉 타 경쟁국(싱가포르 등) 의료관광 유치 현황

국가명	세부 내용
싱가포르	- 최근 싱가포르병원 광고 횟수 증가 - 10월 현대호텔에서 개최된 프레젠테이션에서 의사들이 선전 활동 진행. 프레젠테이션에 초대된 사람들에게 진료를 예약하고 병원의 의사들로부터 치료에 관련 의사 소견을 들을 수 있는 기회 제공. 이 프레젠테이션은 인터넷 신문에 의해 조명됨 - 공중파 TV에 싱가포르병원 관련 광고 방송 방영 - 블라디보스토크 시내의 한 거리에 광고판 "싱가포르에서 치료하기" 설치되어 있음
중국	- 러시아의 주요 공중파 TV채널 중 하나인 '1 채널'의 프로그램 〈건강〉에서 중국 의학에 관해 방영. 방송에서 중국 병원에서의 치료 방법에 대하여 설명. 의사의 준비 과정과 병원 설비에 관해 언급 - 정기적으로 인터넷 신문에 광고 기사 게시
일본	- 호텔 가반에서 프레젠테이션 "니키타로의 의료관광" 개최 - 관광업체 "KNT!"의 대표자들은 의료관광에 역점을 두고 투어 개발 - 관광객들이 의료관광을 마친 후 스키 관광이나 온천 관광(온천 호텔), 또는 레크리에이션이나 휴양을 선택할 수 있는 관광 패키지 제안

2) "의료관광 마케팅 조사" 결과(2008, 한국관광공사)

최근에 관광은 타 산업과 접목을 통하여 관광 상품의 다양화를 꾀하게 되었고, 각 분야와의 협력 네트워크를 형성하여 상생 마케팅을 통한 관광 상품 개발이 활성화되고 있다. 의료관광은 질병의 치료를 위해 국내외의 의료 기관을 찾아서 이동을 하는 환자들을 중심으로 치료 위주의 관광과, 여행의 과정에 검진과 미용 등 '헬스케어(health care)' 상품이 결합된 휴양 개념의 관광으로 나누어 볼 수 있다.

의료관광이 주요 국가의 이슈로 떠오르면서 우리나라에서 고려되어야 할 국제 환경 요소로 기술적 측면, 규제 및 제도 측면, 시장 환경 측면이 있다. 기술적인 측면에서 보면 최근 들어 항공 교통의 발달과 소득의 증가로 인한 해외여행의 보편화와 인터넷 기술의 발달로 인한 정보의 축적과 가격과 서비스의 비교가 가능해지고 있다. 규제 및 제도적 측면에서도 많은 변화가 이루어지고 있는데, 머지않아 공공 의료와 민간 의료의 병행이 가능해질 것이며, 민간 보험사에서 해외 의료 서비스에 대한 지급 제도가 발달되고, 의료 서비스의 국제 개방도 이루어질 것이라고 본다.

의료관광이 성사되기 위해서는 의료관광객의 존재와 더불어 의료 기관과 에이전트가 필요하다. 일부 의료관광객의 경우 의료 기관과 직접 연결되기도 하지만, 대부분의 경우 중간 소개 과정을 통하여 이루어진다.

의료 기관(medical center)은 실제로 외국인 환자를 유치하여 진료하는 병 · 의원 및 클리닉을 의미한다. 대부분의 의료 기관은 의료 시술뿐 아니라 전문 코디네이터를 통하여 외국인 환자들의 입국에서부터 출국에 이르기까지 모든 활동에 대응하고 있다. 의료기 관은 입국 사증 발급에 필요한 서류의 제출 등으로 실질적인 의료관광 시작 단계 이전부터 환자를 지원하며, 환자가 출국한 시점 이후에 모든 절차가 종료된다.

의료관광 전문 에이전트(medical tourism facilitators)는 의료관광의 성과를 극대화할 수 있도록 병 · 의원과 환자를 연계해 주는 역할을 수행하는 사업체를 의미한다. 외국인 환자들에게 다양한 의료 서비스와 관광을 연계한 프로그램을 기획하고 진행하는 에이전트는 의료 기관과 연계하는 것으로 위험도를 분산시키고 있으며, 대부분 소규모 업체라는 특징이 있다. 에이전트들은 미국, 유럽 등 진료 비용이 높은 지역에 거주하는 환자들이 해외에서 저렴한 비용으로 양질의 의료 서비스를 받을 수 있도록 하고 있으며, 의료관광 상품 판매를 위해 개인 보험 가입 환자들을 대상으로 집중 공략하는 경향이 있다.

의료관광 실태 조사 실시 목적은 한국 의료관광객의 전반적인 만족도와 이용 특성을 분석하여 강점이 있는 의료 서비스 분야를 강화해 나가, 시장 활성화를 꾀함에 있다. 또한 이를 위해 제도적인 측면에서의 개선 과제, 해외 홍보 마케팅 및 상품 개발, 수용 태세 개선 및 여건 조성 활동 측면에서 필요한 사항과 관련, 정부 기관과 지방 자치 단체뿐 아니라 의료 기관 및 전문 업체의 역할 정의를 해볼 필요가 있기에 의료관광 경험자와 잠재 경험자 등을 대상으로 실시한 국내 최초의 실태 조사 결과이다.

(1) 연구 설계 및 조사 진행

이 의료관광 시장 조사는 한국 의료관광 시장의 위상과 잠재력을 파악하여, 한국 의료관광 마케팅 대상과 잠재 고객을 발굴하고 고객 니즈를 파악하여, 수용 태세 개선 방안을 도출함으로써 한국 의료관광 활성화 전략을 수립하기 위하여 기획되었다. 조사 대상은 아시아 지역으로의 의료관광 경험자와 의향자, 그리고 한국으로의 의료관광 체험자를 대상으로 하였으며, 2008년 9월부터 11월 중에 국내를 비롯하여 한국 의료관광 핵심 시장인 일본, 중국, 미국 지역에서 실시하였다.

〈표 I-8〉에서와 같이, 최근 2년 내에 아시아 지역으로의 의료관광 경험이 있는 일본, 중국, 미국인 310명과 향후 2년 내 아시아 지역으로의 의료관광 의향이 있는 616명에 대하여 온라인을 통한 조사를 실시하였다. 그리고 조사 기간 내 한국으로의 의료관광을 체험한 140명(일본, 미국, 중국)을 대상으로 일 대 일 면접 조사(face to face interview)를 실시하였다. 표본은 유의할당표본추출(purposive quota sampling) 방법을 사용하였다.

〈표 I-8〉 연구 설계

<table>
<tr><td>조사 분야</td><td>아시아 의료관광 소비자</td><td>한국 의료관광 체험자</td></tr>
<tr><td>조사 방법</td><td>온라인 조사
(Online Survey)</td><td>일 대 일 면접 조사
(Face to Face Interview)</td></tr>
<tr><td>조사 대상</td><td>최근 2년 내 아시아 지역 의료관광 경험자
향후 2년 내 아시아 지역 의료관광 의향자</td><td>한국 의료관광 체험자</td></tr>
<tr><td>표본 구성</td><td><table>
<tr><th rowspan="2">구분</th><th colspan="3">국가별</th><th rowspan="2">합계</th></tr>
<tr><th>일본</th><th>중국</th><th>미국</th></tr>
<tr><td>경험자</td><td>100</td><td>108</td><td>102</td><td>310</td></tr>
<tr><td>의향자</td><td>200</td><td>215</td><td>201</td><td>616</td></tr>
<tr><td>합계</td><td>300</td><td>323</td><td>303</td><td>926</td></tr>
</table></td><td><table>
<tr><td rowspan="3">국적별</td><td>일본</td><td>57</td></tr>
<tr><td>미국</td><td>50</td></tr>
<tr><td>중국</td><td>33</td></tr>
<tr><td>계</td><td></td><td>140</td></tr>
</table></td></tr>
</table>

(2) 설문 내용

이 연구에서 설문은 응답자에 따라 구성을 달리하였다. 〈표 I-9〉에서와 같이, 아시아 지역으로의 의료관광 경험자들에게는 의료 서비스 이용 시 고려 사항, 정보원, 이용 결과 및 만족도 등에 대하여 설문을 하였다. 이에 반해 아시아 지역 의료관광 의향자들에게는 아시아 경쟁 국가 간의 의료 서비스 분야별 비교 우위에 대한 인식 및 향후 이용 의료 서비스 분야에 대하여 조사를 실시하였다. 그리고 한국 의료관광 체험자들에게는 이용 빈도, 방문 일정, 여행 경비, 이용 서비스 등 한국 의료관광 이용 특성에 대한 전반적인 조사를 실시하였다. 또한, 한국 의료관광 정보 접촉 경로와 한국을 선택한 이유와 이용 만족도에 대해서 알아보았다.

〈표 I-9〉 설문 내용

아시아 지역 의료관광 경험자	아시아 지역 의료관광 의향자	한국 의료관광 체험자
의료 서비스 이용 시 고려 사항	의료 서비스 이용 시 고려 사항	의료관광 이용 경험 (이용 빈도, 방문 일정, 여행 경비, 이용 분야)
의료 서비스 정보원	아시아 경쟁국 의료 서비스 비교	방문 목적 및 주요 활동
의료 서비스 국가별 이미지 평가	향후 이용 의향 의료 서비스	한국 의료관광 접촉 경로
의료 서비스 인식 및 이용 경험	한국 의료관광에 대한 인식	한국 의료관광 선택 이유 및 고려 요소
의료 서비스 이용 결과 및 만족도		한국 의료관광 서비스 만족도

(3) 분석 방법

수집된 자료의 통계 처리는 데이터 코딩을 거쳐 통계 패키지를 활용하여 분석하였다. 아시아 지역 의료관광 소비자 926명과 한국 의료관광 체험자 140명 등 전체 1,066명에 대한 설문 조사 결과를 분석에 활용하였다. 조사 대상자의 인구통계학적 특징과 표본의 일반적인 특성을 파악하기 위하여 빈도 분석(frequency analysis)을 실시하였다.

(4) 분석 결과 및 해석

① 인구통계학적 특징

최근 2년 이내에 아시아 지역으로 의료관광을 와본 경험자들은 남성(57.4%)이 여성(42.6%)보다 많았으며, 대체로 20~30대 연령층(71%)이 대부분이었다. 직업은 전문직과 사무직의 비율이 비교적 높았으며, 소득 규모는 고르게 나타났다. 이들의 한국 방문 경험은 64.5%로 상당히 높게 나타났다. 향후 2년 이내 아시아 지역으로의 의료관광 의향자들의 특성을 보면, 여성(52.3%)이 남성(49.7%)보다 높게 나타나 향후 여성의 비율이 높아질 것으로 예상된다. 연령 분포는 20~30대 구성비가 68.9%로 경험자와 비슷하며, 소득 및 직업군에도 비슷한 분포를 보인다. 반면 한국 의료관광 체험자는 여성이 67.3%로 압도적으로 많은 점이 가장 큰 특징이다. 이는 주로 미용 및 성형을 위해 방문하는 경우가 많기 때문이다. 이에 비해 연령 분포는 비교적 고르게 나타났다. 아시아 지역으로의 의료관광 경험자와 의향자, 그리고 한국 의료관광 체험자에 대한 인구통계학적 특징은 〈표 I-10〉과 같다.

〈표 I-10〉 조사 대상자 인구통계학적 특징

전체	구분	아시아 의료관광 경험자		아시아 의료관광 의향자		한국 의료관광 체험자	
		응답자 (310명)	비율 (100%)	응답자 (616명)	비율 (100%)	응답자 (140명)	비율 (100%)
성별	남성	178	57.4	294	49.7	43	30.7
	여성	132	42.6	322	52.3	97	67.3
연령	29세 이하	128	41.3	239	38.8	30	21.4
	30~39세	92	29.7	147	29.9	31	22.1
	40~49세	34	11.0	110	17.9	40	28.6
	50세 이상	56	18.1	120	19.5	39	27.9
학력	전문대 이하	123	40.1	266	43.8	60	45.1
	4년제 대학 이상	184	59.9	342	56.3	73	54.9
직업	전문직/자영업	141	45.5	185	30.0	45	32.5
	사무/서비스/생산직	94	30.3	206	33.4	44	32.0
	학생	32	10.3	67	10.9	15	11.1
	주부	16	5.2	66	10.7	12	9.5

	기타	27	8.7	92	14.9	24	17.1
월 소득	US$1,500 이하	71	24.2	179	30.2	35	25.0
	US$1,500~3,000	86	29.4	163	27.5	45	32.1
	US$3,001~7,000	77	26.3	144	24.3	35	25.0
	US$7,000 이상	59	20.1	107	18.0	25	17.8
한국 방문 경험	있다	110	35.5	133	21.6	-	-
	없다	200	64.5	483	78.4	-	-

② 자료 분석

a. 아시아 의료관광 경험자

이들이 의료 서비스 이용 시 고려 사항을 살펴보면 의료 시설 및 설비보다는 의료진의 수준(48.4%, 이하 복수 응답)과 의료 기관 신뢰성(36.1%)을 더욱 중시하며, 의료 비용(27.2%)과 함께 인적 서비스(27.7%)를 중요시한다고 하였다. 다만, 의료 시설 및 설비, 이용 편리성, 커뮤니케이션, 이용 후 서비스, 연계 관광 상품, 보험사 연계 등에 대해서는 중요도가 다소 떨어진다고 응답했다. 이를 볼 때 단순한 시설 및 설비에 대한 홍보보다는 잠재 고객들의 신뢰성을 확보할 수 있는 방안의 마련이 필요하며 원활한 인적 서비스가 제공되도록 구체적인 지원 체계를 구축할 필요가 있다.

의료 서비스 정보 접촉 경로를 보면 주변의 추천(47.7%)이 가장 높은 비중을 차지하고 있다. 그 다음으로는 방문 국가 및 도시 자료(35.2%)와, 여행사 자료(33.9%) 등으로 나타났다. 따라서 체험자들에게 보다 철저한 서비스를 제공함으로써 만족도를 높여 재방문 및 구전 효과를 높이기 위한 꾸준한 노력이 요구된다.

아시아에서 의료 서비스 경쟁 우위 국가로는 일본(46.5%)과 싱가포르(11.9%)라고 응답하였으며, 뒤이어 한국, 중국, 홍콩, 태국이 비슷한 응답률을 보여 주었다. 다만 중국에서는 한국을 일본과 싱가포르와 함께 의료 서비스 경쟁 우위 국가로 인식하고 있다. 이러한 응답은 한국 방문 경험에 따라 한국의 의료 서비스 인식률에 큰 차이가 있음을 보여 주고 있다. 우리나라는 대체로 서비스 측면에서는 '피부 미용 진료(medical skin care)'와 '동양의학', '성형외과'와 '척추 등 외과 수술' 분야에서 인식상의 경쟁력을 확보한 반면, 의료진의 신뢰성 측면에서는 경쟁국 대비 뚜렷한 우위를 확보하고 있지는 않다.

아시아 의료관광 경험자들의 의료 서비스 이용 경험을 보면 피부 미용 진료(75.8%), 동양 의학(36.1%), 건강 검진(27.4%), 치과 진료(19.7%)였으며, 다음으로 성형외과, 척추 등 외과 수술, 안과 진료, 장기 요양, 산부인과 등으로 나타났다. 메디컬 스킨케어(medical skin care)는 태국과 한국, 동양 의학 진료는 중국과 홍콩, 건강 검진과 안과 등은 일본, 치과는 홍콩, 성형외과는 한국에서의 경험 비율이 높게 나타났다. 결국 의료관광 전체 시장은 메디컬 스킨케어를 기본으로 하면서 아시아에서 독특하게 존재하고 있는 동양 의학과 건강 검진, 성형외과 등이 당분간 시장을 주도할 것으로 보인다.

아시아 국가의 의료 서비스 비용은 진료 과목별로 차이가 있으나, 전반적으로 1,500USD 전후로 나타나고 있으며, 응답자 국적별 자국에서의 이용 경험 대비 아시아 국가의 의료 서비스 비용 수준은 일본의 60~70%, 중국의 110~130%, 미국의 70~80% 수준으로 나타났다. 한국에서의 메디컬 스킨케어 이용 경험자는 의료진, 의사소통 능력, 비용 측면에서 모두 만족도가 낮은 편이었으며, 동양 의학에서는 병원 수속과 예약 처리 등에 대한 불만이 높았다. 따라서 이들에 대한 재이용 희망 비율도 아시아 경쟁 국가 대비 낮게 나왔다. 향후 이용 의향 서비스로는 메디컬 스킨케어(48.1%)와 동양 의학(20.9%), 건강 검진(10.7%)의 선호도가 높은 편이다. 한국 의료관광 상품에 대해서는 49.5%가 호감을 보인 반면, 그보다 감소한 33.1%만이 이용 의향을 보이고 있다. 또한 실제 이용자들에 비해 의향자들에서 메디컬 스킨케어와 동양 의학 등 주력 의료관광 서비스에서 한국의 선호도가 높지 않은 점은 문제점으로 지적될 수 있으며, 의료관광의 기본이 되는 서비스에서 경쟁력을 확보하지 못할 경우 향후 시장이 확대될 때 주요 의료 서비스 국가에서 뒤쳐질 가능성이 있음을 알 수 있다.

b. 아시아 의료관광 의향자

의료 서비스 이용 시 고려 사항으로 의료 시설 및 설비보다는 의료진의 수준(49.4%)과 의료기관 신뢰성(37.2%)을 더욱 중시한다. 또한, 의료 비용(33.82%)과 함께 인적 서비스(21.9%)를 중시하고 있어, 앞서 언급한 아시아 의료관광 경험자와 비슷한 반응을 보이고 있다.

아시아 경쟁 국가 진료 과목별 서비스 인식에 대해 살펴보면, 한국은 중국이 비교 우위에 있는 한방과 진료를 제외하면 모든 서비스에서 일본에 대해 의료 서비스 강국으로 인식하고 있다. 구체적으로 살펴보면 메디컬 스킨케어(42.9%)와 성형외과(51.6%), 척추 등 외과 수술(38.7%)에서는 인식상의 경쟁력을 보이고 있으나 동양 의학(20.1%)과 건강 검진(27.1%)은 경쟁국과 비슷한 수준을 보이고 있다. 이용자에서 우위를 보인 동양 의학과 건강 검진이 의향자들에서 약세를 보여, 향후 시장 확대를 위해 한국의 경쟁력과 차별 사항에 대한 적극적 홍보가 필요함을 알 수 있다.

아시아 경쟁 국가 의료 서비스 속성별 비교 우위를 보면 전반적으로 일본에 대해 긍정적으로 인식하고 있으며 한국은 비용 절감과 의사소통 속성을 제외하고 아시아 경쟁국 내 일본 다음으로 우수한 것으로 인식되고 있다. 그러나 의료진(28.6%)과 시설 장비(31.0%), 신뢰성(30.8%) 측면 등은 경쟁국 대비 뚜렷한 우위를 보이지 못하고 있다. 따라서 의료진과 시설, 신뢰성 측면에서 경쟁력 약세 또한 향후 서비스 개발 및 홍보를 통해 극복해야 할 과제이기도 하다.

아시아 국가 방문 시 향후 이용 의향 의료 서비스에 관해서는 메디컬 스킨케어(48.1%), 동양 의학(20.9%), 건강 검진(10.7%)에 대한 선호가 높게 나타났으며, 일본인의 메디컬 스킨케어 서비스 이용 의향 비율이 상대적으로 높게 나타났으며, 동양 의학은 일본과 미국, 건강 검진은 중국인의 응답이 상대적으로 높게 나타났다. 이용자들에 비해 의향자들에서 메디컬 스킨케어와 동양 의학 등 주력 의료관광 서비스에서 한국의 선호도가 높지 않은 점은 문제점으로 지적될 수 있다. 의료관광의 기본이 되는 서비스에서 경쟁력을 확보하지 못할 경우 향후 시장이 확대되는 시점에서 주요 의료관광 서비스 국가군에서 뒤쳐질 가능성이 있기 때문이다. 전문화된 서비스에 대한 홍보만 치중하기 보다는 기본적인 한국의 의료 서비스에 대한 홍보를 통해 이를 전문 서비스와 연결하는 전략이 필요하다.

의료 서비스 이용을 위한 방문 희망국으로 한국은 홍콩과 싱가포르와 비슷한 선호도를 보이고 있으며, 국적별로 보면 중국인의 한국 방문 의향이 가장 높게 나타났으며, 미국인은 일본, 일본인은 태국에 대한 선호가 상대적으로 높은 편으로 나타났다. 한국에 대한 방문 의향이 비교적 높게 나타난 점은 긍정적이지만, 미국 거주자들의 한국 방문 선호도(2.0%)가 극히 낮은 것은 장기적으로 극복해야 할 과제이다.

한국 의료관광 상품에 대해 49.5%가 호감을 보인 반면, 이용 의향은 그보다 낮은 33.1%였으며, 향후 한국 방문 의향은 2순위까지 종합했을 때에도 47.7%를 보인 것과 비교하면 실질적인 이용 의향이 감소했다고 볼 수 있다. 이러한 점을 볼 때, 실질적인 이용 의향은 이보다 감소하기 때문에 호감도가 방문 의향으로 연결되는 고리 또한 취약하다고 하겠다. 이용 의향 중 '보통'이라고 응답한 경우가 56.5%로 상품에 대한 혜택이 명확하게 전달되지 못하고 있는 것으로 보여진다. 특히, 미국인은 '중도' 의향 비율이 가장 높아, 미국 현지의 한국 인지도 확대 개선 활동이 시급한 것으로 보인다.

c. 한국 의료관광 체험자

한국 의료관광 체험자들의 이용 특성을 보면, 한국 의료관광 경험이 2회 이상(53.6%)인 경우의 비율이 높으며, 7일 이상(60.5%)의 장기간 방문 형태를 띠고, 여행 경비도 일반 관광객 평균 지출액(US$1,000 수준)보다 훨씬 높은 US$2,000 이상의 비율이 47.6%로 상당히 높게 나타났다. 또한 한국 방문 시 메디컬 스킨케어에 대한 이용 경험(28.6%)이 가장 높게 나타났으며, 건강 검진(34.3%), 동양 의학(21.4%) 비율이 높게 나타났다(〈표 I-11〉 참조). 대체로 일본인은 메디컬 스킨케어, 미국인은 건강 검진 이용 경험이 상대적으로 높았다.

〈표 I-11〉 한국 의료관광 체험자 이용 특성

전체	구분	체험자(140명)	비율(100%)
한국 의료관광 경험	1회	65	45.4
	2회 이상	75	53.6
한국 방문 일정	7일 미만	51	39.5
	7일 이상	78	60.5
한국 여행 경비	US$2,000 이하	54	52.4
	US$2,001 이상	49	47.6
현재 이용 의료 서비스	미용 관광(Medical Skin Care)	40	28.6
	건강 검진	34	24.3
	동양 의학	30	21.4
	기타	36	25.7

의료관광 체험자들의 한국 방문의 주요 목적은 '여가/위락/휴가(32.1%)'에 대한 응답이 가장 높게 나타났으며, '건강과 치료(18.6%)', '친구 및 친지 방문(13.6%)', 그리고 '사업 및 기타 전문 활동(12.9%)'으로 나타나 순수한 의료관광 목적으로만 방한하는 비율은 전체적으로 그다지 높지는 않다. 또한 의료관광 체험자들은 쇼핑(64.5%)과 식도락 여행(50.0%), 관광지 방문(57.9%)을 사전에 계획하고 입국하지만, 실질적으로 이런 활동을 한 비중은 계획 대비 10~20% 정도 감소하는 경향을 보였다. 또한 방문 이전 사전 계획 없이 관광 활동을 하는 비율이 높게 나타나고 있어, 방문 후 체감 만족도 개선이 향후 관광 활동 이용 의향 증대로 이어질 수 있을 것으로 보여진다. 의료관광 측면에서 관광 연계 활동을 고려한 비중이 높지만, 실질적인 연계 비중이 떨어지고 있어 의료관광 이용자들을 대상으로 한 패키지 개발 및 적극적인 홍보가 필요하다.

의료관광 체험자들의 정보 접촉 경로는 '주변의 추천'이 39.3%로 가장 높게 나타났으며, 인터넷과 브로슈어 등 방문 국가나 도시 관련 자료(12.9%), 여행사 홍보 자료(9.7%) 순으로 나타나, 구전 효과가 압도적으로 높음을 알 수 있다.

그리고 의료관광 목적지로 한국을 선택하게 된 이유는 '의료진의 수준'이 21.3%로 가장 높게 나타났으며, 건강 검진은 '이용 편리성', 동양 의학 경험자는 '의료 기관 신뢰성'에 대한 이유가 높다고 하였다. 이들이 한국 의료 기관을 선택한 이유로 '특정 진료와 서비스로 권위 있는 곳'이라는 이유가 32.1%로 가장 높게 나타났고, 동양 의학 경험자는 '권위 있는 곳', 건강 검진 경험자는 '유명 저널 및 잡지에 소개된 곳'이라는 이유가 비교적 높았으며, 일본인은 '자국 및 한국인들이 즐겨 찾는 곳이라서'라는 이유가 상대적으로 높게 나타났다. 이러한 점을 볼 때 단기적으로는 의료관광에서 주변인의 추천만을 활용하는 데에는 한계가 있기 때문에 의료진의 추천이나 유명 저널, 국제적인 인증 등 전문성에 초점을 두고 우리나라의 신뢰성을 확보하는 측면에서 의료관광 목적지로 홍보하는 활동 또한 효과적일 것으로 여겨진다.

의료관광 체험자의 서비스 지원 차원의 주 고려 요소로는 '비용'이 가장 높게 나타났으며, 건강 검진 경험자는 '이용 편리성', 동양 의학 경험자는 '커뮤니케이션'이 주 고려 요소라고 했으며, 한국 의료관광 2회 이상 경험자는 '비용' 및 '인적 서비스'에 대해 고려한다는 응답이 상대적으로 높았다. 그리고 의료관광을 할 때 동반자로는 가족이 39.3%로 가장 높게 나타났으며, 다음으로 본인 혼자(30.0%), 친구/직장 동료(21.4%) 등의 순이었다.

한국 의료관광 체험자의 전반적인 만족도는 82.1%로 높은 수준으로 나타났다. 건강 검진 서비스에 대한 만족도가 가장 높았으며, 일본인 및 한국 의료관광 경험 2회 이상인 자의 만족도가 상대적으로 낮았다. '치료/효과가 좋다'(18.1%)는 응답보다는 '의료진의 친절'(31.9%)이 가장 중요한 만족 이유로 나타났다. 한편, 한국 의료관광 불만족 요소를 보면 '보험 적용의 불편함'(30.3%)과 '일괄 진료 상품의 부족'(30.3%), '다양한 의료관광 상품 부족'(32.9%), '보험사 연계 내용 불편'(26.3%)이었으며, 이에 대한 대처 방안이 필요하다 하겠다.

③ 결론 및 시사점

의료관광에서는 국가 이미지와 의료 서비스가 긴밀하게 연결되어 있지만, 서비스를 우선하는 고객 특성을 감안할 때, 경쟁력 있는 서비스 개발을 통한 고객의 유인 가능성은 충분한 것으로 판단된다. 조사 결과 의료관광에서는 사전 계획의 비중이 높고, 주변인과 관련 자료, 여행사 등의 정보 채널에 대한 의존도가 매우 높은 편이다. 그러나 구전 효과에 대한 효과가 가장 높게 나타난 만큼 이를 위해 의료 기관의 고객 응대 및 서비스, 사후 관리가 철저히 요구된다. 또한, 다양한 형태의 의료관광 관련 자료를 개발하고, 이를 주요 채널을 통해 홍보할 필요가 있다.

· 의료관광 국가 선택 시 주요 고려 사항－의료진의 수준(48.1%), 신뢰성(36.1%)
· 의료관광 정보원－주변의 추천(47.7%), 관련 자료(35.2%), 여행사(33.9%)
· 일본－미용, 성형 및 한방 분야에 중점 마케팅이 필요
· 미국－의료 서비스 대비 저렴한 비용을 중점적으로 홍보

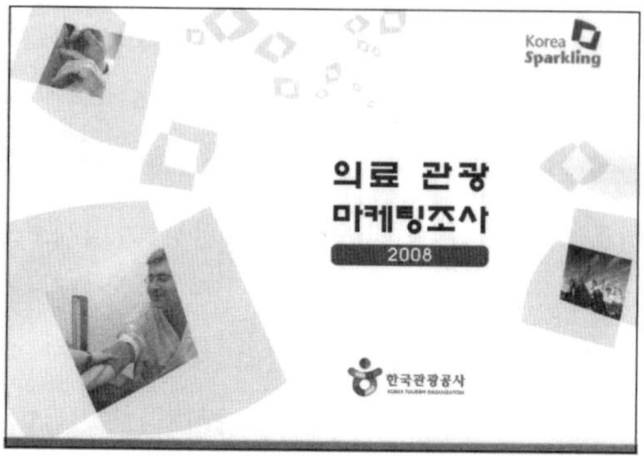

· 목적－한국 의료관광객 유치를 위한 마케팅 전략 자료로 활용
· 기간－2008년 9~11월
· 대상 및 방법
아시아 의료관광 경험자 및 희망자－926명(온라인)
한국 의료관광 경험자－140명(면접)
의료관광 전문가－40명(심층 인터뷰)
· 조사 지역－일본, 중국, 미국, 러시아

[그림 I-7] 의료관광 마케팅 조사 결과 개요 및 시사점

의료 서비스는 '신뢰성' 요소가 가장 중요하며, 신뢰성은 일차로 의료진 수준에 의해 결정될 가능성이 높지만, 다양한 지원 체계에 대한 종합적인 경험을 통해 획득될 수도 있다. 의료관광 경험 전반을 고려한 서비스 개선과, 다양한 연계 관광에 대한 니즈가 높기 때문에 의료와 후속 관광이 결합된 패키지 개발도 아울러 필요할 것으로 보인다.

의료관광의 일차적인 타깃은 일본과 중국이지만 국가별로 특성에 차이를 보인다. 일본은 자국의 의료 수준에 대한 평가가 높게 나타나 한국으로의 의료관광은 미용 관광(beauty care tour)나 한방과 진료(동양 의학)에 그칠 가능성이 높다. 중국은 미용 관광에서는 공통점이 있지만 한국 의료 수준에 대한 평가가 비교적 높아 다양한 의료관광 영역으로 시장을 확대할 가능성이 높다. 이차 타깃은 극동러시아와 미국으로 설정해 볼 수 있다. 미국은 의료 수준이 높은 일본에 대한 선호도가 높아 시술 위주의 의료 서비스 중심

의 시장 공략을 하는 것이 효과적일 것으로 보인다.

〈표 I-12〉 실태 조사에 따른 국가별 선호 과목 비교

구분	극동러시아	일본	미국	중국	기타 (몽골, 중동)
접근성	High	High	Low	High	Middle
보험 적용	×	× (일부 사보험)	× (일부 사보험)	×	×
자국 대비 한국 의료 수가	High	Low	Low	High	High (일부 Low)
자국 대비 한국 의료 수준	High	일부 High	Similar	High	High
의료관광 Needs	우수한 의료 기술 체험 및 건강 서비스 Needs 높음	안정성 이슈로 간단한 서비스 위주 Needs	저렴한 가격으로 치료 목적	우수한 의료 기술 체험	
선호 과목	기타 중증 치료/**한방**	**한방**/Medical Skin Care	건강 검진/ 기타 중증 치료	**성형/Medical Skin Care**	기타 중증 치료

조사 결과를 종합적으로 살펴보면 한국 의료관광에 대해서는 일단 미용 관광과 한방과 진료(동양 의학), 건강 및 보양(health & wellness) 관련 상품에 대한 요구가 비교적 높게 나타났다. 일본과 중국은 특히 이에 대한 수요가 많은 것으로 나타났으며, 미국은 건강 검진 및 시술 위주의 의료 서비스에 대한 기대치를 보여 주고 있다.

아시아 지역의 의료관광 경험자들과 의향자, 그리고 한국 의료관광 체험자들에 대한 설문 조사 결과 공통적으로 제시하고 있는 점을 보면 아직 한국 의료관광에 대한 인지도는 상당히 낮음을 알 수 있다. 이에 따라 한국 의료 수준의 우수성과 앞선 진료 분야, 주요 의료관광 실시 기관, 의료관광 상품 및 상품 서비스를 제공하는 여행사, 국내 주요 관광지 정보 등에 대한 다양한 형태의 홍보 활동이 필요하다. 또한 해외 언론사 및 의료관광 관련 매체를 대상으로 한국 의료관광 뉴스레터와 홍보 자료를 배포하는 등 커뮤니케이션 활동을 강화해야 한다.

조사 대상자들은 의료인의 수준과 함께 의료 기관의 신뢰성을 의료 서비스 이용 시 가장 중요하게 고려하는 요소라고 지적하고 있다. 따라서 의료관광을 수행하는 의료 기관에서는 이에 알맞은 환경 조성이 절실하다. 국제 의료 수가의 제시와, 의료 분쟁 및 의료

사고에 철저히 대비하는 모습의 제시가 필수불가결하다. 의료 사고는 어느 한 군데 병원에서만 발생해도 그 파장은 국가 전체에 미칠 수 있다. 따라서 의료관광 산업의 발전을 지속시키기 위해서는 의료 사고에 대한 방지와 사후 대응책 마련이 필수적인 선결 조건으로 지목되고 있다. 그리고 외국인 환자를 유치하기 위한 또 다른 선결 조건으로 상담 및 예약 시스템의 구축이 있다. 외국인 환자나 에이전시로부터 이에 대한 문의가 있을 경우에 적기에 응답해 줄 수 있는 체계가 의료 기관 내에 구비되어 있어야 한다. 그리고 국내 의료 기관에 대한 해외 환자의 신뢰도 제고와 의료 사고에 대비한 보험 적용을 위하여 객관적이고 국제적인 기준에 부합한 의료 기관 인증 시스템이 필요하다.

아울러 해외 의료관광객을 응대할 의료관광 전문 인력에 대한 양성이 지속적으로 필요하다. 의료 기관의 의료관광 전문 코디네이터는 의료관광객이 최초 상담 및 예약에서부터 입·출국 및 비자 발급, 입원 및 진료 절차 상담, 의료비 및 보험료 정산, 의료 행위 후의 관광 활동 등에 대한 포괄적인 지원 역할을 담당한다. 이들 의료 기관 내부 및 의료관광 업계 종사자들을 대상으로 전문 교육 기관과 병원 관계자와의 협력을 통해 기초 과정, 전문가 과정 등 단계적 과정과 의료 용어 전문 언어 과정 및 현장 실습 과정의 운영이 필요하다.

〈표 I-13〉 치료 분야별 마케팅 타깃 대상 비교

Medical Treatment Tour	Health/Wellness Tour	Medical Skin Care Tour
치료 및 수술	건강 검진 등 간단 치료	스파, 마사지, 피트니스 등
· 음식을 통해서 치료를 증진하는 프로그램(일본-통원 치료를 위한 '醫食同源' 패키지) 예: 치아 미용, 의식 동원 · 근육통/요통 환자를 위한 양방 치료 패키지(일본) · 척추 등 외과 수술, 장기 이식 및 심장 수술 등 한국의 기술이 뛰어난 중증 치료와 휴양/회복 패키지(미국) · 성형 수술 등 성형 시술과 휴양/회복 패키지(중국)	· 친환경적인 환경에서 환자의 휴식과 회복을 도울 수 있는 프로그램(미국) 예: 제주도, 부산, 안동 등의 자연 관광지 · **한방 및 고려 인삼을 이용한 체질 개선(일본)** · 피부 관리/건강 진단 패키지 · 고향 방문(city 투어+건강 검진) (미국 교포)	· 쇼핑과 관광을 즐길 수 있는 단기 스파 프로그램(러시아) · 건강 식품, 온천, 마사지 등 의료 사고 발생 확률이 적은 상품(일본) · 뷰티 앤드 헬스 패키지(건강 검진+스킨케어: 온천, 한방, 찜질방, 한국 차 활용) · 골프, 시골 여행, 템플 스테이 패키지(일본)
여행사 ◐	여행사 ◐	여행사 ●
의료 전문 에이전트 ●	의료 전문 에이전트 ◐	의료 전문 에이전트 ○

※ 타깃 대상(반응의 크기): ● 높음 〉 중간 ◐ 〉 낮음 ○

그리고 한국을 방문하는 관광객을 대상으로 시내 관광 안내소와 주요 국제공항에 의료관광 홍보 안내 지원 센터를 설치하여 운영할 필요가 있다. 이곳에서는 한국 의료관광 코디네이터와 핫라인으로 연결하여 주거나, 의료관광 홍보물 배포 등 한국 의료관광 홍보 활동을 펼치게 된다. 이곳에서는 사전 예약을 통해 입국하는 외국인 외에도, 건강 검진 및 경미한 치료, 혹은 미용 및 간단한 성형 시술 등의 의향이 있는 외국인을 대상으로 관련 정보를 제공하기도 한다.

의료관광 수용 여건 개선 및 환경 조성을 위한 노력의 일환으로 관련 법과 제도 개선 문제를 들 수 있다. 의료법과 관광진흥법이 경쟁력 있는 국제 서비스 제공을 위한 수용 여건에 맞추어 지속적으로 개선이 이루어져야 한다. 다만, 이 경우에 있어서도 국민의 보편적인 의료권을 침해하지 않은 경우에 한해서 추진이 가능하다. 또한 국내 병원에서 외국인 환자에게 필요한 서비스를 제공하기 위해 외국인 의료관광 코디네이터 고용이 이루어져야 한다. 의료관광의 활성화를 위해서는 병원 내에서 외국어 소통 능력도 중요하지만, 해당 국가의 문화를 이해하는 것도 상당히 중요한 요소이기 때문이다. 해외 의료관광객 편의 제공을 위해 마련된 '의료 비자' 제도의 활성화를 위한 노력이 필요하다.

현재 한국을 방문하는 의료관광 주요 고객은 일본과 중국이 대부분이며, 피부 미용 진료(medical skin care)와 한방(동양 의학) 상품에 대하여 특히 관심이 높게 나타나고 있다. 점차적으로 시술, 수술에 대한 의료 서비스를 받기 위해 한국을 방문할 수 있을 것을 보인다. 다만, 현 단계에서는 관심도가 높은 상품 개발과 판촉 활동, 사후 관리를 통한 만족도 증진을 위한 노력이 필요하다. 국내 의료 기관과 전문 유치 업체와 공동으로 한국 의료 시설에서 제공되는 서비스를 소개하고, 상담 활동을 지속적으로 전개해 나가야 한다. 우리나라가 의료관광의 일차 타깃 국가로 삼고 있는 일본, 중국, 미국 외에도 극동러시아, 동남아시아, 중앙아시아 지역까지 확대하여 관련 에이전시, 여행사를 대상으로 비즈니스 네트워크를 구축해 나갈 필요가 있다.

본 연구는 아시아 의료관광 소비자 및 한국 의료관광 체험자를 대상으로 설문 조사 결과를 분석하였지만 이를 일반화된 특성으로 설명하기에는 한계가 있다. 이를 극복하기 위해서는 조사 규모를 확대하고, 더 많은 인구통계학적 특성 변수들이 사용되어야 한다. 또한 의료관광 분야에서 아시아 지역의 최대 경쟁 국가인 싱가포르와 태국과의 비교 연구를 시행할 필요가 있다. 그리고 일본, 중국, 미국 지역의 미용 및 건강 검진과 같은 경증 환자들의 특성 외에도 향후 성장 가능성이 있는 극동러시아와 몽골 등의 중증 시술 환자에 대한 특성 파악도 이루어져야 하겠다.

3) "의료관광 만족도 조사" 결과(2009, 한국관광공사)

(1) 조사 배경 및 목적

① 관광의 새로운 부가가치 산업인 의료관광의 발전 가능성

의료관광은 의료 서비스와 휴양, 레저, 문화 등 관광 활동이 결합된 복합 산업의 형태로서 21C 관광의 새로운 화두로 떠오르고 있으며, 일반 관광에 비하여 관광객의 체류 시간이 길고, 지출액 규모도 높기 때문에 부가가치가 매우 높은 산업이다. 현재 아시아 국가들 중 한국의 의료 과학은 매우 높은 수준에 있으나 의료관광 유치 실적은 태국, 싱가포르, 말레이시아, 필리핀, 인도 등의 국가들에 비해 뒤처지고 있다. 하지만 품질 대비 저렴한 가격 경쟁력과 자연환경, 휴양 여건, 편의 시설 등 의료 관광지로서 좋은 입지 조건을 갖추고 있어 향후 발전 가능성은 매우 크다.

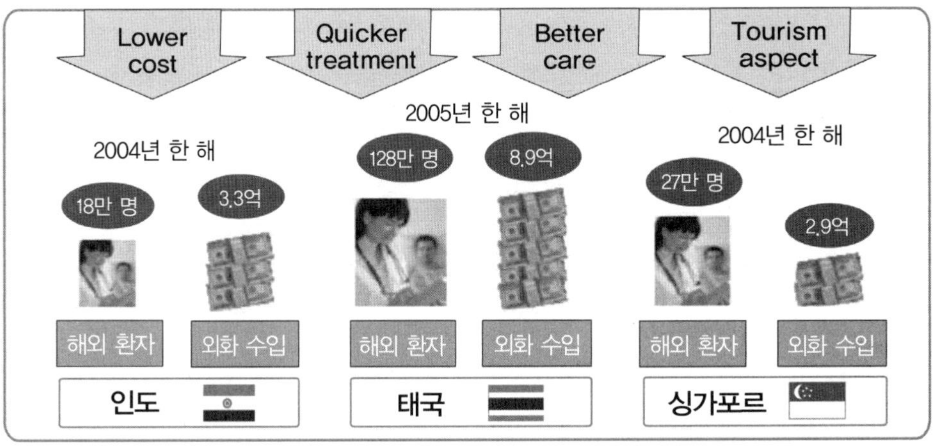

자료: 한국경제인연합회, "CEO Report"

[그림 I-8] 아시아 주요국의 의료관광 산업 현황

② 우리나라 의료관광의 붐 조성을 위한 객관적 자료 확보

의료관광에 대한 점유율을 높이고 이에 대한 지속적인 관심을 갖기 위하여 의료관광 참가자들의 인지 및 만족도 등 의견을 수렴하고 이를 조사·분석함으로써 앞으로 의료 붐 조성과 관광객 유치를 위한 객관적인 자료로 이용하고자 하였다. 이러한 조사 목적을 위한 세부적인 조사 내용은 (1) 의료관광 참가자들의 참가 목적 및 참여 프로그램 분석 (2) 의

료관광 참가자들의 참여 경로 및 동반자 유형 (3) 의료관광 참가자들의 의료 서비스 및 관광 서비스 만족도 분석 (4) 의료관광 참가자들의 재방문 및 추천 의도이다.

(1) 참가 목적 및 참여 프로그램 분석	⇨	의료관광 참가자들의 니즈 파악
(2) 참여 경로 및 동반자 유형	⇨	의료관광 참가자 유형별 타깃팅
(3) 의료 서비스 및 관광 서비스 만족도 분석	⇨	의료관광 서비스에 대한 객관적 평가
(4) 재방문 및 추천 의도	⇨	향후 의료관광 서비스의 가능성 평가

[그림 I-9] 의료관광 참가자 조사·분석

③ 조사 설계

이 조사는 정량적 조사 방법을 이용하였으며, 조사의 설계는 다음과 같다.

조사에 참가한 병원은 전국의 총 21개 병원으로 구성되었으며, 전체적으로 1,000개의 설문지를 배포하여 한 병원당 약 27개씩 응답이 이루어졌으며, 최종적으로 544개의 설문지를 회수하였다.

(2) 의료관광 만족도 설문 조사 결과

① 응답자 특성

국적별 응답자 수는 일본이 375개(69.4%)로 가장 높았으며, 러시아 64개(11.9%), 미국 36개(6.7%)순이며, 성별에 따른 응답자 수는 여성이 367개(73.0%)로 남성 응답자 수 136개(27.0%)보다 약 2.7배 높았다.

연령별 응답자 수는 40대 106개(21.4%), 50대 105개(21.2%), 20대 103개(20.8%)로 높은 비율이며 학력별 응답자 수는 4년제 대학 이상이 219개(49.3%)로 가장 높았다.

소득별 응답자 수는 1501~3000US$가 111개(33.0%), 1500US$ 이하가 90개(26.8%)로, 59.8%의 응답자가 3000US$ 이하인 것으로 나타났고 방문기간에 따른 응답자 수는 1~3개월 미만이 239개(44.8%)로 가장 높았으며, 6~10일이 141개(26.4%)로 높은 비율을 보였다. 방문 총 횟수별 응답자 수는 1~5회가 161개(33.1%)로 가장 높았으며, 16~20회가 132개(27.2%)의 높은 비율을 보였다. 의료 서비스 목적 방문 횟수는 1~2회가 262개

(62.7%)로 가장 높았으며 총 여행 경비에 따른 응답자 수는 501~1000US$가 135개(36.1%)로 가장 높았으며, 의료 서비스 여행 경비에 따른 응답자 수는 500US$ 이하가 133개(36.7%)로 가장 높게 나타났다.

〈표 I-14〉 의료관광 만족도 설문 조사 결과

구분		사례 수(개)	%
국적	일본	375	69.4
	러시아	64	11.9
	미국	36	6.7
	중국	22	4.1
	캐나다	9	1.7
	한국	8	1.5
	이집트	5	0.9
	영국	4	0.7
	카자흐스탄	3	0.6
	기타	14	2.6
성별	여성	367	73.0
	남성	136	27.0
연령	10대 이하	10	2.0
	20대	103	20.8
	30대	95	19.2
	40대	106	21.4
	50대	105	21.2
	60대	48	9.7
	70대 이상	29	5.8
학력	전문대 이하	190	42.8
	4년제 대학 이상	219	49.3
	대학원 이상	35	7.9
소득	1500US$ 이상	90	26.8
	1501~3000US$	111	33.0
	3001~4500US$	64	19.0

구분		사례 수(개)	%
방문 기간 변경	1~5일	15	2.8
	6~10일	141	26.4
	11~30일	46	8.6
	1~3개월 미만	239	44.8
	3개월~1년 미만	91	17.0
	1년 이상	2	0.4
방문 총 횟수	1~5회	161	33.1
	6~10회	60	12.3
	11~15회	47	9.7
	16~20회	132	27.2
	21~30회	84	17.3
	31회 이상	2	0.4
의료 서비스 목적 방문 횟수	0회	109	26.1
	1~2회	262	62.7
	3~4회	27	6.5
	5~6회	8	1.9
	7회 이상	12	2.9
총 여행 경비	500US$ 이하	49	13.1
	501~1000US$	135	36.1
	1001~2000US$	78	20.9
	2001~5000US$	62	16.6
	5001US$ 이상	50	13.4
의료 서비스 여행 경비	500US$ 이하	133	36.7
	501~1000US$	92	25.4

	4501～6000US$	35	10.4
	6001～7500US$	14	4.2
	7501US$ 이상	22	6.5

	1001～2000US$	51	14.1
	2001～5000US$	42	11.6
	5001US$ 이상	44	12.2

② 주요 조사 결과

한국 방문의 주요 목적은 의료 서비스와 관광 활동 둘 다로 하는 비율이 36.2%로 가장 높았으며, 관광 활동 주목적이 32.5%, 의료 서비스 주목적이 31.3%로 나타났다.

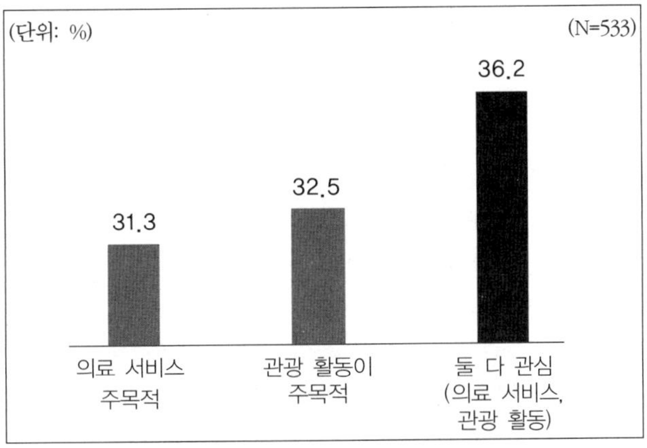

[그림 I-10] 한국 방문 주요 목적

- 가장 많은 사례 수를 가진 일본의 경우 의료 서비스 주목적(28.6%), 관광 활동 주목적(35.7%), 의료 서비스와 관광 활동 모두 관심(35.7%)로 균등한 비율을 보임
- 의료 서비스 주목적 방문 비율이 러시아는 44.4%, 중국은 54.5%로 의료 서비스에 대한 관심이 높은 것으로 나타남
- 남성의 의료 서비스 주목적 방문 비율이 44.7%로 여성(26.8%)보다 약 1.7배의 높은 비율을 보임
- 50대와 60대의 의료 서비스 주목적 방문 비율이 39.2%와 41.7%로 관광 활동 주목적 방문 비율보다 높은 것을 알 수 있음
- 대학원 이상의 학력을 가진 응답자의 의료 서비스 주목적 방문 비율은 14.7%로 한국 방문이 의료 서비스만을 주목적으로 하지 않는 것으로 나타남
- 소득별 한국 방문 주목적을 살펴보면 1500US$ 이하가 44.9%, 7501US$ 이상이 47.6%의 비율로 의료 서비스를 방문 주목적으로 하고, 이에 비하여 1501～3000US

$가 43.0%, 6001~7500US$가 42.9%의 비율로 관광 활동이 방문 주목적임

③ 주목적별 구체적 방문 동기

a. 의료 서비스

의료 서비스를 주목적으로 하는 경우 주 방문 동기는 '건강 검진', '한방과 진료', '피부과 진료'의 비율이 비교적 높으며 특히 건강 검진이 17.8%로 높은 비율을 보인 데 비해 산부인과(3.1%), 치과 진료(2.2%), 안과 진료(1.0%)로 낮은 비율로 나타났다.

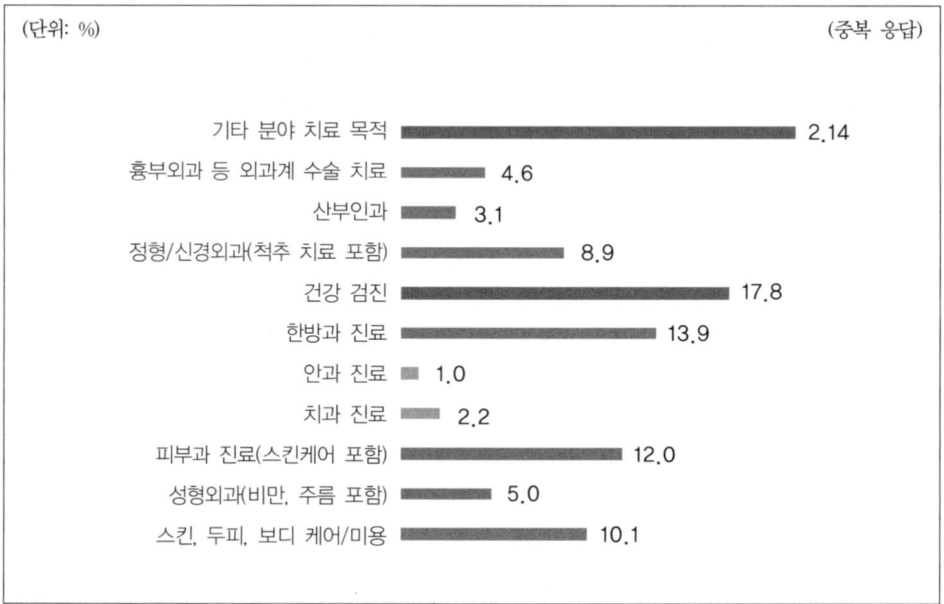

[그림 I-11] 의료 서비스가 주목적인 경우 구체적 방문 동기

- 일본인들의 구체적 방문 동기는 피부과 진료 16.2%, 한방과 진료 15.5%, 스킨, 두피, 보디 케어/미용 14.4%의 비율을 보임
- 러시아 37.5%, 캐나다 40.0%로 구체적 방문 동기 중 건강 검진이 높은 비율을 보임
- 남성의 구체적 방문 동기는 26.7%가 건강 검진인 것으로 나타나며, 여성의 구체적 방문 동기는 피부과 진료 15.8%, 건강 검진 14.7%, 한방과 진료 14.3%의 순으로 나타남
- 10대 이하 28.6%, 20대 17.2%, 30대 20.3%로 피부과 진료가 구체적 방문 동기 중 높

은 비율을 보임. 40대 16.1%, 50대 19.1%, 60대 23.8%, 70대 이상 33.3%로 건강 검진이 구체적 방문 동기 중 높은 비율을 보임

- 소득이 1501~3000US$인 응답자의 구체적 방문 동기는 건강 검진이 24.6%로 가장 높은 비율을 보임. 3001~4500US$인 응답자의 구체적 방문 동기는 스킨, 두피, 보디 케어/미용과 건강 검진이 21.8%로 가장 높은 비율을 보임. 4501~6000US$인 응답자 중 30.3%, 6001~7500US$인 응답자 중 30.0%의 구체적 방문 동기가 한방과 진료로 나타남. 7501US$ 이상인 응답자의 구체적 방문 동기는 정형/신경외과가 31.8%로 가장 높은 비율을 보임

b. 관광 활동

관광 활동이 주목적인 응답자들의 구체적 방문 동기는 여가/위락/휴가가 44.2%로 가장 높은 비율을 보였다.

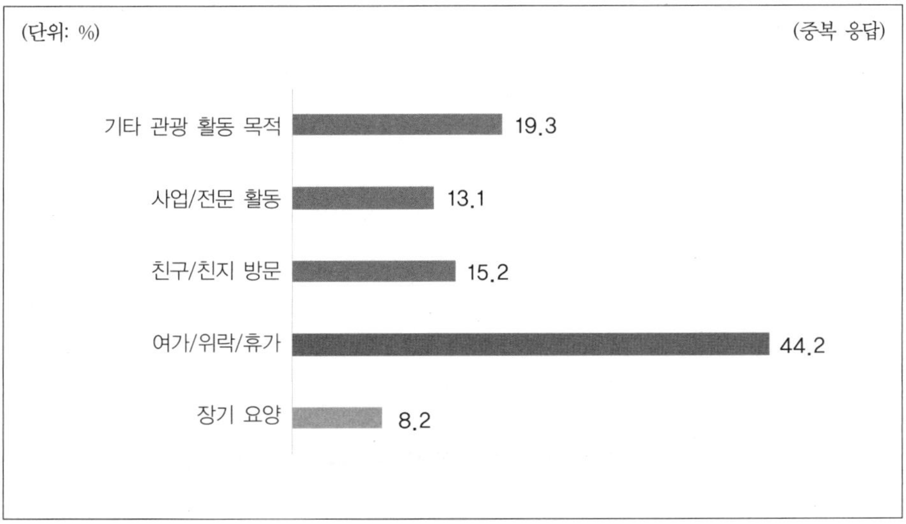

[그림 I-12] 관광 활동이 주목적인 경우의 구체적 방문 동기

- 국적별 관광 활동 주목적 응답자 중 일본 48.2%, 중국 60.0%, 러시아 35.0%의 구체적 방문 동기가 여가/위락/휴가인 것으로 나타났으며 미국의 경우 관광 활동 주목적 응답자 중 51.6%의 구체적 방문 동기가 사업/전문 활동으로 가장 높게 나타남
- 성별 관광 활동 주목적 응답자 중 남성 34.8%, 여성 50.2%의 구체적 방문 동기가 여가/위락/휴가인 것으로 나타남

- 연령별 관광 활동 주목적 응답자 중 10대 이하 83.3%, 20대 49.4%, 30대 51.9%, 40대 43.8%, 50대 45.1%, 60대 33.3%의 구체적 방문 동기가 여가/위락/휴가인 것으로 나타남
- 학력별 관광 활동 주목적 응답자 중 전문대 이하 50.0%, 4년제 대학 이상 44.4%, 대학원 이상 36.4%의 구체적 방문 동기가 여가/위락/휴가인 것으로 나타남
- 소득별 관광 활동 주목적 구체적 동기는 여가/위락/휴가가 가장 높은 비율을 보이며, 6001~7500US$인 응답자 중 구체적 방문 동기가 여가/위락/휴가인 비율이 36.4%, 사업/전문 활동인 비율이 36.4%로 나타남

④ 정보 획득 경로

의료관광에 대한 1차 정보 획득 경로로 '친구, 친지, 동료 등 주변 추천'이 41.2%로 가장 높았으나 자국 내 홍보 및 보도를 통한 경로는 3.5%로 가장 낮게 나타났다.

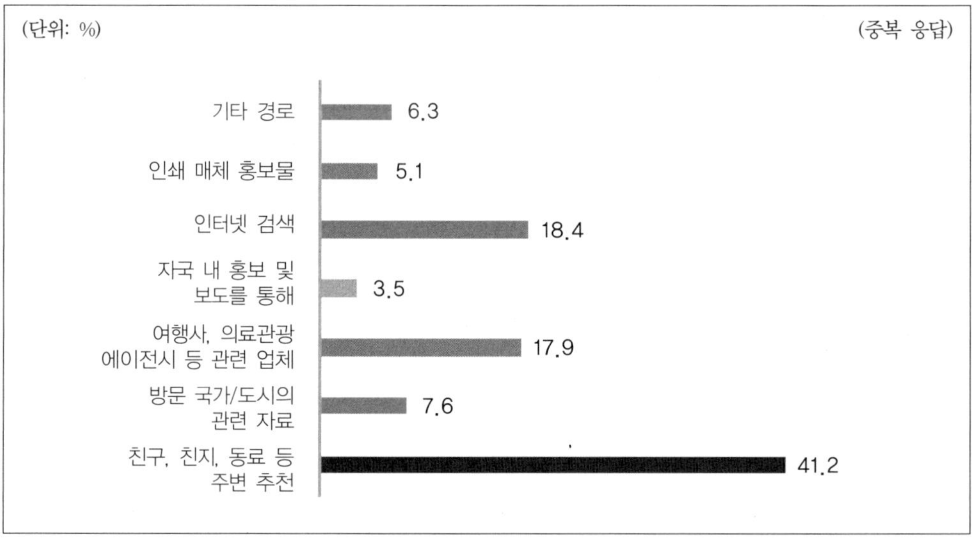

[그림 I-13] 의료관광에 대한 1차 정보 획득 경로

- 국적별 의료관광에 대한 1차 정보 획득 경로는 친구, 친지, 동료 등 주변의 추천이 일본 38.3%, 미국 41.0%, 러시아 54.3%로 가장 높게 나타남
- 성별에 따른 의료관광에 대한 1차 정보 획득 경로는 친구, 친지, 동료 등 주변의 추천이 남성 47.2%, 여성 40.0%로 가장 높게 나타남
- 연령별 의료관광에 대한 1차 정보 획득 경로는 친구, 친지, 동료 등 주변의 추천이 10

대 이하 63.6%, 20대 36.8%, 30대 38.7%, 40대 37.3%, 50대 42.6%, 60대 50.0%, 70대 이상 41.7%로 가장 높게 나타남

- 학력별 의료관광에 대한 1차 정보 획득 경로는 친구, 친지, 동료 등 주변의 추천이 전문대 이하 38.7%, 4년제 대학 이상 46.1%로 가장 높게 나타나며, 대학원 이상의 경우 친구, 친지, 동료 등 주변의 추천이 28.9%, 인터넷 검색이 28.9%로 높은 비율을 보임
- 소득별 의료관광에 대한 1차 정보 획득 경로는 친구, 친지, 동료 등 주변의 추천이 1500US$ 이하 48.0%, 3001~4500US$가 44.9%로 가장 높게 나타났고 1501~3000US$는 친구, 친지, 동료 등 주변의 추천이 27.9%, 여행사, 의료관광 에이전시 등 관련 업체가 25.6%로 높은 비율을 보임. 4501~6000US$, 6001~7500US$, 7501US$ 이상은 친구, 친지, 동료 등 주변의 추천과 자국 내 홍보 및 보도를 통한 경로가 비슷한 비율로 높게 나타남

⑤ 2차 정보 획득 경로

의료관광에 대한 2차 정보 획득 경로는 인터넷 검색 28.3%, 친구, 친지, 동료 등 주변의 추천 27.0%로 높은 비율을 보였고 자국 내 홍보 및 보도를 통한 경로는 2.6%로 가장 낮은 비율을 보였다.

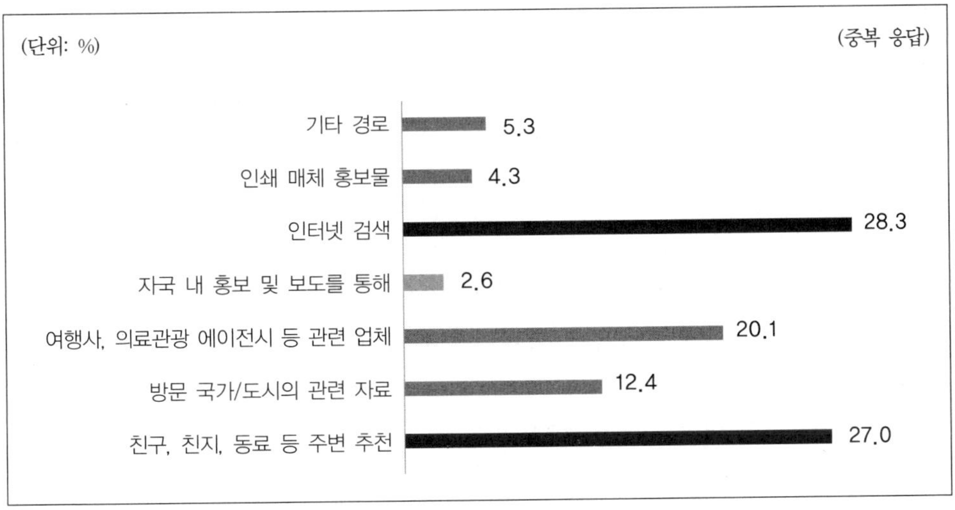

[그림 Ⅰ-14] 의료관광에 대한 2차 정보 획득 경로

- 국적별 의료관광에 대한 2차 정보 획득 경로 중 일본의 경우 인터넷 검색 29.8%, 친구, 친지, 동료 등 주변의 추천 26.2%의 높은 비율을 보임 중국의 경우 방문 국가/도시의 관련 자료가 29.6%로 가장 높은 비율을 보이며, 인터넷 검색은 18.5%로 상대적으로 낮은 비율을 보임

  미국의 경우 인터넷 검색이 55.0%로 가장 높게 나타나며, 러시아의 경우 친구, 친지, 동료 등 주변의 추천이 38.6%로 가장 높게 나타남
- 성별에 따른 의료관광에 대한 2차 정보 획득 경로는 남성 31.6%, 여성 27.5%가 인터넷 검색, 남성 30.7%, 여성 25.2%가 친구, 친지, 동료 등 주변의 추천순으로 높은 비율을 보임
- 연령별 의료관광에 대한 2차 정보 획득 경로는 20대 37.5%, 30대 30.3%가 인터넷 검색으로 가장 높게 나타나며, 40대 27.6%, 50대 29.2%, 60대 51.3%가 친구, 친지, 동료 등 주변의 추천으로 가장 높은 비율을 보임
- 학력별 의료관광에 대한 2차 정보 획득 경로는 전문대 이하 32.1%가 친구, 친지, 동료 등 주변의 추천으로 가장 높게 나타나며, 4년제 대학 이상 27.4%가 인터넷 검색으로 가장 높게 나타남. 이에 비하여 대학원 이상의 2차 정보 획득 경로 중 인터넷 검색이 46.2%로 가장 높게 나타남
- 소득별 의료관광에 대한 2차 정보 획득 경로는 전반적으로 인터넷 검색의 비율이 가장 높게 나타남

⑥ 의료관광 정보 취득 형태

의료관광에 대한 정보 취득 형태는 의료관광 관련 에이전시가 46.6%로 가장 높은 비율을 보인 데 비해 해외 현지 정부기관의 의료관광에 대한 정보 제공은 1.9%로 가장 낮은 비율을 보였다.

- 국적별 의료관광에 대한 정보 제공 기관 중 일본 49.0%, 러시아 72.5%로 여행사 및 에이전시가 가장 높게 나타나며, 중국 34.8%, 한국 60.0%로 자국의 의료 기관이 가장 높게 나타남
- 성별에 따른 의료관광에 대한 정보 제공 기관은 남성 39.6%, 여성 48.5%로 여행사 및 에이전시가 가장 높은 비율을 보임
- 연령별 의료관광에 대한 정보 제공 기관은 60대를 제외한 모든 연령대에서 여행사 및 에이전시가 가장 높은 비율을 보이며, 60대의 경우 한국의 의료 기관이 45.9%로

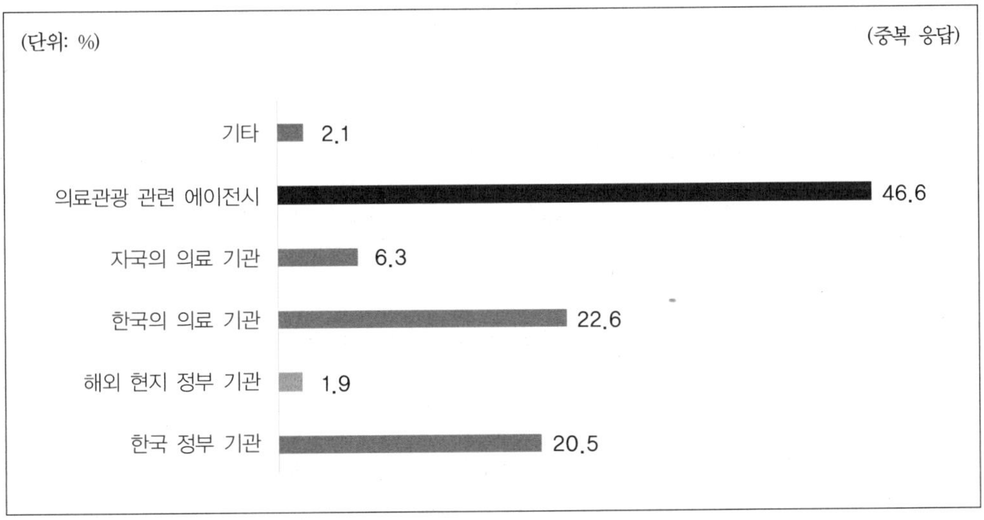

[그림 I-15] 의료관광에 대한 정보 취득 형태

가장 높은 비율을 보임

- 학력별 의료관광에 대한 정보 제공 기관은 전문대 이하 46.3%, 4년제 대학 이상 48.3%가 여행사 및 에이전시로 가장 높은 비율을 보이며, 대학원 이상의 경우 한국의 정부가 42.3%로 가장 높은 비율을 보임
- 소득별 의료관광에 대한 정보 제공 기관은 6001~7500US$의 58.3%가 한국의 정부 기관으로 가장 높게 나타나며, 7501US$ 이상의 50.0%가 한국의 의료 기관으로 가장 높은 비율을 보이며, 그 외의 나머지 소득별 의료관광에 대한 정보 제공 기관은 여행사 및 에이전시의 비율이 높게 나타남

⑦ 여행 전 의료 서비스 계획 여부

여행 전 의료 서비스 계획 여부에 대한 응답 중 여행 전에 계획한 비율이 72.1%로 나타났다.

- 국적별 여행 전 의료 서비스 계획 여부에 대한 응답 중 일본 73.4%, 중국 73.7%, 러시아 90.5%가 여행 전 의료 서비스를 계획함. 이에 비하여 미국의 경우 60.0%가 여행 전 계획 없이, 여행 중에 알게 된 것으로 응답함
- 연령별 여행 전 의료 서비스 계획 여부에 대한 응답 중 대부분의 연령대에서 여행 전 계획한 것으로 응답한 비율이 높은 반면, 10대의 경우 여행 전 계획이 50%, 여행 중 알게 된 것이 50%의 비율을 보이고, 70대 이상의 경우 여행 중 알게 된 것이 60%로

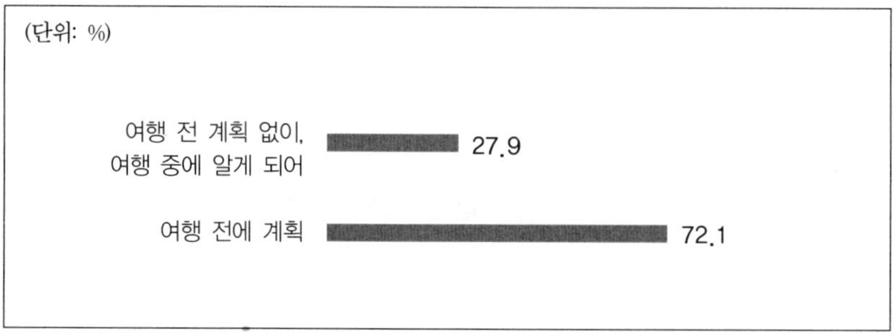

[그림 I-16] 여행 전 의료 서비스 계획 여부

나타남

- 학력별 여행 전 의료 서비스 계획 여부에 대한 응답 중 대학원 이상의 응답자 중 여행 전 계획한 것으로 응답한 비율이 50%, 여행 중 알게 된 것이 50%의 비율을 보임

⑧ 의료 서비스 이용 시 동반자 유형

의료 서비스 이용 시 동반자 유형은 가족이 37.7%로 가장 높게 나타났으며, 이에 비하여 여행사 직원은 2.1%로 가장 낮게 나타났으며, 환자 혼자 방문하는 경우도 31.9%의 비율을 보였다.

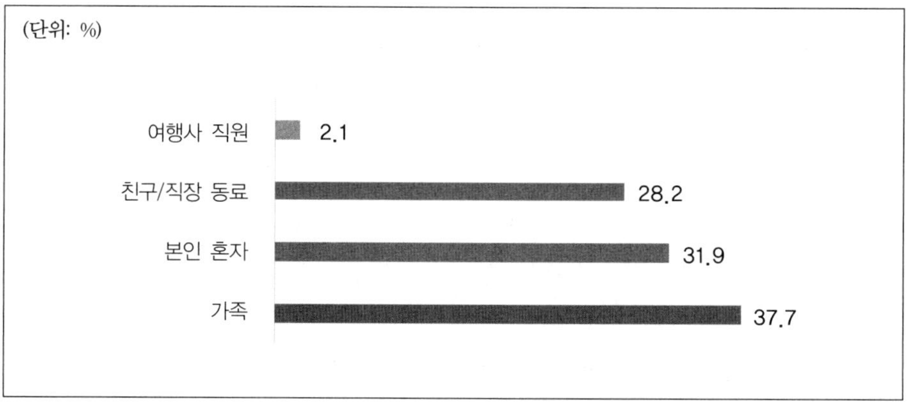

[그림 I-17] 의료 서비스 이용 시 동반자 유형

- 국적별 의료 서비스 이용 시 동반자 유형 중 일본은 본인 혼자가 34.2%로 가장 높은 비율을 보이며, 중국은 친구/직장 동료가 45.0%로 가장 높은 비율을 보임. 그 외 나머지 국적별 의료 서비스 이용 시 동반자 유형은 가족이 높게 나타남

- 성별에 따른 의료 서비스 이용 시 동반자 유형은 가족이 가장 높은 비율을 보임
- 연령별 의료 서비스 이용 시 동반자 유형은 전반적으로 가족이 가장 높은 비율을 보이며, 40대 38.2%가 본인 혼자, 70대 이상 40.9%가 친구/직장 동료로 가장 높은 비율을 보임
- 학력별 의료 서비스 이용 시 동반자 유형은 전문대 이하 40.0%가 본인 혼자로 가장 높게 나타나며, 4년제 대학 이상과 대학원 이상은 가족이 가장 높게 나타남
- 소득별 의료 서비스 이용 시 동반자 유형은 전반적으로 가족의 비율이 가장 높은 비율을 보이며, 1501~3000US$의 응답 중 본인 혼자가 39.1%로 가장 높은 비율을 보임

⑨ 관광 활동 유형

관광 활동 유형은 쇼핑 활동이 21.2%로 가장 높게 나타났으며, 여가/위락/휴가가 18.6%, 장기 요양 또는 휴양이 12.1%의 순으로 나타났다.

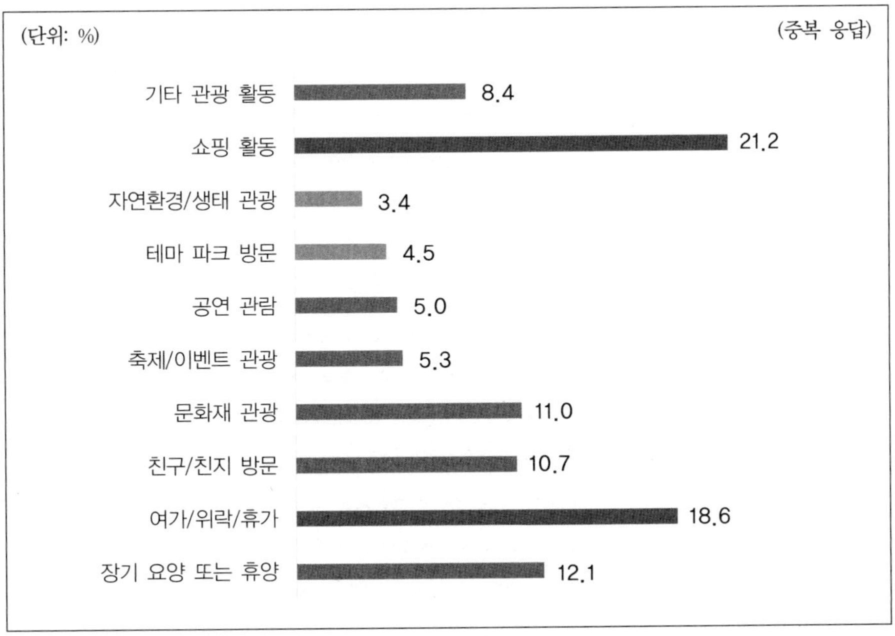

[그림 I-18] 관광 활동 유형

- 국적별 관광 활동 유형 중 일본은 쇼핑 활동이 24.9%로 가장 높은 비율을 보이며, 중국과 러시아는 장기 요양 및 휴양이 20.6%, 32.1%로 가장 높은 비율을 보임
- 성별에 따른 관광 활동 유형 중 남성은 여가/위락/휴가가 16.7%로 가장 높게 나타나

고, 여성은 쇼핑 활동이 24.4%로 가장 높게 나타남

- 연령별 관광 활동 유형은 전반적으로 쇼핑 활동이 높게 나타남. 30대의 경우 여가/위락/휴가가 24.8%로 가장 높게 나타나며, 70대 이상의 경우 여가/위락/휴가가 22.2%, 축제/이벤트 관광이 22.2%로 가장 높음
- 학력별 관광 활동 유형은 전반적으로 쇼핑 활동이 높게 나타남. 4년제 대학 이상의 경우 여가/위락/휴가가 20.1%로 가장 높게 나타남
- 소득별 관광 활동 유형은 전반적으로 쇼핑 활동이 높게 나타남. 1501~3000US$와 6001~7500US$의 경우 여가/위락/휴가가 각각 20.9%, 25.9%로 가장 높게 나타남

⑩ 의료 서비스 평가

한국에서 이용한 의료 서비스에 대한 전반적 만족도는 4.20점으로 긍정적인 것으로 나타났으며, 특히 의료 서비스 평가 중 의료 기관 직원의 친절도가 4.45점으로 가장 높은 점수를 보였고, 보험 혜택 관련은 3.71점으로 가장 낮은 점수를 보였다.

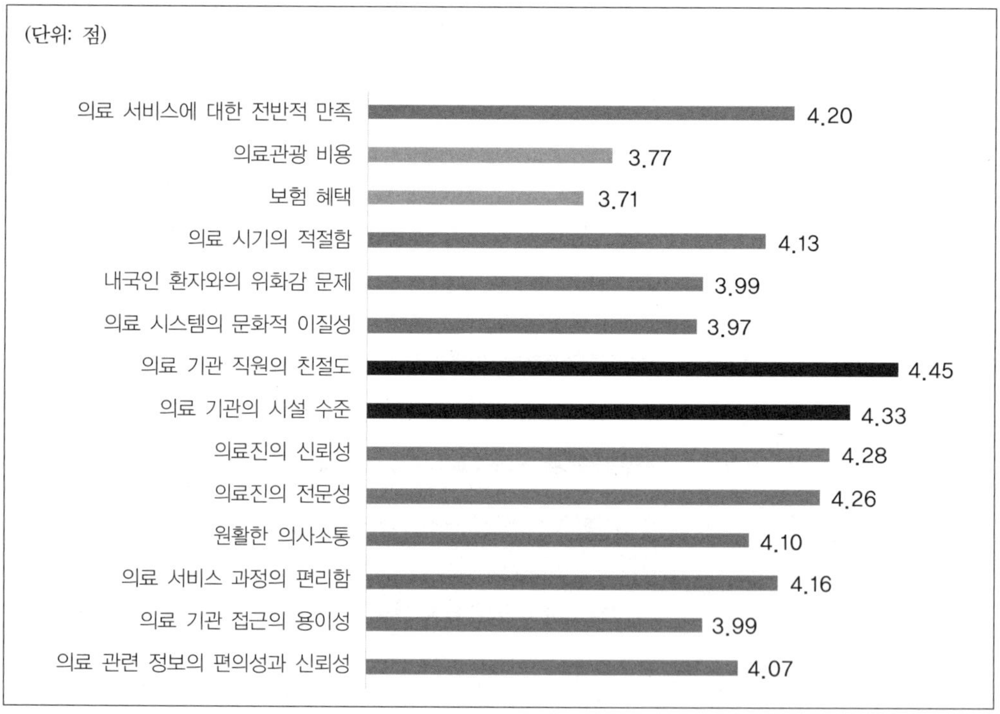

주: 평점 1 매우 나쁨, 2 나쁨, 3 보통, 4 좋음, 5 매우 좋음

[그림 I-19] 의료 서비스 평가

- 국적별 의료 서비스 평가는 전반적으로 의료 기관 직원의 친절도 항목이 높은 점수를 보이지만, 중국의 경우 내국인 환자와의 위화감 문제가 4.82점으로 가장 높은 점수를 보임
- 성별에 따른 의료 서비스 평가는 남성, 여성 모두 의료 기관 직원의 친절도 항목에서 가장 높은 점수를 보임
- 연령별 의료 서비스 평가는 전반적으로 의료 기관 직원의 친절도 항목에서 가장 높은 점수를 보이지만, 10대 이하의 경우와 70대 이상의 경우 의료진의 전문성이 가장 높은 점수를 보임
- 학력별 의료 서비스 평가는 전반적으로 의료 기관 직원의 친절도 항목이 가장 높은 점수를 보임
- 소득별 의료 서비스 평가는 전반적으로 의료 기관 직원의 친절도 항목이 가장 높은 점수를 보이지만, 7501US$ 이상의 경우 의료진의 신뢰성 항목이 가장 높은 점수를 보임

⑪ 관광 서비스 평가

한국에서 이용한 관광 서비스에 대한 전반적 만족도는 평점 3.98로 평점 4점(좋음)에 약간 미치지 못하는 것으로 나타났다. 세부적으로 관광 서비스 평가 중 관광 관련 직원의 친절성 항목이 4.04점으로 가장 높은 점수를 보이며, 관광 관련 정보의 편의성과 신뢰성 항목이 3.70점으로 가장 낮은 점수를 보였다. 전반적인 관광 서비스에 대한 미흡한 점으로 정보의 편의성과 신뢰성, 주변 관광 자원과의 연계성, 관광지 교통 시설의 접근성, 가이드 및 에이전시의 전문성 등이 나타났다.

- 국적별 관광 서비스 평가는 일본의 경우 관광 관련 정보의 편의성과 신뢰성 항목이 4.50점으로 가장 높으며, 미국의 경우 가족과의 즐거운 시간 항목이 4.10점으로 가장 높은 점수를 보임. 또한 러시아의 경우 관광 관련 직원의 친절성 항목이 4.50점으로 가장 높은 점수를 보임
- 성별에 따른 관광 서비스 평가는 남성의 경우 가족과의 즐거운 시간 항목이 4.09점으로 가장 높고, 여성의 경우 관광 관련 직원의 친절성 항목이 4.04점으로 가장 높은 점수를 보임
- 연령별 관광 서비스 평가는 전반적으로 관광 관련 직원의 친절성 항목이 높은 점수를 보이지만, 30대의 경우 관광 경험의 재미성 항목이 가장 높은 점수를 보이며, 50대의 경우 가족과의 즐거운 시간 항목이 3.98점, 60대의 경우 관광 관련 정보의 편의성과

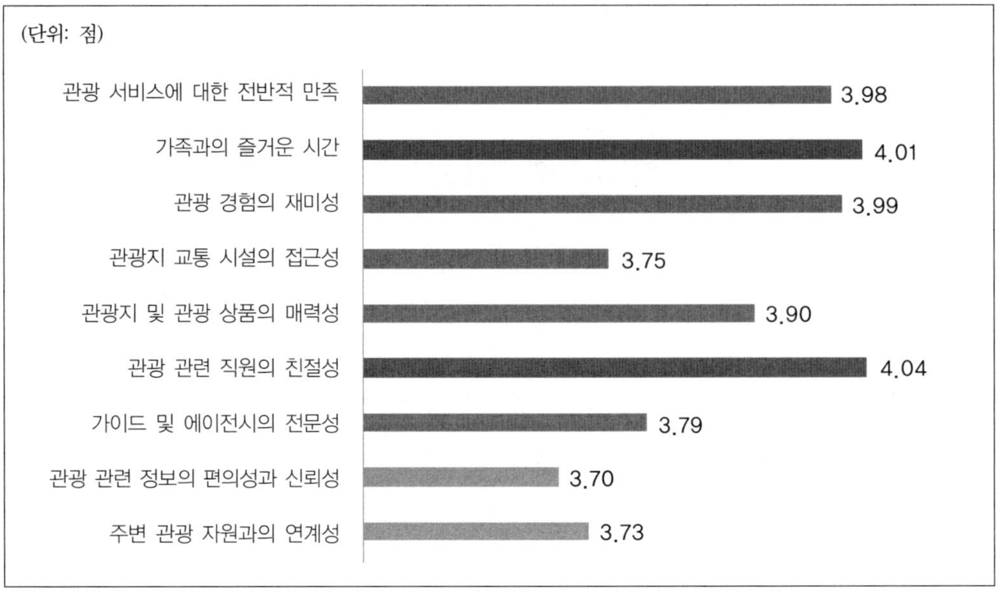

주: 평점 1 매우 나쁨, 2 나쁨, 3 보통, 4 좋음, 5 매우 좋음

[그림 I-20] 관광 서비스 평가

신뢰성 항목이 3.79점으로 가장 높은 점수를 보임

- 학력별 관광 서비스 평가는 전반적으로 학력이 높아질수록 만족도가 높아지고 있음

⑫ 의료관광 서비스 만족도

한국에서 이용한 의료관광 서비스에 대한 만족도로 '이번 의료관광 서비스는 현명한 선택이었다'는 평균 4.26점, '나는 전반적으로 이번 의료관광에 만족한다'는 평균 4.23점으로 비교적 높이 만족하는 것으로 나타났다.

- 국적별 의료관광 서비스 만족도는 카자흐스탄이 각각 평점 5.00(전반적 만족도), 4.67(선택의 적절성)로 가장 높게 나타났고 중국이 각각 평점 4.60(전반적 만족도), 4.65(선택의 적절성), 이집트가 5.00(전반적 만족도), 4.50(선택의 적절성)으로 비교적 높게 나타남. 반면에 일본과 미국은 각각 평점 4.19(전반적 만족도), 4.18(선택의 적절성)과 평점 4.12(전반적 만족도), 3.96(선택의 적절성)으로 낮게 나타남
- 성별 의료관광 서비스 만족도는 남성이 여성보다 비교적 높게 나타남

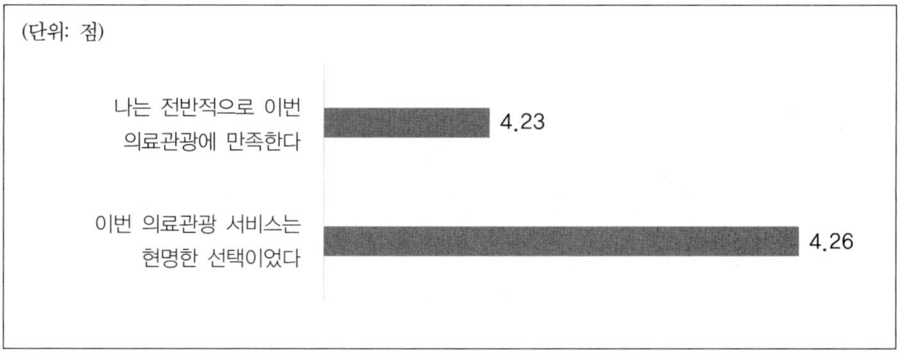

주: 평점 1 매우 나쁨, 2 나쁨, 3 보통, 4 좋음, 5 매우 좋음

[그림 I-21] 의료관광 서비스 만족도

⑬ 의료관광 서비스 추천

한국에서 이용한 의료관광 서비스에 대한 추천 의향으로 의료관광 서비스 재선택에 대해서는 평점 4.24로 높게 나타났으며, 친척이나 친구에서 이번 의료관광 서비스 추천에 대해서는 평점 4.18, 의료관광을 목적으로 재방문 의향에는 평점 4.09로 나타났다.

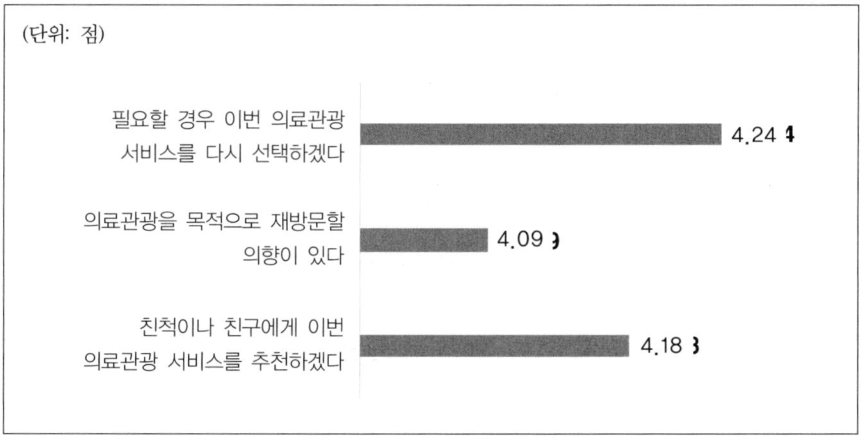

주: 평점 1 매우 나쁨, 2 나쁨, 3 보통, 4 좋음, 5 매우 좋음

[그림 I-22] 의료관광 서비스 추천 의도

- 국적별 의료관광 서비스 추천 의도와 필요시 재선택 여부에서 이집트가 가장 높은 평점 5.00으로 나타났고, 카자흐스탄과 중국이 비교적 높게 나타남

  반면에 일본과 영국은 추천 의도에서 각각 평점 4.09, 3.67로 낮게 나타났고, 의료관

광 서비스 재선택 여부에서도 각각 평점 4.17, 4.00으로 나타났음

- 학력별 의료관광 서비스 추천 의도에서는 고학력으로 갈수록 높아지는 것으로 나타났음

⑭ 향후 재방문 시 이용 원하는 의료 서비스

향후 한국을 재방문할 때 이용을 원하는 의료 서비스로 '한방과 진료'가 17.2%로 가장 높았으며, '스킨, 두피, 보디 케어/미용'이 16.8%로 다음으로 나타났다.

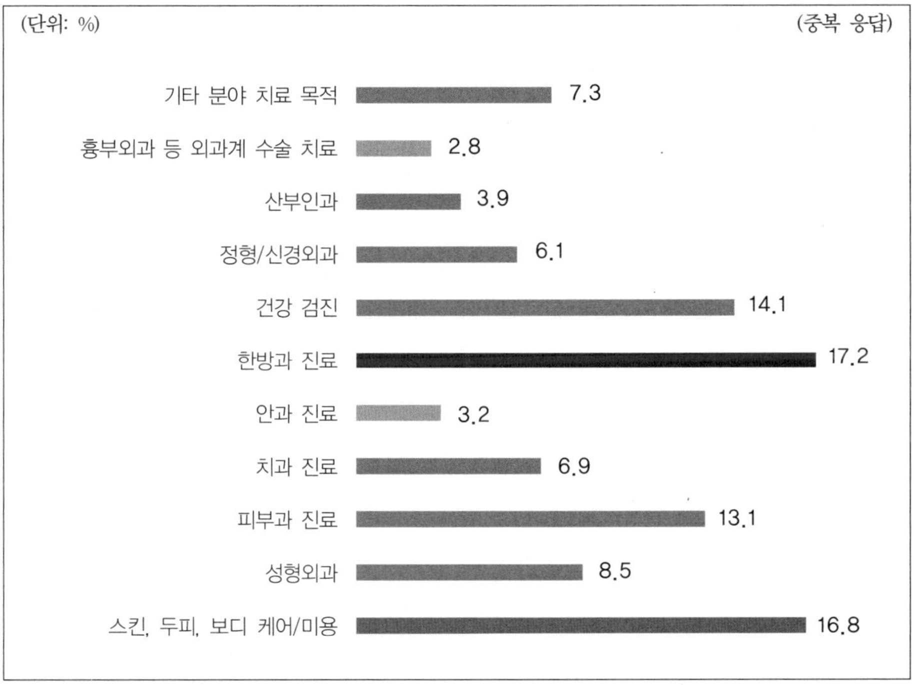

[그림 I-23] 재방문 시 원하는 의료 서비스

- 국적별 재방문 시 원하는 의료 서비스로 중국과 한국, 일본은 주로 '건강 검진'과 '한방과 진료'가 비교적 높게 나타났으며, 미국과 러시아, 이집트 국가들은 '건강 검진', '한방과 진료', '치과 진료'가 비교적 높게 나타남
- 성별로 보면 여성은 '스킨, 두피, 보디 케어/미용', '한방과 진료'가 비교적 높았고, 남성은 '한방과 진료', '건강 검진'의 비율이 높게 나타남
- 연령별로 보면 10~20대에서는 '스킨, 두피, 보디 케어/미용'과 '피부과 진료'의 비율

이 높았고, 30~40대에서는 '스킨, 두피, 보디 케어/미용'과 '한방과 진료'의 비율이 높았으며, 50대 이상에서는 '한방과 진료'와 '건강 검진'의 비율이 높음

(3) 만족도 조사 설문 분석 결과 종합 및 시사점

① 각국의 의료관광객 방문 주요 목적

의료관광 참가자들의 한국 방문 주요 목적으로 '의료 서비스와 관광 활동 둘 다 관심'을 가지고 있는 것이 36.2%로 가장 높게 나타났으며, '관광 활동이 주목적'인 것이 32.5%로 그 다음이었다.

▶시사점: 의료관광 참가자들이 관광 가치를 중시하는 것으로 의료와 관광이 결합된 형태의 서비스가 이뤄져야 한다는 것을 의미함

② 주목적별 구체적 방문 동기

의료관광 참가자들 중 의료 서비스를 주목적으로 하는 주 방문 동기는 '건강 검진', '한방과 진료', '피부과 진료(스킨케어 포함)'의 비율이 높게 나타났고, 관광 활동을 주목적으로 하는 주 방문 동기는 '여가/위락/휴가'의 비율이 가장 높게 나타났다.

▶시사점: 아직까지 의료관광에 있어 1차적인 간단한 의료 시술이 주를 이루고 있는 것으로 의료 서비스 전문화가 필요하며, 관광 활동에 있어서도 다양한 홍보를 통해 다양성을 갖추는 노력이 필요함을 의미함

③ 정보 획득 경로

의료관광 참가자들 중 1차 정보 획득 경로로 '친구, 친지, 동료 등 주변 추천'이 41.2%로 가장 높게 나타났으며, 2차 정보 획득 경로는 '인터넷 검색'이 28.3%로 가장 높았고, '친구, 친지, 동료 등 주변의 추천'이 27.0%로 그 다음으로 나타났다.

▶시사점: 의료관광에 있어서 정보의 신뢰성을 중요하게 생각하기 때문에 구전에 의한 마케팅 효과가 매우 높은 것으로 나타났으며, 향후 마케팅에 있어서 의료관광 참가율을 높이기 위해 기 경험자 활용 마케팅으로써 수기와 체험기 등을

블로그, 인터넷 카페 등 커뮤니티 사이트를 통해 홍보한다면 효과를 극대화 할 수 있음

④ 여행 전 의료 서비스 계획 여부

의료관광 참가자들이 여행 전에 의료 서비스를 계획한 경우는 72.1%로 높게 나타났다.

▶시사점: 사전 정보가 중요하다는 것을 의미하며 사전 정보를 제공함에 있어서 정확하고 알기 쉽도록 하여 참가자들의 편의를 도모하여야 함. 또한, 종합 관광 안내소와 지역의 관광지 안내소 등에서 의료 서비스에 대한 정보를 제공을 강화해 나가야 함

⑤ 의료 서비스 이용 시 동반자 유형

의료관광 참가자들의 동반 유형으로는 가족이 37.7%로 가장 높게 나타났으며, 본인 혼자가 31.9%, 친구/직장 동료가 28.2%로 본인 혼자보다는 동반자와 함께 참여하는 경우가 많은 것으로 나타났다.

▶ 시사점: 의료관광에서 동반자들을 배려한 동반자 의료 서비스를 실시하여야 하며, 관광 서비스에 있어서도 동반자들을 고려한 프로그램 개발이나 코스 개발이 필요하다는 것을 의미함

⑥ 관광 활동 유형

의료관광 참가자들의 관광 활동 유형으로 쇼핑 활동이 21.2%로 가장 높게 나타났으며, 여가/위락/휴가의 경우도 18.6%로 비교적 높게 나타났으며, 비교적 전문화된 관광 활동인 '자연환경/생태 관광'과 '테마 파크 방문', '공연 관람', '축제/이벤트 관광'의 경우는 상대적으로 낮게 나타났다.

▶ 시사점: 의료관광에 있어서 복잡하거나 새로운 것을 보기보다는 휴식과 재충전의 기회를 가지려는 의료관광 참가자들의 욕구를 볼 수 있으며, 이를 위해 쇼핑 정보 제공이나 리조트, 호텔 등 숙박 시설에 대한 연계가 필요함. 일본은 쇼핑 활동을 선호하고 중국과 러시아는 장기 요양 및 휴양을 선호하며, 성별에 따라서는 남성들은 대개 여가/위락/휴가의 비율이 높았고 여성들은 쇼핑 활동의 비율이 높게 나타남

⑦ 의료 서비스 평가

의료관광 참가자들이 한국에서 이용한 의료 서비스에 대한 평가로 전체 평점은 4.11점으로 나타났으며, '의료 기관 직원의 친절도'가 가장 높은 4.45점, '의료 기관의 시설 수준'이 4.33점으로 그 다음으로 나타났다.

▶ 시사점: 의료관광에 대한 인프라와 의료 기술, 서비스는 높은 수준에 도달하여 많은 외국인 의료관광객들이 방한을 하지만 아직도 소프트웨어나 정책 지원의 경우에는 아직 한계가 있기 때문에 현 시점에서 개선 가능한 부분들에 대한 지원 정책과 의료 서비스에 대한 소프트웨어 개선이 시급함

⑧ 관광 서비스 평가

의료관광 참가자들이 한국에서 이용한 관광 서비스 평가로 전체 평점은 3.88점으로 의료 서비스 4.11점에 비해 비교적 낮게 나타났다.

▶ 시사점: 의료관광의 관광 정보에 대한 전체적인 점검을 위해 가칭 "의료관광자 대상 정보 유통 과정과 배급 조사(supply chain model)"와 같은 연구를 실시할 필요 있음

⑨ 의료관광 서비스 만족도

의료관광 참가자들의 '전반적인 의료관광 서비스 만족도'는 평점 4.23점으로 비교적 높게 나타났으며, '의료관광 서비스에 대한 선택의 적절성'은 평점 4.26점으로 높게 나타났다.

▶ 시사점: 중국과 러시아, 이집트, 카자흐스탄은 비교적 높은 반면, 일본과 미국은 상대적으로 낮아 각 나라별 참가자들의 특성에 맞는 의료관광 서비스의 차별화가 필요함

⑩ 의료관광 서비스 추천

의료관광 참가자들의 의료관광 서비스에 대한 추천 의도로 평점 4.18점, 재방문 의도로 평점 4.09점, 필요 시 선택 여부에 평점 4.24점으로 나타났다.

▶ 시사점: 전체적인 추천 의향에 있어서 긍정적인 지속적인 사후 관리가 필요하며, 이

를 통해 재방문으로 이어지게 해야 함

⑪ 향후 재방문 시 이용 원하는 서비스

의료관광 참가자들이 향후 재방문 시 이용 원하는 서비스로 '한방과 진료'가 17.2%로 가장 높았고 '스킨, 두피, 보디 케어/미용'이 16.8%, '건강 검진' 14.1%, '피부과 진료' 13.1%의 순으로 나타났다.

▶ 시사점: 전체 의료 서비스 중 비교적 간단한 치료를 원하는 것으로 이에 대한 구체적인 계획 수립 필요함

4) 의료관광 추진 관련 정부의 정책

(1) 국내 의료관광 여건

국내에서 의료관광을 국가적 차원으로 육성할 필요성이 있음이 처음으로 제기된 것은 2005년 한국관광공사와 무역협회가 공동으로 의료관광 세미나를 개최한 것으로 거슬러 올라간다. 한국보건산업진흥원은 2006년 국내 의료 시설 및 의료 인력 공급 과잉으로 인한 의료 기관 간의 경쟁 심화로 국내 의료 서비스의 신 시장 개척을 위해 의료 서비스와 관광과의 접목을 통한 경쟁력 제고 방안을 제시하면서 '차세대 동력 산업'으로 주목받고 있는 의료관광을 대안으로 제시한 바 있다.

이러한 인식을 바탕으로, 보건복지가족부의 지원으로 국내 의료 기관의 해외 환자 유치 활성화를 위하여 발족한 민·관 협의체인 '한국국제의료서비스협의회'가 2007년 3월 발족(현재 40개 의료 기관 가입)하여 활동하고 있다. 이 협의회는 국내에서 의료관광에 관심을 가지고 있으면서 외국 의료관광객 수용 태세를 갖추고 있는 종합병원과 전문 병원, 개업 의원이 가입되어 있다.

이 밖에도 의료관광 관련 병원 네트워크 간의 상호 정보 교류와 회원 기관 이익 증진을 목적으로 임의 단체들이 등장하여 외국 의료관광객을 맞이할 준비를 하고 있다.

의료관광 육성을 위하여 각 지방 자치 단체에서는 관련 법률 개정 이후에 본격적으로 마케팅을 실시하기 위하여 협의회를 구성하여 준비하고 있다. 서울시는 미용·성형 중심의 의료 기관(현재 26개)으로 '서울의료관광협의회'를 구성하여(2008. 7) 해외 마케팅 활

시기		내용
의료관광 맹아기 (~2006년까지) * Medical Tourism의 시대	⇨	- 한류의 영향으로 **미용·성형** 중심으로 **맹아기** (타깃 시장: 일본, 중국, 동남아 시장 여성층) - 원스톱 처리 시스템의 **건강 검진** (타깃 시장: 미주 교포 시장)
의료관광 도입기 (2007~2009년) * Medical Tourism+Medical Travel의 시대	⇨	- 타깃 시장 설정 및 해외 홍보 마케팅 **도입기** (타깃 시장: 일본, 중국, 극동러시아 등 신규 시장 테스트 마켓 설정) - 해외 홍보 설명회 및 팸 투어 본격 실시
의료관광 성숙기 및 다양화 시기 (2010~2012년 후) * Health Tourism+ Medical Wellness Tourism의 시대 도래	⇨	- 타깃 시장 설정 및 해외 홍보 마케팅 **성숙기** (의료관광 에이전시 역할 재정립) - **안티 에이징** 등 신 건강 추구 타깃 등장

[그림 I-24] 한국 의료관광의 역사적 흐름

동을 시작하고 있다. 부산광역시는 종합병원, 개인 의원, 치과, 한의원 등 202개 병·의원을 대상으로 '부산권의료산업협의회'를 구성하여(2008. 5) 운영 중이다. 부산광역시의 주요 진료 분야는 경증 환자로 치과, 한방, 미용, 성형 분야이며 일본이 주요 타깃이다. 대구광역시는 2008년 3월 미래 산업으로 주목받고 있는 의료관광 산업 육성을 위해 광역 지자체 분야 중에 처음으로 전담 부서를 설치하였으며, 대구 지역 병원 37개와 여행사 8개를 대상으로 '대구의료관광협의체'를 구성하여(2008. 3) 해외 홍보 활동을 추진하고 있다. 제주도는 '제주특별자치도 설치 및 국제자유도시 조성을 위한 특별법(제5절)' 및 '시행령'을 바탕으로 의료관광 마케팅을 준비하고 있다. 인천광역시는 '경제자유구역의 지정 및 운영에 관한 법률(제4장)' 및 '경제자유구역의 지정 및 운영에 관한 법률 시행령(제20조)'을 바탕으로 의료관광 복합 단지를 구상하는 등 의료관광 인프라 구축을 준비하고 있다. 경기도는 해외 환자 유치 서비스를 추진하고, 도내 각 병원과 연계하여 해외 환자 유치 계획을 수립 중이다.

우리나라의 의료 기술은 의료 선진국인 미국과 비교하여 꽤 높은 수준으로 조사되었다. 암 수술 결과 완치 후 생존율도 선진국과 비슷하며 위암과 간암 치료에서는 세계적인 수준을 보유하고 있다. 특히 성형외과, 피부과 및 치과 분야의 기술 수준은 경쟁력이 높은 것으로 알려져 있다.

우리나라 입장에서 일차적인 타깃은 일본과 중국이지만 국가별로 특성에 차이를 보인다. 일본은 자국의 의료 수준에 대한 평가가 높아 의료관광은 미용 관광 상품이나 한방 진료에 그칠 가능성이 높으며, 중국은 미용 관광 상품에서는 공통점이 있지만 한국 의료 수준에 대한 평가가 비교적 높아 성형, 건강관리 등 의료관광 영역으로 시장을 확대할 가능성이 높다. 그리고 2차 타깃은 러시아와 미국 및 주변 의료 후진국으로 설정하고, 건강 검진을 위주로 상품을 구성하고 점차 중증 시술로 유도해 나갈 필요가 있다. 러시아는 의료와 다양한 연계 관광 상품 개발로 시장을 공략하는 것이 바람직한 것으로 보인다.

(2) 정부의 의료관광 추진 정책

의료법 제27조는 해외 환자 유인·알선 행위를 허용하는 의료법이 2009년 5월 1일부터 본격적으로 시행되었다. 제도적으로 해외의 의료관광객을 유치할 수 있는 근본적인 환경이 마련된 것이다. 그러나 한국은 한국 의료를 세계에 알려야 하는 큰 과제를 안고 있다. 많은 세계인들이 한국을 잘 알지 못하기 때문에 세계적 수준의 의료 기술을 보유하고 있는 진료 분야가 있음에도 한국 의료 서비스 수준을 모르고 있다. 이는 당연한 일이다. 정부가 이제야 해외 의료 서비스 홍보 유치 마케팅 활동을 시작하였기 때문이다.

그런 가운데 보건복지가족부, 문화체육관광부 등 관련 정부 부처가 의료관광(외국인 환자) 유치를 위해 2대 정책을 추진하고 있다. 그 중 하나는 해외에서의 의료관광 홍보 마케팅 활동이며 또 하나는 국내에서의 의료 서비스 만족도 제고를 위한 수용 여건 개선이다. 아울러 국무총리실 내에 의료관광(외국인 환자) 유치 TF(위원장: 국무차장)를 두고서 신 성장 동력인 의료관광 활성화를 위한 지원 활동을 적극 전개하고 있다. 주요 정책은 다음과 같다.

첫째는 의료관광 유치를 위한 네트워크 구축 사업이다. 외국인 환자는 의료 서비스 해외 소비를 위하여 중간자(intermediary)의 도움을 받는다. 예를 들면, 중동 지역의 국가는 자국 내에서 치료가 불가능한 환자를 정부 차원에서 외국으로 송출하고 있다. 몽골에서는 현지 의료인이 선진국의 의료인 또는 의료 기관을 환자에게 소개해 주고 있으며, 많은 국가에서 국제 진료 에이전시(facilitator)가 환자의 해외 진료를 알선하고 있다. 또한 최근 미국에서는 의료비 절감을 위하여 외국 의료 기관을 이용하는 의료 보험 상품이 개발되기 시작했다. 이러한 외국 정부, 의료인, 보험사, 유치 업자 등과의 네트워크를 발굴하고 의료 기관과의 비즈니스 개발을 지원함으로써, 고부가가치 의료관광객의 지속적이고 안정적인 유치 채널을 구축할 수 있다.

둘째는 한국 의료 서비스의 해외 홍보 마케팅 사업이다. 우리나라의 의료 기술력은 세계적인 수준이며, 심지어 미국의 의사들도 한국에서 연수받기도 한다. 하지만 우리의 의료 서비스는 국제적인 인지도가 매우 낮다. 한국 의료 국제 인지도 제고를 위하여 한국 의료의 우수성을 입증할 수 있는 객관적인 근거 마련, 해외 언론 및 온라인을 통한 한국 의료 서비스 홍보, IMTC(국제의료관광컨퍼런스)와 같은 각종 의료관광 전문 박람회 개최 및 참가를 통한 홍보 및 해외 수요 발굴 등의 사업이다.

셋째는 의료관광객(외국인 환자) 친화적 환경 조성 사업 즉, 국내 병·의원을 중심으로 한 수용 여건 마련이다. 우리나라에는 너무나 훌륭한 의료 기관과 의료인이 많이 있지만, 외국인에게는 아직까지 불편한 부분이 많이 있다. 외국인 환자가 불편함 없이 이용할 수 있는 인프라를 구축하는 것이 우리의 가장 중요한 과제 중 하나이다. 이를 위하여 의료관광 코디네이터, 의료관광 마케팅 전문가 등 전문 인력 양성 사업이 한국관광공사를 중심으로 진행되고 있으며, 법무부는 의료관광 비자 신설과 같이 외국인 환자 입국 편의 증진을 위한 비자 제도 개선을 시행했다.

정부에서는 이러한 노력을 통해 2013년에 외국인 환자 20만 명을 유치함으로써 2009년에서 2013년 5년간 16,000개의 새로운 일자리와 약 4조 원의 생산 효과를 창출하는 것을 목표로 하고 있다.

〈표 I-15〉 의료관광 정부 정책

구 분 (명, 백만 원)	목 표						
	2009	2010	2011	2012	2013	합 계	연평균
환자 수 (실 인원)	50,000	70,000	100,000	140,000	200,000	560,000	112,000
진료 수익	186,847	261,586	373,695	523,173	747,390	2,092,691	418,538
관광 수익	14,005	19,607	28,010	39,213	56,019	156,854	31,371

비전	국제 의료 활성화를 통한 의료 강국으로 도약				
정책 목표	(2013년) 외국인 환자 20만 명 유치 5년간 16,000명 취업 유발 및 생산 유발 4조 원 달성				
추진 전략	1. 홍보 등 유치 채널 구축	2. 해외 홍보 및 상품 개발	3. 외국인 친화적 환경 조성	4. 수요자 중심의 사후 관리	5. 행정 지원 체계 마련
실행 방안	KEY Player에 대한 영향력 강화	의료+관광 상품 개발	외국인 환자의 만족도 제고	해외 신뢰도 강화 Word of Mouth	역동적 시장 환경 조성
	· 한국 의료 브랜드화 추진 · 국제 네트워크 구축 강화 · Best Practice 등 홍보 강화	· 글로벌 매체에 한국 의료 프로그램 방영 · 해외 지사의 의료관광 전진 기지화 · 의료관광 온/오프 홍보 강화	· Hospital in Hospital 촉진 · Medical Tour 선도 사업 · 입국 편의 증진 · 글로벌 인력 양성 · 의료 기관 평가 제도 국가 인증제 전환	· 의료 분쟁 대처 방안 마련 · Medical Call Center 운영	· Global Healthcare Business Center · 외국인 전용 병상에 대한 일반 병상 제외

(3) 의료관광의 파급 효과

근래 들어 우리나라 외래객 입국(inbound) 대비 내국인 출국(outbound) 증대로 인한 수요 격차와 관광 수지 적자 및 의료 서비스 수지 적자가 지속적으로 확대되고 있다. 2007년 관광 수지 적자는 사상 처음으로 100억 달러를 초과하였으며, 이는 총 서비스 수지 적자 180억 달러의 50% 이상을 상회하고 있다(〈표 I-16〉 참조). 한편 2007년 의료 서비스 적자 규모는 7,150만 달러인 것으로 조사되었다. 2008년에는 내국인 출국이 감소하여 그 차이가 다소 줄어들었다.

〈표 I-16〉 관광 수지 및 의료 서비스 수지 현황

	2003년	2004년	2005년	2006년	2007년	2008년
외국인 입국(명)	4,752,762	5,818,138	6,022,752	6,155,047	6,448,240	6,890,841
내국인 출국(명)	7,086,133	8,825,585	10,080,143	11,609,878	13,324,997	11,996,094
관광 수입(백만$)	5,343.4	6,053.1	5,793.0	5,759.8	5,750.1	9,020
관광 지출(백만$)	8,248.1	9,856.4	12,025.0	14,335.9	15,879.5	12,640
관광 수지(백만$)	-2,904.7	-3,803.3	-6,232	-5,876.1	-10,129.5	-3,620
의료 서비스 수지(백만$)	-	-	-	-60.0	-71.5	-50.0

자료: 한국관광공사, "관광시장동향 분석"을 인용하여 재구성.

인바운드 관광(inbound tourism) 수요를 증대시키고, 의료 서비스 및 관광 수지 적자를 해소할 수 있는 고부가가치 창출 전략 산업의 육성이 절실히 요구되는 상황이다. 의료관광객은 일반 관광객에 비해 체재 일수가 길며 지출액 수준도 고액이므로 향후 집중 육성해 나가야 할 전략 산업이라고 볼 수 있다. 향후 5년간 의료관광의 의료 부문 경제 파급 효과를 발표하면서, 2009년 의료관광객 5만 명, 2012년에는 10만 명의 유치를 기대하고 있으며, 진료 수입으로 매년 평균 2,200억 원을 기대하고 있다(〈표 I-17〉 참조).

〈표 I-17〉 의료관광의 의료 부문 경제 파급 효과

	목 표						
	2008년	2009년	2010년	2011년	2012년	합계	연평균
환자 수(명)	27,500	50,000	60,000	80,000	100,000	300,000	60,000
진료 수입 (백만 원)	74,739	149,478	224,217	298,956	373,695	1,121,085	224,217
경제 유발 효과 (백만 원)	131,092	262,184	393,277	524,369	655,461	1,966,383	393,277
고용 창출(명)	303	1,465	1,465	1,465	1,465	6,162	1,232

자료: 보건복지가족부, 2008, "해외환자유치 및 의료관광산업 활성화방안".

한편, 아래 〈표 I-18〉에서와 같이 향후 5년간 의료관광을 통한 관광 수입으로 매년 평균 830억 원을 기대하고 있다.

〈표 I-18〉 의료관광의 관광 부문 경제 파급 효과[1)2)3)]

	목 표						
	2008년	2009년	2010년	2011년	2012년	합계	연평균
환자 수(명)	27,500	50,000	60,000	80,000	100,000	300,000	60,000
관광 수입 (백만 원)	27,645	55,290	82,936	11,058	138,226	414,678	82,936
경제 유발 효과 (백만 원)	77,404	154,808	232,211	309,615	387,019	1,161,060	232,212
고용 창출(명)	835	1,670	2,505	3,340	4,174	12,523	2,505

자료: 문화체육관광부, 2008, "의료관광 활성화 방안".

본격적인 의료관광이 성사될 경우 의료 기술 홍보 효과, 고용 효과, 국제적인 인지도 상승으로 인한 의료 산업의 발전을 이루게 될 것으로 보인다. 의료관광의 활성화는 부대 활동인 관광 수요의 증대로 이어져 이 분야의 육성 및 발전이 가능해진다. 의료 편의 시설 및 관광 수용 태세 개선을 통한 해외 의료관광객 유치 확대로 국내 관광 산업 및 의료 산업의 동반 성장으로 국가 경제 성장과 국가 이미지 제고에 공헌할 수 있다. 의료관광은 국가 경제 성장과 국가 대외 이미지와 맞물려 있다. 의료 기술과 수준의 척도는 전체적인 국가 신인도에 따라 상승한다. 또한, 우리나라에 독특한 한방 및 한류, 한(韓) 스타일의 세계 확산에도 크게 기여하게 된다.

1) 관광 산업의 생산 유발 효과 1.7415, 부가가치 창출 효과 0.7664, 고용 효과 0.0302, 소득 효과 0.292를 적용.
2) 방한 외국인 1인당 지출액은 US$1,342, 환율 1,030원 적용했으나, 실제 지출 비용 수준은 더 높아질 것으로 전망.
3) 관광 목적으로 방한하는 연간 645만 명(2007년 기준) 외국인 관광객은 본 계산에 포함되지 않음.

3. 의료관광 글로벌 비즈니스 전략

1) 한국 의료 서비스의 SWOT 분석

(1) 강점 요인

- 높은 임상 수준과 세계 최고의 첨단 의료 장비 보유
 : 임상 수준은 2005년 기준 미국 대비 76%, 일본의 85%, 유럽의 87%
- 서양인들의 관심도가 높은 전통 의학인 한방 부문 발달
 : 양방 및 한방의 병행 진료와 약재 관광 상품 개발 가능
- 세계 의료관광 시장에서 급성장하고 있는 성형 및 메디컬 스킨케어 기술 발달
- IT 기술 발달
 : 인터넷을 통한 온라인 홍보 강화, 의료관광 시스템 체계화
- 건강 검진 시스템 발달
 : 검사에서부터 결과 통보까지 신속성 및 체계성 확보
- 한국관광공사 및 지사를 통한 효율적인 홍보 가능
- 일본, 중국, 러시아 등 대규모 수요 창출이 가능 시장과 근거리 위치

(2) 약점 요인

- 신규 의료관광 시장 진입 국가로서 대외 인지도 결여 및 노하우 부족
 : 아시아 주요 의료관광국과 10여 년 격차
- 의료관광에 대한 국내 관련 기관의 인식 부족
- 국내 의료인들의 의료관광의 의료 상품화 간주에 따른 거부감 발생
- 병 · 의원 관계자의 외국어 능력 부족
- 아시아 주요 경쟁 국가 진료비 대비 낮은 가격 경쟁력
 : 태국 및 인도 등에 비해 3~4배 높은 수준
- 의료 사고 및 의료 분쟁에 대한 대응책 미흡
- JCI 등 국제병원인증 획득 병원이 현재 4곳에 불과
 : 연세대학교 세브란스병원, 고려대학교 안암병원, 화순 전남대학교병원, 가천의대길병원 가천뇌건강센터만 JCI 인증 보유
- 아시아 경쟁국에 비해 외국 학위, 외국 수련의 절대 부족
- 병원의 영리 법인 설립 금지에 따른 부대시설 부족
- 낮은 의료 산업 경쟁력
 : 미국 대비 26%, 독일의 33%, 일본의 38%(삼성의료경영연구소)
- 의료관광객의 입국 절차 복잡
 : 불법 체류를 방지하기 위한 검증 시스템과의 상충

- 휴양형 관광 자원의 부족
: 휴양형 관광 프로그램은 환자의 치유를 위해 필요

(3) 기회 요인

- 의료관광 활성화에 대한 중앙 정부 및 지자체의 강력한 의지
: 법 · 제도 개선 및 특별 지원책 강구, 정부 TF팀 구성
- 국제 의료관광객의 지속적 증대 전망
: 세계 인구의 고령화 및 수명 연장으로 지속적 검진이 필요
: 선진국의 경우 한정된 의료 인프라에 비해 의료 수요는 증가하므로 진료 비용 및 대기 시간의 상승은 지속될 것
- 드라마 〈대장금〉 등의 아시아 및 중동 지역 방영으로 인해 우리나라 한방의 효능은 물론, 정성 다하는 환자 간호와 같은 긍정적 이미지가 확산되어 있는 상황
- 외국환 대비 원화 가치의 하락
: 원화는 달러화, 엔화 등 대부분의 외국환에 대해 평가절하되어 있는 상황
: 원화 가치의 하락은 외국인 관광들에게 구매력을 증대시키는 효과
- 태국, 인도 등 경쟁 국가의 정치 불안과 자연재해 발생이 지속되는 상황
동남아 국가의 관광 위기 요인 발생 시 반사 효과에 의해 우리나라의 인바운드 수요가 증대되는 경향이 있음

(4) 위협 요인

- 태국, 싱가포르, 인도 등 아시아 의료관광국의 지속적 성장 및 인지도 확산에 따른 경쟁 심화 및 우리나라의 입지 약화
: 태국, 싱가포르 등 경쟁국들은 의료관광 성장기 및 성숙기 상황
- 아시아 경쟁 국가의 의료관광객 수용 태세 개선 및 인프라 발달
: 대다수 병원이 국제병원인증 획득
: 의료진 및 관련 직원들의 영어 소통 원활
: 병원의 영리 법인 허용으로 다양한 부대시설 운용
: 풍부한 휴양 관광 자원 보유
- 중앙 정부 및 지자체 간 협력 체계 미흡에 따른 정책 집중도 이완
- 의료관광 활성화에 대한 효과적인 한국형 모형의 부재
: 지리적 · 시기적 · 위치적으로 한국적 상황과 상이한 동남아 및 유럽 모형만 벤치마킹하려는 것이 문제
- 시민 단체 등 의료 기관의 영리 법인화 반대
- 현재 불법 시술 및 부실 여행 상품에 대한 단속이 미흡하므로 의료관광 활성화 시 이로 인한 문제 발생 가능성 존재
- 우리나라 국민의 외국인 환자에 대한 인식의 이질성
: 외국인 환자가 진료받는 병원을 회피할 가능성도 존재
- 외국인 환자 수요에 대한 정확한 집계 방법의 부재로 인한 통계 작성의 어려움. 이는 의료관

광 활성화 정책 수립의 한계로 작용할 것임
- 세계 의료 보험 회사들의 우리나라 병 · 의원에 대한 낮은 등급 부여
: 태국 국제 병원 등에는 A+ 등급을 부여하고 있으나 우리나라 병원에 대해서는 C+ 등급 부여
: 임상 수준에 대한 인식 부족에 따른 현상으로 판단
- 미국 오바마 정부의 전 국민에 대한 의료 보험 보장 정책 시행 예정
: 미국인의 의료관광에 대한 주요 원인이던 진료 비용이 낮아질 경우 미국 시장 수요 상실 가능성

⬇⬇

한국 의료 강점 및 주변 환경

경쟁력	주요 내용
의료 기술 수준	· 선진국의 80~90%로 세계 최고 수준 · 일부 암(위암, 자궁암, 간암 등) 생존율은 선진국보다 높음 · 심혈 관계 질환의 치료 시술 최고 수준 · 미용 성형, 피부, 치과 등의 진료 분야에서도 세계 최고 수준
의료 가격 수준	· 가격 수준(한국 100): 미국 338, 일본 149, 싱가포르 105 ('06)
지리적 근접성	· 극동러시아, 중국, 일본, 몽고 - 비행 3시간 이내 인구 100만 이상 도시 61개 위치
자국 출신 해외 시민권자	· 미국 등의 재외 동포 의료 방문 활성화 - 북미 223만 명, 오세아니아 8만 명, 러시아 20만 명 등

2) 의료관광 유형 및 비즈니스 형태

의료관광의 유형에는 크게 두 분야가 있다. 먼저, 첫 번째는 의료 중심 의료관광으로 질환 치료를 목적으로 입국하는 외국인 환자를 대상으로 이루어지는 분야로서, 의료관광 선도국 중 싱가포르가 이에 해당된다. 두 번째는 관광 중심 의료관광으로 관광 패키지 상품에 검진이나 피부 미용 등 의료 부분이 추가되는 분야로서, 훌륭한 관광 인프라를 바탕으로 스파 등 다양한 형태의 헬스케어와 연계된 투어 중심으로 태국이 이에 해당된다. 한국은 두 형태를 종합한 한국형 의료관광 유형 출현이 기대된다. 관광 프로그램에 경증 또는 미를 추구하는 미용 성형, 한방, 치과 미백 등 의료 사고 가능성이 낮은 전문 분야부터 타깃 국가별 홍보 마케팅을 추진하면서 수술 치료형 의료관광으로 확장해 나가는 한국형 의

료관광 모델이 필요하다.

의료관광 유형과 함께 한국 의료관광 성패를 좌우할 요소로는 의료관광 핵심 요소인 한국 의료에 대한 국제적인 인지도를 높이는 일이 일차적으로 중요하며, 외국인 환자가 한국에 들어와서 의료관광을 하는 데 있어서 불편을 최소화할 수 있는 언어·문화적인 이해 방안들을 충분히 검토·개선하여 현장에서 차질 없이 실행될 수 있도록 하며, 신뢰를 바탕으로 한 해외에서의 적극적인 마케팅과 사후 관리를 통한 서비스의 질 제고에 힘써야 한다.

이러한 의료관광 비즈니스 경로는 첫째, 의료관광객이 해외 에이전시와 국내 에이전시를 거쳐 한국 병·의원에 오는 모델, 둘째, 의료관광객이 국내 에이전시를 거쳐 한국 병·의원에 오는 모델, 셋째, 의료관광객이 해외 에이전시를 거쳐 한국 병·의원에 오는 모델, 넷째, 의료관광객이 에이전시를 거치지 않고 직접 한국의 병원에 오는 네 가지 모델로 분류해 볼 수 있다.

이 네 모델은 각각 장단점이 있다.

첫 번째 모델은 해외에서의 홍보, 모객, 비자 발급 절차가 편리하고, 공항 송영, 관광 및 귀국 후 사후 관리 등 제반 서비스를 제공함으로써 제공되는 서비스의 질이 높은 장점이 있으나 서비스 제공의 단계 및 절차의 복잡성과 시간과 비용이 많이 소모되는 단점이 있다. 두 번째 모델은 해외에서의 업무는 비교적 원활히 처리가 되지만 국내에서의 업무는 소홀해지기 때문에 비용을 줄일 수 있는 장점이 있으나 서비스의 질이 저하되고 치료에 적합한 의료 기관의 알선 수배에 어려움을 겪을 수 있는 단점이 있다. 그리고 해외 에

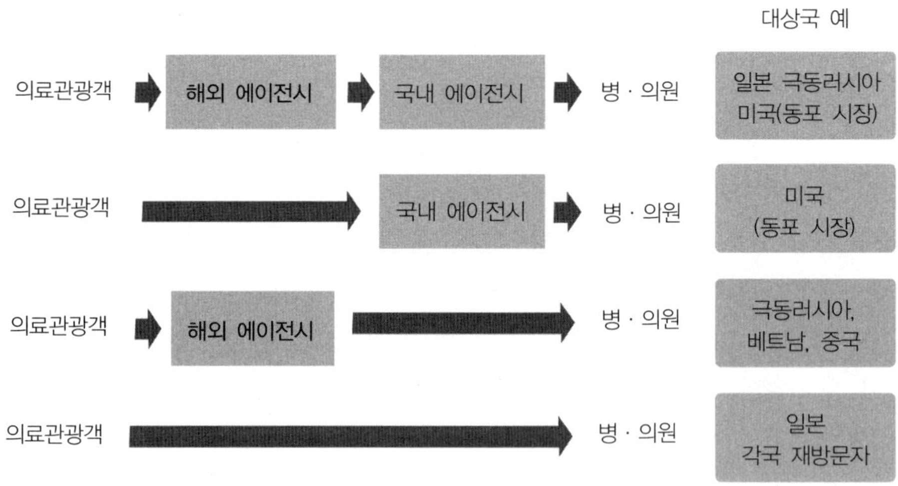

[그림 I-25] 의료관광 비즈니스 4형태

이전시에만 의존하는 경우 국내 의료 기관들이 해외 에이전시에 일방적으로 끌려 다닐 수 있는 경우도 발생할 수 있다. 세 번째 모델은 거꾸로 국내에서의 업무는 원활히 처리가 되지만 해외에서의 홍보, 모객 및 사후 관리에 어려움이 있어 의료관광이 활성화되기 어려운 단점이 있다. 네 번째 모델은 국내 의료 기관이 에이전시에게 수수료를 지급하지 않기 때문에 비용을 절감할 수 있는 장점이 있으나, 환자로부터 의료 정보를 받는 과정에서 매번 시행착오가 발생되기 때문에 많은 시간과 노력에도 불구하고 의료관광이 성사되기에는 상당한 어려움이 있다.

이처럼 네 가지 모델이 각각 장단점을 가지고 있어서 각 병·의원의 특성에 맞는 모델 구축과 단계적인 접근 방식 등 효율적인 방안 모색이 필요하다.

3) 의료관광 비즈니스 전략

한국 의료 서비스의 이러한 강점과 약점, 기회와 위협 요인(SWOT) 분석을 통해 도출해 낼 수 있는 의료관광 활성화 2대 전략은 진료 분야별 타깃 시장에 맞는 최적의 해외 홍보 마케팅과 민·관 공동의 의료관광객 수용 여건 개선 협력을 통한 국제적 신뢰도 제고이다.

(1) 의료관광 글로벌 비즈니스 전략(사업 추진 방향)

① 현재 강점 분야 및 관심 시장에 대한 집중 홍보로 효과 극대화

a. 원화 가치 하락에 따른 실질적인 비용 절감으로 의료관광 시장 확대
b. 성형, 한방, 건강 검진, 척추 수술 등에 대해 집중 홍보 시행
  - 사전(pre) 관광+의료+사후(post) 관광에 대한 패키지 개발 지원
  * 우리나라가 비교 우위를 지닌 성형, 건강 검진, 한방 등은 관광과 연계 가능한 분야로 연간 700만 명에 달하는 방한 외국인은 잠재 의료관광 수요층
c. 극동러시아 지역의 중증 환자 유치 촉진 강화

② 향후 중장기 고부가가치 환자 집중 유치

a. 외국 정부 기관·의료 기관·보험사·기업주 등과의 네트워크 및 계약 등을 통해 의료관광객 유치 채널 확대·안정화

③ 한국 의료관광 강점 강화 및 약점 보완

a. 경쟁국 대비 장점 강화
- 적정한 비용으로 최고의 의료 시설 및 의료 서비스 제공
  · 비용 측면 : 미국(1/3.4), 일본(1/1.5) 대비 낮은 수준
  · 의료 수준 : 미국의 76%, 일본의 85%, 유럽의 87% 수준 (대한의학회)

⇒ 의료 수준에 대한 해외 이미지 제고 및 홍보 활동 강화

b. 경쟁국 대비 약점 지속 보완
- 한국 의료 수준 및 이미지 홍보 부족, 법과 제도 마련 미비
  · 외국인 환자 의료 기관 유치 허용
- 경쟁국 대비 비교 열위인 언어(영어, 러시아어 등)를 위한 네트워크 구축

⇒ 의료 서비스 수준의 홍보 강화 및 의료관광 수용 태세 지속 개선

이에 따라 의료법 개정 이후 의료 기관은 의료 기관대로 여행사 등 에이전시는 유치 업체대로 국내외에서 홍보 마케팅과 수용 여건 개선을 위한 집중 노력을 해왔다. 다음은 의료관광객 유치가 허용된 후 의료 기관과 에이전시의 한국 의료관광의 잠재성을 보여 주는 다양한 유치 사례이다.

국내 대표적인 의료관광 전문 에이전시인 닥스투어가 130여 일에 걸쳐 유치한 극동러시아 환자 유치 사례는 한국 의료관광 시장의 현 주소를 그대로 보여 주고 있다. 우리의 의료 기술은 높으나 인지도와 이미지가 낮았던 현실 그 자체였다.

〈표 I-19〉 의료관광 진료 분야별 타깃 국가

분야	타깃 국가
한 방	일본, 미주, 중동
건강 검진	미국, 극동러시아 인센티브 시장
미용 · 성형	일본-메디컬 스킨케어 · 성형 중국-미용 · 성형
시술 · 수술	미주-고관절 일본-척추 수술 · 신장 투석 극동러시아-고관절 · 등 수술

극동러시아 블라디보스토크에 사는 사업가 호멘코 니콜라이 씨(47)가 세브란스병원에서 지난 6월에 심장 수술을 받았다. 싱가포르의 내로라하는 병원에서 받은 첫 수술 결과가 좋지 않아 한국에서 재수술을 한 것이다. 지난 2월부터 시작된 유치 과정은 그야말로 드라마틱하였다. 싱가포르의 주요 병원은 블라디보스토크에 의료관광 대행사를 두고 연간 2,500명의 의료관광객을 유치하고 있다. 한국은 작년 8월에 한국관광공사가 러시아의

〈표 I-20〉 타깃 시장별 차별화된 홍보 마케팅 방안

시장별	1차 시장	2차 시장	3차 시장
특징	인접 국가	의료 후발국	의료 선진국
지역	· 중국, 일본, 극동러시아 등 근거리 시장 · 원거리 동포 시장	· 동남아시아, 중앙아시아 등 중단 거리 · 의료 수준 및 시설 부족 국가	· 북미, 유럽, 중동 등 원거리 · 의료 수준 선진 국가
기타	기존 문화 관광 투어에 미용, 건강 검진, 한방 체험 등 웰빙 요소 첨가	순수 치료 목적으로 방한하는 환자 및 환자 보호자, 친지 등 포함	적정한 비용 요인으로 인해 방한하는 환자 및 환자 보호자 포함

의료관광 에이전시 대상(의사 및 병 · 의원 포함) 의료관광 설명회를 하기 전까지 독점 시장으로서 싱가포르는 당당하였다. 니콜라이 씨 역시 싱가포르를 찾은 극동러시아의 한 환자로서 싱가포르의 한 유명 병원에서 1차 수술을 받았으나 이상 증세를 느껴 한국에서의 수술을 고려하면서도 한국 의료 수준에 대한 신뢰가 낮아 미덥지 않게 여기고 있었다. 닥스투어는 수십 차례의 이메일과 수차례의 면담을 통해 지난 6월 한국에서 재수술을 받고 이제는 정상인을 넘어 유명인이 되었다. 현지 매스컴이 동행 취재하여 방영하였기 때문이다. 우 대표는 "130여 일에 걸친 환자 유치 스토리를 뒤집어 보면 아직까지 국내 의료 수준이 외국에서는 매우 저평가돼 있다는 것을 알 수 있다"며 "범정부적인 지원과 협력 체제가 필요하다"고 말했다. 극동러시아 지역에 '의료 한류' 바람을 일으키는 모범 사례가 되었다

일본의 여행 업계에서 세일즈하는 의사로 알려진 아름다운나라 피부과 성형외과 이상준 대표 원장의 사례이다. 3년 전부터 일본의 의료 한류 관광객을 유치하기 위해 다양한 방안을 모색해 오다가 의료법 개정 이후 일본의 JTB, 긴키닛폰투어리스트 등 대형 여행사를 직접 찾아가 한국과 일본의 피부과의 진료 내용과 피부 마사지 등의 차이점 설명, 한국 메디컬 스킨케어의 우수성 등을 세일즈하여 긴키닛폰투어리스트가 처음으로 한국 의료관광 상품을 기획 판매하는 쾌거를 이루었다. 나고야에서 시작된 상품은 도쿄, 후쿠오카로 판매망이 확대되고 있으며 금년에 세 자릿수 이상의 많은 일본인이 찾을 것으로 보여진다. 일본 여행 업계의 시스템을 이해하고 병원을 찾는 의료관광객에게 화장품 판매 권유나 당초 정해진 메디컬 스킨케어 이외의 의료 상품은 전혀 권하지 않는 등 의료관광객의 성향에 맞는 진단과 처방 그리고 문화 이해가 스며든 의료관광 코디네이터를 두고 만족도를 높이면서 의료관광객 리피터 창출에 힘쓰고 있다. 또한 여행사 대상 세일즈와

함께 한국을 찾는 한류 관심 여성층을 공략하기 위해 (이들은 대개 항공권과 호텔만을 구입한 자유 여행 형태로 방한) 이들이 많이 찾는 인터넷 사이트와 한국 여행안내 가이드북에 병·의원의 이미지 광고를 하는 등 방한 일본인의 패턴에 맞는 진화된 유치 활동을 해오고 있다.

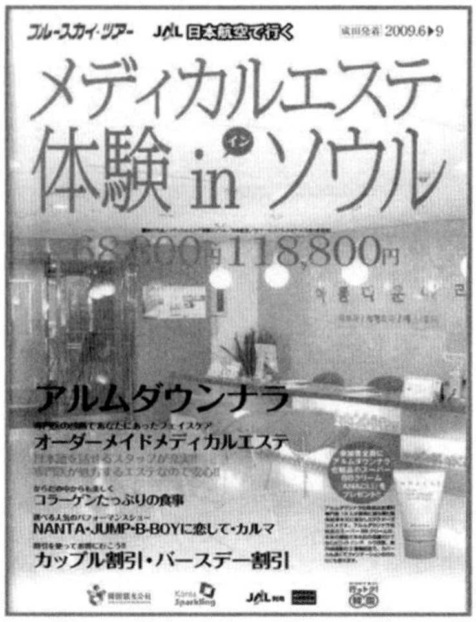

[그림 I-26] 아름다운 나라 피부과의 의료 한류 관광객 유치 홍보물 예

일본인의 방한 패턴 등 시장 조사, 국내외 의료관광 에이전시 대상 세일즈 활동(물론 일본어 홈페이지 구축, 여행사에게 제공할 의료수가, 일본어 리플릿, 일본에 소개된 병원 홍보 내용 등)과 함께 일본어 가능한 코디네이터가 상주하여 시스템적으로 의료관광객을 맞이하고 사후 관리까지 하는 등 신뢰와 신용을 얻는 마케팅을 하고 있고 현재 일본의 4개 여행사가 상품을 판매하고 있다.

인하대병원과 한양대병원 등 대학병원은 이제는 해외 에이전시를 찾아가는 세일즈 활동을 하는 의료관광 마케팅 노마드가 되어 가고 있다. 미주 지역의 교포 시장을 공략하기 위해 해외 교포 여행사 대상 직접 세일즈 활동을 하고 있다. 작년까지만 해도 한국관광공사가 주최하는 홍보 설명회를 통하였으나 이제는 공사 해외 지사(참고로 우리 공사는 해외 27개 지사가 있음)와 연계한 마케팅을 전개하고 있다. 찾아가는 세일즈 활동의 전형으로 LA, 뉴욕, 시카고, 토론토 등 공사 지사와 연계하여 교포 여행사를 대상으로 직접 마케팅을 전개하고 있다. 8월에는 유럽 시장을 공략하기 위한 관광공사, 하나투어와 함께하는 한양대병원의 유럽 세일즈는 지속된다. 불특정 다수의 해외 에이전시 대상 마케팅에서 교포 여행사라는 타깃 시장을 대상으로 한 천착된 마케팅을 가동하고 있는 것이다. 물론 세계적으로 잘 알려진 척추 전문 우리들병원은 이전부터 타깃 마케팅을 해오고 있으며 일본에는 우리기획이란 대행사를 두고 전방위 마케팅을 전개하면서 지난 7월에는 일본 지상파인 니혼TV에 일본인 환자의 유치 사례 및 진료 내용이 소개되는 등 글로벌 마케팅을 착실히 해가고 있는 전형적인 사례 병원이다.

극동러시아 의료관광객 유치에 앞서 가는 청심국제병원은 또 다른 의미에서 한국 의료관광의 보배적 존재이다. 알렉산더라는 걸출한 의료관광 코디네이터를 두고서 극동러시아의 의료관광 에이전시, 병·의원으로부터 만족도 높은 의료 서비스를 제공하고 있다고 평가받고 있다. 홍보 마케팅과 러시아어 문진표, 처방전 등 충실한 수용 여건으로 작년 8월의 블라디보스토크 홍보 설명회 이후 그 지역에서는 아주 유명한 병원이 되어 의료관광객이 새로운 의료관광객을 소개해 주는 전형적인 의료관광 패턴을 보여 주고 있다. 상담에서 진료 수가, 한국 입국에서 출국까지의 전 과정을 컨시어지적 사고와 행동으로 보듬고 있어서 청심국제병원은 극동러시아에서 한국 의료의 신뢰를 높여 주는 지렛대 역할을 해오고 있다.

이처럼 의료관광 에이전시는 에이전시 나름대로, 병·의원은 병·의원의 특성과 규모에 따라 국가별·시장별 타깃 시장을 설정하고 수용 여건 개선과 함께 진화된 마케팅 활동을 펼쳐 가고 있다.

현재 국내 의료관광 시장은 의료 기관의 급속한 해외 환자 유치 쏠림 현상과 의료관광 에이전시와의 박자 맞추기 등 불완전하나마 시장이 형성되어 가고 있다. 앞으로 1~2년간은 치열한 경쟁과 혼란과 혼돈 속에서 국내외 경쟁력을 갖춘 의료 기관과 새로운 의료관광 에이전시가 블루 오션 영역을 구축해 나갈 것이다. 의료관광 비즈니스는 현재 메이저 5대 병원과 대학병원, 전문 병원, 피부과와 성형외과 등 개원가의 의료관광객 유치 활동으로 자연스레 구분지어지고 있다.

메이저 5대 병원은 종합 검진, 중증 수술 등 진료 부문을 중심으로 해외 의료관광 에이전시 또는 해외 의료 기관(해외 의사) 등과 직접 계약 또는 유치 활동을 하고 있다. 대형 대학병원은 종합 검진, 전문 중증 수술 등 진료 부문을 해외 의료관광 에이전시와 국내 의료관광 에이전시가 연계한 계약 형태 및 직접 유치 활동이 혼합된 유치 활동을 주로 하고 있다. 척추 시술 전문, 한방 전문 등 전문 병원은 해외 의료 기관 또는 해외 의료관광 에이전시와 직접 계약한 형태, 그리고 입소문에 의한 개별 의료관광객이 찾는 형태를 보이고 있다. 한편, 피부과는 해외 의료관광 에이전시와 국내 의료관광 에이전시가 연계된 패키지 상품 판매 형태를, 성형 부문은 해외여행 잡지 및 건강 관련 잡지 광고 활동을 통해 직접 유치 또는 입소문 마케팅을 통해 유치하는 형태를 보이고 있다.

〈표 I-21〉 의료관광 시장별 내용 비교

구 분	미용 성형, 한방 등 의료관광 시장	고난이 중증 질환 시장
유치 경로	주변 추천, 여행사 상품 구매	보험사, 유치 업자 등 관련 기관 및 지인을 통한 경우

평균 진료비	피부 미용 40만 원, 한방 120만 원, 비용 성형 200만 원	1,180만 원
주요 진료과	피부/성형, 한방 등	심혈 관계 질환, 외과계
주요 타깃 국가	중국, 일본, 미국, 극동러시아	미국, 극동러시아, 몽골

그러면 한국 의료 서비스가 글로벌 경쟁력을 갖추고 의료관광객 유치를 통해 국부를 창출하기 위한 문제점과 선결 과제는 무엇일까.

첫째, 의료 기관들의 의료관광을 위한 준비가 매우 부족한 실정이다. 즉, 국제 진료 수가, 언어 소통 능력, 국제적인 인증 체계, 국가별 의료 관련 문화 차이에 대한 이해, 병·의원의 비즈니스 마인드 부족, 쇼핑·휴양·치료 등을 한곳에서 해결할 수 있는 복합형 기능을 갖춘 국제 병원이 없다는 점이다. 둘째, 여행 업계 등 의료관광 에이전시의 열악한 풍토도 의료관광의 활성화를 저해하는 주요한 요인 가운데 하나이다. 대부분의 의료관광 에이전시는 의료 지식에 대한 이해 부족, 의료 마케팅의 특성에 대해 잘 알지 못함으로써 환자에게 '신뢰'를 주지 못하고, 의료를 매개로 한 다양한 상품 개발에 소극적이어서 부가가치 창출을 기대하기 어려운 경향이 있다. 셋째, 지자체와 관련 단체 및 기관의 과잉 중복 투자와 과당 경쟁, 컨트롤 타워의 부재도 문제이다. 의료법 개정을 전후로 전국 16개 시·도 중 절반 이상이 의료관광을 표방하는 등 지자체들의 과잉 쏠림 현상, 의료 기관과 유치 업자 간의 상호 이해 부족에 따른 과당 경쟁의 조짐, 의료관광이 '황금알을 낳는 거위'로 인식되면서 이루어진 에이전시의 난립, 각종 의료관광 관련 단체나 협회의 잇따른 출현 등 의료관광에 대한 과도한 쏠림 현상이 현실로 나타나고 있다는 점도 문제가 되고 있다. 넷째, 의료관광의 실제 실행 과정에서 나타나고 있는 문제점도 적지 않다. 의료 기관과 유치 업체 간의 역할 분담을 둘러싸고 혼선이 빚어지고 있는데, 의료 기관이 해야 할 일과 국내외 에이전시가 해야 할 일이 무엇

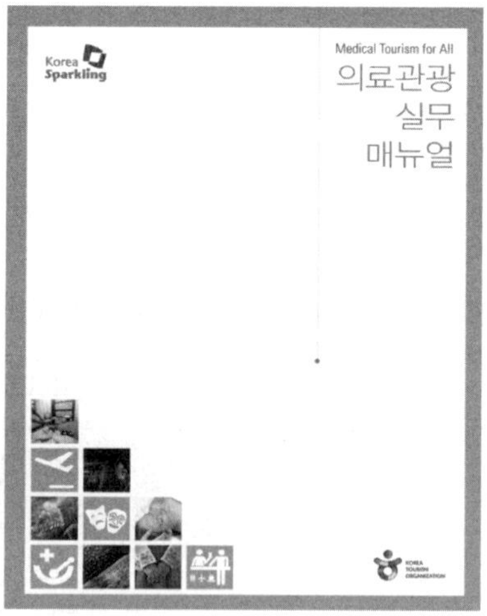

[그림 I-27] 국내 최초의 의료관광 실무매뉴얼-한국관광공사(2009)

인지에 대한 몰이해로 이러한 현상이 나타나고 있다.

관광공사는 문화체육관광부 산하 정부 투자 기관으로서 일본, 중국, 러시아, 구미주 등에 27개 지사를 두고 의료 서비스를 포함한 '한국 관광' 콘텐츠를 해외 에이전시와 매스컴에 알리고 상품 개발을 지원하는 커뮤니케이션 조직이다.

관광공사는 한류를 이끌고 지속시키고 확장하는 역할을 2000년부터 해왔으며 2005년 12월 의료관광 세미나를 국내에서 처음으로 개최하면서 의료관광을 견인해 왔다. 현재는 본사에 의료관광 마케팅 센터, 관광 안내 센터(TIC)와 인천 공항 2개소에 의료관광 원스톱 서비스 센터를 설치, 병·의원의 홍보 마케팅을 지원하고 있다. 극동러시아의 블라디보스토크 지사에는 현지 의사를 채용하여 국내 병·의원 및 유치업체의 마케팅 지원을 하는 등 내외부적으로 양적·질적 의료관광 서포터 역할을 하고 있다.

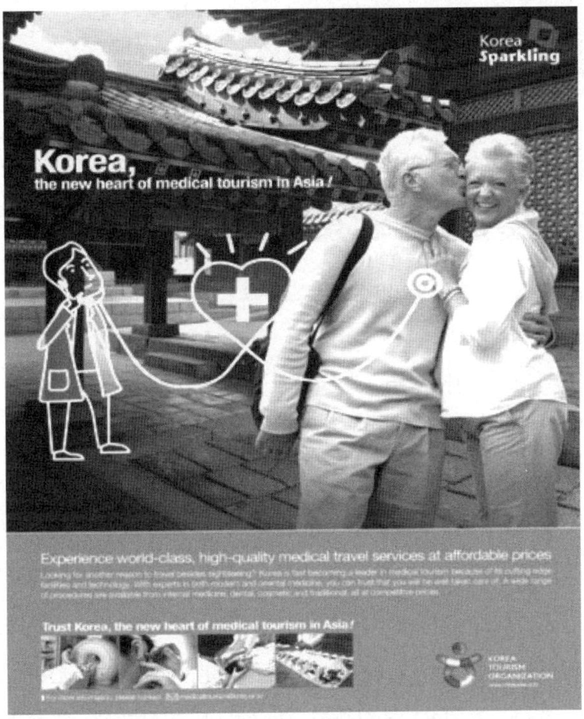

[그림 I-28] 한국 의료관광 광고안-러시아 지역 등

국내 병·의원과 의료관광 에이전시의 수용 여건 개선을 위해 의료관광 유치 매뉴얼 제작 및 설명회 개최, 의료관광 만족도 조사, 관광 통역사 대상 의료관광 홍보 설명회 개최, 의료관광 코디네이터의 지속적인 육성(2007년부터 현재까지 250명 육성), 다문화 가정 우수 인력의 의료관광 코디네이터 육성과 함께 러시아어 등 특수 외국어 인력 풀 확보

및 병·의원 지원 체제 구축을 지속적으로 추진해 나갈 방침이다. 아울러 대형 의료관광 에이전시 육성에 적극 나서고 있다. 극동러시아 지역의 싱가포르 의료관광 에이전시 사례에서 알 수 있듯이 국내외 의료관광 에이전시 역할은 더욱더 중시될 것이어서 경쟁력 있는 국내 의료관광 에이전시의 육성이 지금 절대적으로 필요하다. 현재는 기존의 해외 관광객 유치 해외 에이전시와 연계하여 니치마켓으로서 의료관광객 유치를 위한 해외 세일즈 활동을 하며 세계를 누비고 있다.

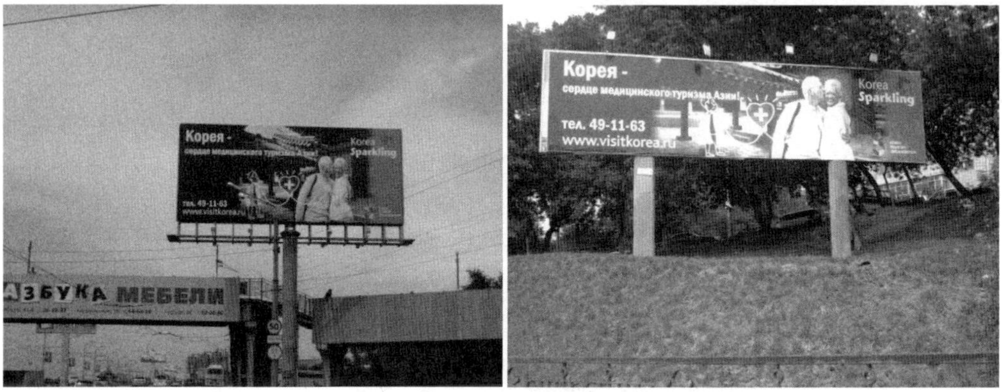

[그림 I-29] 블라디보스토크 시내 의료관광 광고 사례

관광공사는 이러한 국내 의료관광 에이전시의 해외 세일즈 활동을 전향적으로 서포팅하는 역할을 하며, 시스템 도입을 한발 한발 추진해 가고 있다. 특히, 국내 의료 기관과 에이전시의 해외 세일즈 활동을 지원하기 위해 극동러시아의 블라디보스토크 지사를 의료관광 특화 지사로 삼고 지난 2009년 5월부터 현지 의료(의사)를 고용, 시장을 선점해 나가고 있다. 매월 의료관광 세미나를 개최하여 현지 의료관광 에이전시와 국내 에이전시의 교류의 장으로 삼고, 극동러시아 시장에서의 한국 의료관광 현황과 문제점, 개선 방안 등을 협의해 오고 있다. 또한, 현재 등록된 의료관광 에이전시(의료법상 유치 업자) 간의 정보 공유와 마케팅 활동 지원을 목적으로 한 '한국 의료관광 에이전시 협의회'를 구성, 운영할 예정에 있다.

의료법 개정 이후 지난 1년간의 의료관광 유치 활동을 통해 얻게 된 가르침은 우리의 의료진, 의료 서비스, 유치 업체의 의료 지원 서비스를 포함한 의료관광에 대한 종합적인 신뢰와 신용이 절대적으로 중요하다는 것이다.

의료관광객이 한국을 찾아 만족토록 하기 위해서는 먼저 병·의원 등 의료 기관의 수용 여건 확충이 절대적으로 필요하다. 아울러 한국 의료관광에 대한 홍보 마케팅 방안의 수립과 전략적 접근 방안이 절실하다. 태국과 싱가포르가 의료관광 목적지로 각광을 받은 주 요인도 CNN이나 타임지 등 글로벌 매스 미디어를 대상으로 한 홍보 마케팅이 큰 역할을 하였음을 상기할 필요가 있다.

이에 따라 관광공사는 2009년 5만 명, 2013년 20만 명 유치를 목표로 병 · 의원과 유치 업자 간의 코디네이터 역할을 충실히 하면서 3대 핵심 업무를 추진해 나가고 있다.

우선, 해외 홍보 마케팅 강화이다. 27개 해외 지사 중 타깃 지역인 극동러시아를 시작으로 미국, 일본, 중국 등 현지 지사에 의료관광 전문 현지 의료인을 고용, 국내 병 · 의원의 상담 창구 및 의료관광 전진 기지로 활용하고 있다. 또한, 의료관광 상품을 기획하는 해외 에이전시를 집중 초청하여 한국 의료를 체험하고 이해하는 기회를 제공하고 있는데, 관광공사가 초청한 언론인(연간 약 1,000여 명)도 의료관광 체험 및 취재 방영을 통해 의료관광 이미지 제고에 기여토록 하고 있다. 두 번째로 연간 방한 외국인 780만 명을 잠재 의료관광객 및 홍보 마케터로 유도하기 위해, 인천 국제공항 및 공사 지하 1층 관광 안내소에 운영 중인 '의료관광홍보센터'의 의료 서비스 홍보 및 병 · 의원과의 네트워크 구축을 위한 의료관광 원스톱 기능도 강화해 나가고 있다. 세 번째로 의료관광 코디네이터의 지속적인 양성과 관리, 교육 기관 지정제 도입의 검토이다. 2007년부터 시작한 코디네이터 과정은 약 250여 명을 배출, 각 병 · 의원에서 활약하고 있다. 이를 확대 운영하고 타깃 지역의 의료관광객 수용 여건 개선 차원에서 아랍어/러시아어 통역도 인력 풀을 확보, 병 · 의원에 전면적인 지원을 강화해 나가고 있다. 또한 제주도(의료관광 워크숍 공동 개최), 부산시(국제 의료관광 컨퍼런스 공동 개최, 2009. 11) 등 의료관광을 통한 지방 관광 활성화에 기여토록 공동 업무를 추진해 가고 있다.

II. '외국인 환자 유치 사업'의 제도적 고찰

1. 머리말

의료 서비스는 이제 단순히 자국민만을 대상으로 하는 공공의 영역에 한정된 업무가 아니라 전 세계의 모든 국가 및 그 국민을 대상으로 하는 글로벌 비즈니스로 변화하였다. 즉, 의료 산업은 국민 전체의 건강을 돌보아 주고 사회의 안녕과 국가의 존립 기반을 튼튼하게 다져 주는 '사회 안전망'으로서의 기능에서 한 걸음 더 나아가, 생명공학 · 의학 및 의공학 · 의약품 개발 등 관련 분야 학문의 높은 질적 성장을 견인하고 관광 산업과 연계하여 국가의 경제적 부의 창출에 크게 기여할 것이라는 기대를 받고 있다.

이명박 대통령도 신년 국정 연설(2009. 1. 2) 중에 "의료 등 고부가 서비스 산업을 전략 사업으로 키워서 좋은 일자리와 국부 창출의 원천으로"라는 언급을 함으로써 정부의 '의료의 산업화'에 대한 강한 의지를 엿볼 수 있었으며, 정부가 적극적으로 지원하고 추진하는 17개 신 성장 동력 산업의 하나로 'Global Healthcare' 분야가 선정됨으로써 그러한 움직임은 구체화되기 시작하였다.

이에 보건복지가족부는 외국인 환자의 국내 의료 이용을 촉진하고 의료 기관의 자율성과 의료 서비스의 경쟁력을 제고하며 국가 산업 발전에 이바지하기 위함이라는 취지로, 그동안 원칙적으로 금지하여 왔던 환자의 유인·알선·소개 행위를 외국인에 한정하여 부분적으로 허용하는 내용으로 2009년 의료법[4]을 개정[5]하였다.

개정 전 의료법[6]은 의료 서비스 공급자의 국제적 확대 및 의료 소비자의 빈번한 국제적 이동이라는 "의료 산업 서비스 추세에 역행"하는 규제라는 지적과 함께 "우리나라 의료 서비스의 경쟁력을 떨어뜨리고 의료 산업을 통한 이윤 창출의 통로를 제한하는 제도"라는 비판을 지속적으로 받아 왔다.

그러나 의료법 개정으로 외국인의 국내 의료 이용이 활성화될 것이고, 이와 관련한 여러 유관 산업들이 동시에 발전하게 될 것이라는 기대 심리가 전 국가적으로 크게 확대되었는데, 각 지자체에서 이미 시행 중이거나 준비하고 있는 각종 '의료 산업 단지' 활성화나 '의료관광 상품' 개발, '국제 진료 코디네이터' 교육 사업의 활성화 등이 바로 그 좋은 예이다.

한편 그로 인하여 발생할 수 있는 새로운 법적인 문제점들 또한 현실화될 것으로 예상되는데, 이에 본문에서는 외국인 환자의 국내 의료 이용과 관련하여 발생할 수 있는 의료 분쟁과 그 해결 방안, 또 현 제도에서의 개선 사항에 대하여 살펴보고자 한다.

---

4) 의료법 제27조(무면허 의료행위 등 금지)

③ 누구든지 「국민건강보험법」이나 「의료급여법」에 따른 본인부담금을 면제하거나 할인하는 행위, 금품 등을 제공하거나 불특정 다수인에게 교통 편의를 제공하는 행위 등 영리를 목적으로 환자를 의료기관이나 의료인에게 소개·알선·유인하는 행위 및 이를 사주하는 행위를 하여서는 아니 된다. 다만, 다음 각 호의 어느 하나에 해당하는 행위는 할 수 있다.

1. 환자의 경제적 사정 등을 이유로 개별적으로 관할 시장·군수·구청장의 사전 승인을 받아 환자를 유치하는 행위
2. **「국민건강보험법」 제93조에 따른 가입자나 피부양자가 아닌 외국인(보건복지부령으로 정하는 바에 따라 국내에 거주하는 외국인은 제외한다) 환자를 유치하기 위한 행위**

5) 2009년 1월 30일 공포, 2010년 1월 31일 시행 단, '외국인 환자 진료'에 관한 규정들은 2009년 5월 1일 시행.

6) 의료법 제27조(무면허 의료행위 등 금지)

③ 누구든지 「국민건강보험법」이나 「의료급여법」에 따른 본인부담금을 면제하거나 할인하는 행위, 금품 등을 제공하거나 불특정 다수인에게 교통 편의를 제공하는 행위 등 영리를 목적으로 환자를 의료기관이나 의료인에게 소개·알선·유인하는 행위 및 이를 사주하는 행위를 하여서는 아니 된다. 다만, 환자의 경제 사정 등 특정한 사정이 있어서 관할 시장·군수·구청장의 사전 승인을 받은 경우에는 그러하지 아니한다.

2. 현황

1) 등록 및 실적

2009년 5월 1일부터 2010년 3월 30일까지 한국보건산업진흥원에 '외국인 환자 유치 사업' 등록을 완료한 의료 기관과 유치 업자의 수는 총 1,709개이다.

〈표 II-1〉 외국인 환자 유치 등록 의료 기관 및 유치 업자 수

	의료 기관	유치 업자	합 계
등록증 발급 완료	1,586	123	1,709

자료: 한국보건산업진흥원(2010. 3. 30).

이 중 의료 기관을 종별로 분류하여 보면 '의원'이 804개소로 가장 많아 전체 등록 의료 기관의 57.84%(치과 · 한방 제외)를 차지하며, 이에 치과 의원과 한의원을 포함하면 '의원급'의 수는 더 증가[7]한다.

그러나 종별 의료 기관 대비 비중은 '상급 종합병원'이 75%(33개소)로 가장 높다.

〈표 II-2〉 외국인 환자 유치 등록 의료 기관의 종별 분류

의료 기관	등록 업체 수	비중	전체 의료 기관 수('09년)	등록 비율
종합전문(상급)	39	2.4%	44	88.6%
종합병원	82	5.2%	269	30.4%
병원	112	7.1%	1,236	9.0%
의원	878	55.4%	26,925	3.2%
치과 병 · 의원	316	19.9%	14,307	2.2%
한방 병 · 의원	152	9.6%	11,881	1.3%
기타(요양 병원 등)	7	0.4%	755	0.9%
합계	1,586	100%	55,417	2.9%

자료: 한국보건산업진흥원(2010. 3. 30).

결국 대학병원 급의 3차 의료 기관인 '(상급)종합전문병원'은 외국인 환자 유치 사업에

7) 의원 중에는 피부과와 성형외과가 많다.

적극적으로 참여하고 있는 것으로 판단되며, 현재도 내국인 환자들로 붐비고 있는 이들 의료 기관의 진료 현실에 비추어 볼 때에 외국인 환자들을 위한 진료 인프라 등 한정된 의료 자원을 얼마나 효율적으로 현명하게 활용하느냐에 따라 내국인과 외국인의 진료 차별 등 '외국인 환자 유치 사업'을 비판적 시각에서 바라보는 쪽의 염려를 잠재울 수 있을 것으로 보인다.

또한, 지역별로 등록 의료 기관의 수를 집계하여 보면 서울특별시, 경기도, 부산광역시, 대구광역시의 순이었다.

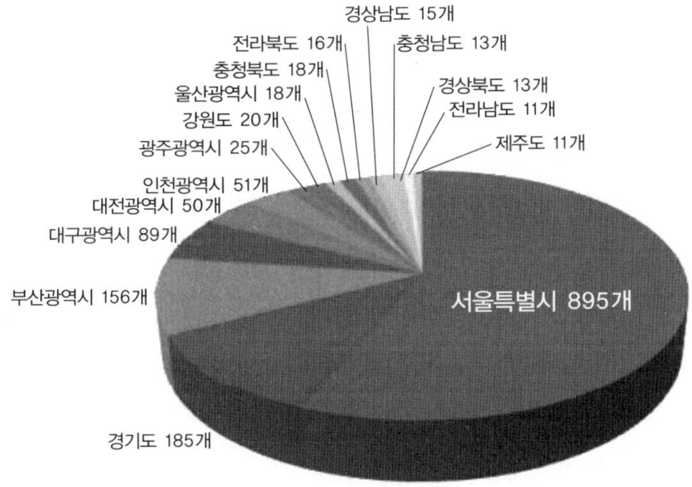

자료: 한국보건산업진흥원(2010. 3. 30)

[그림 II-1] 외국인 환자 유치 등록 의료 기관의 지역별 분포 1

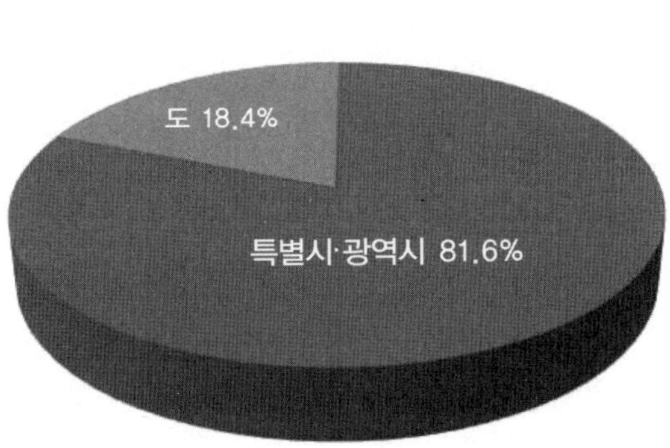

자료: 한국보건산업진흥원(2010. 3. 30)

[그림 II-2] 외국인 환자 유치 등록 의료 기관의 지역별 분포 2

서울특별시와 부산을 포함한 6개 광역시의 등록 의료 기관 총수는 전체 등록 의료 기관의 81.6%인 1,294개로 외국인 환자가 쉽게 찾아올 수 있는 접근성이 좋은 곳의 의료 기관이 등록했음을 알 수 있다.

유치업자는 총 123개 등록 업체 중 95개가 서울에 위치하고 있어 지역적 편중이 두드러진 현상을 보이고 있다.

〈표 II-3〉 외국인 환자 유치 등록 유치 업자의 지역별 분포 1

계(개)	서울	부산	대구	대전	광주	경기	충남	제주
123	95	6	3	3	1	11	1	1

자료: 한국보건산업진흥원(2010. 3. 30).

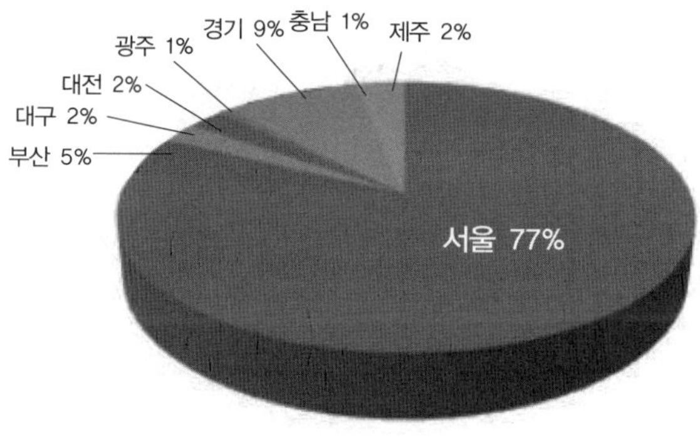

자료: 한국보건산업진흥원(2010. 3. 30)

[그림 II-3] 외국인 환자 유치 등록 유치 업자의 지역별 분포 2

유치 업자의 경우에는 기존에 수행하고 있는 사업을 종별로 분류하지 않았지만 '외국인 환자 유치 사업'의 특성상 '일반 여행업' 등 관광 업자의 수가 30% 이상을 차지하고 있다.

등록과 관련하여 특이한 사항은 보건복지가족부가 '외국인 환자 유치 사업'을 시작하는 초기 단계에서부터 "제주도는 「제주특별자치도 설치 및 국제자유도시 조성을 위한 특별법」 제199조[8]에 의거하여 제주자치도 소재의 의료 기관에 대한 특례를 인정하고 '외국인 환자 유치 의료 기관 및 유치 업자의 등록'을 정한 의료법 제27조의2[9]를 적용하지 않는

8) 제주특별자치도 설치 및 국제자유도시 조성을 위한 특별법 제199조(소개·알선 및 유치행위에 관한 특례) ① 제192조 및 「의료법」 제33조에 따라 설립된 제주자치도 소재 의료기관에 대하여 「의료법」 제27조 제3항에도 불구하고 「국민건강보험법」 제93조 제2항에 따른 가입자나 피부양자가 아닌 재외국민 또는 외국인 환자를 소개·알선하거나 유치하는 행위를 할 수 있다.

9) 의료법 제27조의2(외국인 환자 유치에 대한 등록 등)

다"라는 내부 지침을 고수하였으나, 후에 이와 관련한 문의가 지속되자 다음과 같은 유권 해석을 통해 그 입장을 변경하여 등록하도록 하였다.

> **제주특별자치도 외국인 환자 유치 관련 질의 회신-의료자원과 7738 (2009. 8. 21)**
>
> 3. 「제주특별자치도 설치 및 국제자유도시 조성을 위한 특별법」 제199조는 제주자치도 소재의 의료 기관에 대한 특례를 규정하고 있으나, 이는 모든 환자에 대한 유치 행위가 금지되었던 예전 의료법 규정의 특례로서 유치 업자인 여행사나 에이전시 등의 유치 행위에 대해서는 고려하지 않은 것으로 사료됩니다.
>
> 4. 그러나 의료법의 개정으로 제27조의2의 규정들이 신설됨에 따라, 전국적인 통계 관리와 유치 업자 및 의료 기관들의 질 관리 등을 위해 제주도 내에서 외국인 환자를 유치하고자 하는 자(의료 기관과 유치 업자 포함)는 의료법 제27조의2에 의거하여 보건복지가족부 장관에게 등록을 해야 할 것으로 판단됩니다.

이에 따라 제주도에서는 2010. 3. 30. 기준으로 총 11개 의료 기관이 등록하였고, 유치 업자는 3개 업체가 등록하였다.

실적과 관련하여서는 아직까지 등록 의료 기관 전체의 정확한 통계가 집계되지 않았다. 그 이유는 법에 규정한 등록 기관의 실적 보고 시기가 매년 3월말[10]까지이기 때문에, 의무 사항이 아닌 실적 조사에 대해서는 거의 회신이 오지 않고 있다.

---

① 제27조 제3항 제2호에 따라 외국인 환자를 유치하고자 하는 의료기관은 보건복지가족부령으로 정하는 요건을 갖추어 보건복지가족부 장관에게 등록하여야 한다.
② 제1항의 의료기관을 제외하고 제27조 제3항 제2호에 따른 외국인 환자를 유치하고자 하는 자는 다음 각 호의 요건을 갖추어 보건복지가족부 장관에게 등록하여야 한다.

10) 의료법 제19조의9(외국인환자 유치사업 실적보고)
① 법 제27조의2 제1항 및 제2항에 따라 등록한 의료기관 및 외국인환자 유치업자는 법 제27조의2 제3항 및 영 제42조 제2항 제2호에 따라 전년도 사업 실적(외국인환자의 성명은 제외한다)을 다음 각 호의 구분에 따라 매년 3월 31일까지 한국보건산업진흥원에 보고하여야 한다.
1. 의료기관의 경우 다음 각 목에 관한 사항
가. 외국인환자의 국적, 성별 및 출생 연도
나. 외국인환자의 진료과목, 입원기간, 주상병명 및 외래방문 일수
2. 외국인환자 유치업자의 경우 다음 각 목에 관한 사항
가. 외국인환자의 국적, 성별 및 출생 연도
나. 외국인환자의 방문 의료기관, 진료과목, 입원기간 및 외래방문 일수
다. 외국인환자의 입국일 및 출국일
② 한국보건산업진흥원은 영 제42조 제3항에 따라 제1항에 따른 보고 내용과 결과를 매년 4월 30일까지 보건복지가족부 장관에게 보고하여야 한다.

위와 같은 이유로 대부분의 외국인 환자 유치 실적은 '한국국제의료서비스협의회'[11]의 회원 의료 기관을 상대로 조사하여 통계를 내고 있는데, 이들 의료 기관은 높은 수준의 의료 기술과 최고의 의료진 및 양질의 의료 서비스를 기반으로 외국인 환자 유치 사업에 열심히 참여하고 있으며 병원장을 비롯한 경영진들이 정책적으로 많은 지원을 하고 있다. 따라서 이들의 실적 통계만으로도 우리나라에 입국하는 외국인 환자의 전체 수를 가늠해 볼 수 있는데 이에 따르면 2009년도 정부의 외국인 환자 유치 목표인 50,000명[12]은 충분히 달성할 수 있을 것으로 예상된다.

2) 관련 법규

내용	관련 법규	
	의료법	관광진흥법
1. 정의 (의료 관광)	의료관광에 대한 정의는 없고 영리를 목적으로 환자 유치·유인·알선·소개의 원칙적 금지에 대한 예외 조항으로 외국인을 허용함(제27조 ③)	제12조의2 "의료관광이란 국내 의료 기관의 진료, 치료, 수술 등 의료 서비스를 받는 환자와 그 동반자가 의료 서비스와 병행하여 관광하는 것을 말한다."
2. 외국인 범위	제27조 ③ 2. 「국민건강보험법」 제93조에 따른 가입자나 피부양자가 아닌 외국인(보건복지가족부령으로 정하는 바에 따라 국내에 거주하는 외국인은 제외한다) 환자 〈의료법 시행규칙〉 제19조의2(유치행위를 할 수 없는 국내 거주 외국인의 범위) 법 제27조 제3항 제2호에 따라 외국인 환자를 유치할 수 있는 대상에서 제외되는 국내에 거주하는 외국인은 「국민건강보험법」 제93조에 따른 가입	없음

---

11) 2007년 보건복지가족부와 한국보건산업진흥원, 한국관광공사가 함께 참여하고 전국 주요 병·의원이 회원으로 가입되어 있는 협의회(임의 단체). 2010년 현재 서울대학병원, 연세의료원, 서울아산병원, 삼성서울병원, 서울성모병원, 우리들병원, 청심국제병원, 아름다운나라 피부과 등 41개 의료 기관이 회원으로 등록되어 있다. 협의회는 2009년 11월 24일 총회를 열고 임의 단체인 협의회를 법인('한국국제의료협회')화하기로 결의하였다.

12) 최근 언론에 발표된 한국보건산업진흥원 집계에 의하면 2009년도 외국인 환자(실환자) 수는 60,201명이며, 이 중 외래 환자가 56,286명, 입원 환자는 3,915명이다. 의료 기관 종별로 실환자 수를 구분하여 보면 상급 종합병원이 27,657명으로 전체 환자 수의 약 45.9%를 차지하며, 지역별로는 서울 지역 의료 기관의 환자 수가 약 61.3%를 차지하고 있다. 또한 국적별 상위 국가는 미국(32.6%), 일본(30.3%), 중국(11%), 러시아(4.1%) 순이며, 상위 진료과는 내과(20%), 검진 센터(13.5%), 피부·성형외과(13.4%), 가정의학과(7.8%), 산부인과(6%) 순이다. 외국인 환자로 인한 총 진료 수입은 547억 원이고 실환자 1인당 평균 진료비는 94만 원이다.

	자나 피부양자가 아닌 국내에 거주하는 외국인으로서 다음 각 호의 어느 하나에 해당하는 외국인을 말한다. 1. 「출입국관리법」 제31조에 따라 외국인 등록을 한 사람(「출입국관리법 시행령」 제12조 및 별표 1에 따른 기타(G-1)의 체류 자격을 가진 사람은 제외한다) 2. 「재외동포의 출입국과 법적 지위에 관한 법률」 제6조에 따라 국내 거소 신고를 한 외국 국적 동포	
3. 유치 기관 등록	제27조의2(외국인 환자 유치에 대한 등록 등) ① 제27조 제3항 제2호에 따라 외국인 환자를 유치하고자 하는 의료 기관은 보건복지가족부령으로 정하는 요건을 갖추어 보건복지가족부 장관에게 등록하여야 한다. ② 제1항의 의료 기관을 제외하고 제27조 제3항 제2호에 따른 외국인 환자를 유치하고자 하는 자는 다음 각 호의 요건을 갖추어 보건복지가족부 장관에게 등록하여야 한다. 1. 보건복지가족부령으로 정하는 보증보험에 가입하였을 것 2. 보건복지가족부령으로 정하는 규모 이상의 자본금을 보유할 것 3. 그 밖에 외국인 환자 유치를 위하여 보건복지가족부령으로 정하는 사항 〈의료법 시행규칙〉 제19조의3(외국인 환자 유치 의료 기관의 등록 요건) 외국인 환자를 유치하려는 의료 기관은 법 제27조의2 제1항에 따라 외국인 환자를 유치하려는 진료 과목별로 법 제77조에 따른 전문의 1명 이상을 두어야 한다. 다만, 진료 과목이 「전문의의 수련 및 자격 인정 등에 관한 규정」 제3조에 따른 전문 과목이 아닌 경우에는 그러하지 아니하다. 제19조의4(외국인 환자 유치 업자의 등록 요건) ① 법 제27조의2 제2항 제1호에서 "보건복지가족부령으로 정하는 보증 보험에 가입하였을 것"이란 다음 각 호를 모두 충족하는 보증 보험에 가입한 경우를 말한다. 다만, 그 보증 보험에 가입한 후 외국인 환자에게 입힌 손해를 배상하여 보험 계약	없음

	이 해지된 경우에는 1개월 이내에 다시 가입하여야 한다. 1. 외국인 환자를 유치하는 과정에서 고의 또는 과실로 외국인 환자에게 입힌 손해에 대한 배상 책임을 보장하는 보증 보험일 것 2. 해당 보험 회사가 「보험업법」 제4조 제1항 제2호 라목의 보증 보험에 대하여 금융위원회의 허가를 받은 보험 회사일 것 3. 보험 금액이 1억 원 이상이고, 보험 기간을 1년 이상으로 하는 보증 보험일 것 ② 법 제27조의2 제2항 제2호에서 "보건복지가족부령으로 정하는 규모"란 1억 원을 말한다. ③ 법 제27조의2 제2항 제3호에서 "보건복지가족부령으로 정하는 사항"이란 국내에 설치한 사무소를 말한다.	
4. 실적 보고	제27조의2 ③ 제1항에 따라 등록한 의료기관 및 제2항에 따라 등록한 자는 보건복지가족부령으로 정하는 바에 따라 매년 3월 말까지 전년도 사업 실적을 보건복지가족부 장관에게 보고하여야 한다.	없음
5. 의료 광고	제56조(의료 광고의 금지 등) ① 의료 법인·의료 기관 또는 의료인이 아닌 자는 의료에 관한 광고를 하지 못한다. ② 10. 제27조 제3항에 따라 외국인 환자를 유치하기 위한 국내 광고	없음
6. 보조금	없음	제12조의2(의료관광 활성화) ① …활성화를 위하여 대통령령으로 정하는 기준을 충족하는 외국인 의료관광 유치·지원 관련 기관에 「관광진흥개발기금법」에 따른 관광진흥개발기금을 대여하거나 보조할 수 있다. 〈관광진흥법 시행령〉 제8조의2(외국인 의료관광 유치·지원 관련 기관) ① 법 제12조의2 제1항에서 "대통령령으로 정하는 기준을 충족하는 외국인 의료관광 유치·지원 관련 기관"이란 다음 각 호의 어느 하나에 해당하는 것을 말한다. 1. 「의료법」 제27조의2 제1항에 따라 등록한 외국인 환자 유치 의료 기관(이하 "의료 기관"이라 한다) 또는 같은 조 제2항

		에 따라 등록한 외국인 환자 유치 업자(이하 "유치 업자"라 한다) 2. 「한국관광공사법」에 따른 한국관광공사 3. 그 밖에 법 제12조의2 제1항에 따른 의료관광(이하 "의료관광"이라 한다)의 활성화를 위한 사업의 추진 실적이 있는 보건 · 의료 · 관광 관련 기관 중 문화체육관광부 장관이 고시하는 기관 ① 법 제12조의2 제1항에 따른 외국인 의료관광 유치 · 지원 관련 기관에 대한 관광진흥개발기금의 대여나 보조의 기준 및 절차는 「관광진흥개발기금법」에서 정하는 바에 따른다. 제8조의3(외국인 의료관광 지원) ① 문화체육관광부 장관은 법 제12조의2 제2항에 따라 외국인 의료관광을 지원하기 위하여 외국인 의료관광 전문 인력을 양성하는 전문 교육 기관 중에서 우수 전문 교육 기관이나 우수 교육 과정을 선정하여 지원할 수 있다. ② 문화체육관광부 장관은 외국인 의료관광 안내에 대한 편의를 제공하기 위하여 국내 · 외에 외국인 의료관광 유치 안내 센터를 설치 · 운영할 수 있다. ③ 문화체육관광부 장관은 의료관광의 활성화를 위하여 지방 자치 단체의 장이나 의료 기관 또는 유치 업자와 공동으로 해외 마케팅 사업을 추진할 수 있다.
7. 특구	없음	제70조(관광 특구의 지정) ① 관광 특구는 다음 각 호의 요건을 모두 갖춘 지역 중에서 시장 · 군수 · 구청장의 신청(특별자치도의 경우는 제외한다)에 따라 시 · 도지사가 지정한다. 제72조(관광 특구에 대한 지원) ① 국가나 지방 자치 단체는 관광 특구를 방문하는 외국인 관광객의 관광 활동을 위한 편의 증진 등 관광 특구 진흥을 위하여 필요한 지원을 할 수 있다. ② 문화체육관광부 장관은 관광 특구를 방문하는 관광객의 편리한 관광 활동을 위하여 관광 특구 안의 문화 · 체육 · 숙박 · 상가 시설로서 관광객 유치를 위하여 특히 필요하다고 인정되는 시설에 대하여 「관광진흥개발기금법」에 따라 관광진흥개발기금을 대여하거나 보조할 수 있다.

(1) 정의

관광진흥법에서 '의료관광'이라는 용어를 사용하는 반면에, 의료법은 '외국인 환자 유치'라는 용어를 사용하고 있다. 이러한 개념의 차이는 "간단한 수술 등 의료 목적과 함께 이를 계기로 상당 기간 휴양 관광을 겸하는 medical tourism(의료관광)"과 "상대적으로 저렴한 의료비를 찾아 외국을 여행하는 경제적 동기의 의료 여행을 의미하는 medical travel(치료 여행)"을 구분한 것으로 보여진다.[13)]

최근에는 Global Healthcare라는 용어도 사용하고 있는데 이 개념에는 외국인 환자의 국내 유치뿐만 아니라, 국내 의료 기관의 해외 진출이나 의료 수준이 떨어지는 개발도상국의 의료진을 교육하기 위한 '개도국 의료인 국내 연수' 등을 모두 포함하는 넓은 의미의 개념으로 이해될 수 있다.

성형외과와 피부 · 미용 · 치과 등 주로 경증 위주의 환자와 그 보호자를 대상으로 관광, 휴양, 레저, 보양, 건강관리, 웰빙 등의 상품을 결합하여 이들을 주된 마케팅 대상으로 예정한 것이 '문화관광부'의 '의료관광 사업'이고, 이들을 포함하기는 하되 관광보다는 요양이 결부된 중증 질환자의 유치에 관심을 더 두는 것이 '보건복지가족부'의 '외국인 환자 유치 사업'이라고 판단하면 법규의 정의를 이해하는 데에 도움이 될 것이다.

외국인 환자 유치 사업 초기인 현재는 경증 위주의 비교적 진료비가 저렴한 진료 과목에 환자들이 몰리고 있는 것으로 파악되나, 앞으로는 보다 많은 수익을 올릴 수 있는 고난이도의 중증 질환자의 유치로 사업의 범위가 확대될 것으로 예상된다.

(2) 외국인의 범위

관광진흥법에는 의료관광의 정의만 내려져 있을 뿐 '외국인'의 범위에 대해서는 언급하고 있지 않으나, 의료법에는 외국인 환자 유치 사업의 대상인 '외국인'의 범위를 매우 까다롭게 규정하고 있다. 즉 의료법은 유치[14)]가 가능한 외국인과 유치가 불가능한 외국인을 구분을 하고, 유치가 불가능한 외국인을 영리를 목적으로 유치한 경우에는 의료법 위반으로 처벌[15)]을 하고 있다.

---

13) *The Washington Post* 2007.

14) 수수료 지급이나 진료비 할인 등 영리를 목적으로 유인 · 알선 · 소개 등의 행위를 통하여 환자를 유치하는 것을 의미하는 것으로써 영리가 목적이 아닌 경우에는 여기에 해당하지 않는다.

15) 의료법 제88조에 의해 3년 이하의 징역이나 1,000만 원 이하의 벌금형을 받는다.

문제는 이 규정이 의료법 및 시행규칙 외에도 국민건강보험법 및 시행령,[16] 재외 동포의 출입국과 법적 지위에 관한 법률,[17] 출입국관리법[18] 등의 각종 예외 조항을 모두 만족시켜야 하므로 일반인이 이해하기에 너무 어렵다는 데에 있다.

관련 법규에 의하면 '영주권자(재외국민)'는 의료법상의 외국인에 포함되지 않고, '시민권자(외국 국적 동포)'는 '외국인'과 동일하게 취급하기 때문에 우리나라에 들어와서 외국인 등록 또는 거소 신고를 하였다면 유치 대상의 외국인에서 제외가 된다.

'주한 미군 및 그 가족'은 외국인 등록 신고 대상에서 제외되므로, 유치가 가능한 외국인에 해당된다.

---

16) 국민건강보험법 제93조(외국인 등에 대한 특례)
② 국내에 체류하고 있는 재외국민 또는 외국인으로서 대통령령이 정하는 사람은 제5조의 규정에 불구하고 이 법의 적용을 받는 가입자 또는 피부양자가 된다. 〈개정 2005. 7. 13〉
국민건강보험법 시행령 제64조(외국인 등 가입자)
① 법 제93조 제2항의 규정에 의하여 직장가입자가 되는 재외국민 또는 외국인은 다음 각 호의 어느 하나에 해당하는 자로서 직장가입자 적용 사업장에 근무하는 자와 공무원·교직원으로 임용 또는 채용된 자로 한다. 다만, 법 제6조 제2항 각 호의 어느 하나에 해당하는 자를 제외한다.
1. 「출입국관리법」 제31조의 규정에 의하여 외국인 등록을 한 자
2. 「재외동포의 출입국과 법적 지위에 관한 법률」 제6조의 규정에 의하여 국내 거소 신고를 한 자
② 제1항에 해당하지 아니하고 국내에 3개월 이상 거주한 재외 국민 또는 외국인(국내에 3개월 이상 거주하지 아니한 재외 국민 또는 외국인이라도 유학·취업 등의 사유로 3개월 이상 거주할 것이 명백한 자를 포함한다)으로서 다음 각 호의 어느 하나에 해당하는 자는 본인의 신청에 따라 이 법의 적용을 받는 지역가입자가 된다. 〈개정 2008. 2. 29, 2008. 12. 17〉
1. 「출입국관리법」 제31조에 따라 외국인 등록을 한 자로서 보건복지가족부령으로 정하는 체류 자격이 있는 자
2. 제1항 제2호에 해당하는 자

17) 재외 동포의 출입국과 법적 지위에 관한 법률 제6조(국내 거소 신고)
① 재외 국민과 재외 동포 체류 자격으로 입국한 외국 국적 동포는 이 법을 적용받기 위하여 필요하면 대한민국 안에 거소를 정하여 그 거소를 관할하는 출입국관리사무소장(이하 "사무소장"이라 한다) 또는 출입국관리사무소출장소장(이하 "출장소장"이라 한다)에게 국내 거소 신고를 할 수 있다.

18) 출입국관리법 제31조(외국인 등록)
① 외국인이 입국한 날부터 90일을 초과하여 대한민국에 체류하게 되는 경우 대통령령이 정하는 바에 따라 입국한 날부터 90일 이내에 그의 체류지를 관할하는 사무소장 또는 출장소장에게 외국인 등록을 하여야 한다. 다만, 다음 각 호의 1에 해당하는 외국인의 경우에는 그러하지 아니하다.
1. 주한 외국 공관(대사관과 영사관을 포함한다)과 국제기구의 직원 및 그의 가족
2. 대한민국 정부와의 협정에 의하여 외교관 또는 영사와 유사한 특권 및 면제를 누리는 자와 그의 가족
3. 대한민국 정부가 초청한 자 등으로서 법무부령이 정하는 자

〈표 II-4〉 외국인 환자 유치 대상

		유치 대상이 되는 경우	유치 대상이 안 되는 경우
외국인	국내거주	① 건강 보험 미가입 +외국인 등록하지 않은 경우	① 건강 보험 가입자 (피부양자) ② 건강 보험 미가입 +외국인 등록 ③ 외국인 근로자 (산재 보험 가입자)
	국외거주	항상 유치 대상이 됨	-
특수한 외국인 · 주한 외국 공관과 국제기구의 직원 및 그의 가족 · 주한 미군 및 그의 가족 · 대한민국 정부가 초청한 자 등으로서 외교·산업·국방상 중요한 업무에 종사하는 자 및 그의 가족 기타 법무부 장관이 특별히 외국인 등록을 면제할 필요가 있다고 인정하는 자	국내거주	① 건강 보험에 미가입 +외국인 등록하지 않은 경우	① 건강 보험 가입자 (피부양자) ② 건강 보험 미가입 +외국인 등록
재외 국민(영주권자) · 대한민국의 국민으로서 외국의 영주권(영주권)을 취득한 자 또는 영주할 목적으로 외국에 거주하고 있는 자	국내외거주	-	의료법에서 규정하고 있는 '외국인'이 아니므로 외국인 환자 유치 대상이 되지 못함
외국 국적 동포(시민권자) · 대한민국의 국적을 보유하였던 자(대한민국 정부 수립 전에 국외로 이주한 동포를 포함한다) 또는 그 직계비속(直系卑屬)으로서 외국 국적을 취득한 자	국내거주	① 건강 보험 미가입 +외국인 등록하지 않은 경우 ② 건강 보험 미가입 +국내 거소 신고 ③ 건강 보험 미가입 +외국인 등록	① 건강 보험 가입자 (피부양자) ② 건강 보험 미가입 +국내 거소 신고 ③ 건강 보험 미가입 +외국인 등록
	국외거주	항상 유치 대상이 됨	-

(3) 등록

〈표 Ⅱ-5〉 유치 기관 등록 요건

의료 기관	유치 업자
등록 요건	
□ 유치하고자 하는 진료 과목의 전문의 1인 이상(진료 과목이 '전문의의 수련 및 자격인정 등에 관한 규정' 제3조에 따른 전문 과목이 아닌 경우는 제외함) · 해당 전문의의 재직증명서 · 치과, 한의과 등은 의사 명단 및 자격증 사본	□ 보증 보험 가입 (1억 원 이상, 가입 기간 1년 이상) □ 자본금 규모(1억 원) □ 국내에 사무실을 둘 것
첨부 서류	
□ 사업계획서 1부 □ 의료 기관 개설신고증명서 또는 개설허가증 사본 1부 □ 유치하고자 하는 외국인 환자 전문의의 명단 및 자격증 사본 □ 사업자등록증 사본 1부	□ 정관 1부(법인인 경우) □ 자본금 규모를 증명할 수 있는 서류 □ 사업계획서 1부 □ 보증보험에 가입된 사실을 증명할 수 있는 서류 1부(보증보험증권 원본) □ 사무실에 대한 소유권이나 사용권이 있음을 증명하는 서류 □ 사업자등록증 사본 1부

유치 의료 기관 및 유치 업자로 등록하기 위한 요건은 의료법 및 시행령에만 규정되어 있다. 관광진흥법 및 시행령에는 여행업의 등록과 관련한 요건이 규정되어 있는데, 2009년 11월 30일 이 규정이 개정되어 기존에 이미 일반 여행업을 하고 있는 사업자들로 하여금 보다 쉽게 외국인 환자 유치 업자로 등록할 수 있게 되었다.

〈표 Ⅱ-6〉 관광 사업의 등록 기준

구분	개정 전	개정 후	비고
일반 여행업	350,000,000원	200,000,000원	-150,000,000원
국외 여행업	100,000,000원	60,000,000원	-40,000,000원
국내 여행업	50,000,000원	30,000,000원	-20,000,000원

위의 〈표 II-6〉에 나와 있는 것처럼 기존에 등록한 일반 여행 업자들은 법의 개정으로 잉여 자본금이 1억 5,000만 원이 되므로 별도의 자본금 증자 없이도 이 자본금으로 외국인 환자 유치업을 등록할 수 있게 된 것이다.

유치 업자의 등록 요건인 '보증 보험'은 '의료 사고 배상 보험'과는 아무런 관련이 없는 것으로서 단순히 유치 업자가 외국인 환자를 유치하는 과정에서 발생한 손해에 대하여 보상을 해주는 보험 상품이다.

의료 기관이나 유치 업자가 보건복지가족부에 등록을 하지 않고 영리를 목적으로 외국인 환자 유치 활동을 한다면 이것은 엄연히 의료법 위반으로서 동법 제88조에 의해 3년 이하의 징역이나 1,000만 원 이하의 벌금형에 처해진다.

또 등록을 한 기관이라 하더라도 영리를 목적으로 '외국인 환자 유치 사업'의 대상이 되지 못하는 외국인 환자를 유치하였다면, 의료법 제27조의2 제4항 3호에 의해 등록 취소의 대상이 되고 동법 제88조에 의해 3년 이하의 징역이나 1,000만 원 이하의 벌금형에 처해진다.

> 의료법
> **제63조(시정 명령 등)** 보건복지가족부 장관 또는 시장 · 군수 · 구청장은 의료 기관이…제27조의2 제1항 · 제2항(외국인 환자 유치 업자를 말한다) · 제3항(외국인 환자 유치 업자를 포함한다) · 제5항을 위반한 때…위반한 사항을 시정하도록 명할 수 있다. 〈개정 2008. 2. 29, 2009. 1. 30〉
>
> 제27조의2
> ④ 보건복지가족부 장관은 의료 기관 또는 외국인 환자 유치 업자가 다음 각 호의 어느 하나에 해당하는 경우 등록을 취소할 수 있다.
> 1. 제1항 또는 제2항에 따른 등록 요건을 갖추지 아니한 경우
> 2. 제27조 제3항 제2호 외의 자를 유치하는 행위를 한 경우
> 3. 제63조에 따른 시정 명령을 이행하지 아니한 경우
>
> **제88조(벌칙)** …제27조 제3항 · 제4항, 제27조의2 제1항 · 제2항…위반한 자는 3년 이하의 징역이나 1,000만 원 이하의 벌금에 처한다.… 〈개정 2009. 1. 30〉

(4) 실적 보고

의료법에 의하여 유치 의료 기관과 유치 업자는 모두 매년 3월 말까지 실적 보고를 하게 되어 있다. 현재는 매년 1회만 보고하게 되어 있는데, 이 자료들은 마케팅 활용 및 정부의 정책 방향을 결정하는 데에 매우 유용하게 사용될 수 있으므로 향후에는 상반기 1

회 · 하반기 1회씩 연 2회 보고하도록 개정할 계획이다.

'실적 보고'는 법에서 정한 의무적 사항이므로 실적 보고를 하지 않은 경우에는 의료법 제63조에 의해 '시정 명령'이 내려질 수 있으며, 시정 명령을 이행하지 아니한 경우에는 의료법 제27조의2 제4항 제3호에 의해 유치 기관 등록을 '취소'할 수 있다.

현재 법에는 '허위 실적 보고'를 한 경우에 대하여는 아무런 제재 조치가 규정되어 있지 않은데,[19] 실적 보고에 대하여 규정하고 있는 '의료법 제27조의2 제3항' 및 '의료법 시행규칙 제19조의9'에 의한 '보고'는 '실제 유치한 환자를 가감 없이 사실대로 보고'하는 것을 의미하므로 허위로 실적을 보고할 경우에는 동법 제63조에 의해 시정 명령이 내려질 수 있으며, 시정 명령을 이행하지 아니한 경우에는 동법 제27조의2 제4항 제3호에 의해 유치 기관 등록을 취소할 수 있을 것으로 보인다.

(5) 의료 광고

의료법에는 의료 광고를 할 수 있는 주체가 '의료인 · 의료 기관 · 의료 법인'으로만 한정되어 있으며, 이들도 외국인 환자를 유치하기 위한 국내 의료 광고는 하지 못하게 되어 있다. 유치 업자들은 그 업의 특성상 '의료 광고'를 하지 않을 수 없는데 제한적이나마 이들에게도 허용하는 것이 사업의 활성화와 마케팅의 효율성 면에서 타당해 보인다.

(6) 보조금

보조금은 의료법에는 규정되어 있지 않고 관광진흥법에만 규정되어 있다. 즉, 외국인 환자 유치 기관으로 보건복지가족부에 등록되어 있다면 관련 규정에서 정한 절차와 심의를 거쳐 그 자격의 충족 여부에 따라 문화체육관광부로부터 이 보조금을 지원받을 수 있다. 외국인 환자 유치 사업의 등록과 본 사업의 전체적인 정책 방향이 담겨 있는 의료법에 보조금 규정이 빠져 있는 것이 아쉽기는 하지만, 이는 그때그때의 사업 현황에 따라 정책적으로 지원이 가능한 부분이기도 하다. 예산의 중복이나 관련 정책의 비효율적 중첩성을 회피할 수 있는 정부의 적극적인 지원이 필요하다면 각 부처 간 긴밀한 협조와 정보의 공개가 필요할 것이다.

---

19) 의료법 개정안에는 허위로 실적을 보고하거나 실적이 미비한 기관에 대하여 유치 기관 등록을 취소할 수 있도록 하는 규정이 마련되어 있다.

(7) 특구

특구 지정 또한 의료법이 아닌 관광진흥법에 규정되어 있다. 물론 의료관광이라는 표현은 사용되지 않았지만, 충분히 의료관광 특구로 활용될 수 있는 규정으로서 외국인 환자 유치 사업의 활성화 및 이를 통한 지역 경제 발전에 큰 보탬이 될 수 있는 규정임에는 틀림없다. 그러나 보건복지가족부에서도 '첨단 의료 복합 단지' 조성이나 '지역 선도 우수 의료 기술' 지원 사업 등 외국인 환자 유치 사업의 안정적인 정착과 지속적인 성장을 위해 정책적으로 많은 지원을 하고 있으며, 지식경제부나 교육과학기술부, 기획재정부 등에서도 외국인 환자 유치 사업과 관련한 산업들의 육성과 발전을 위해 재정적인 지원과 함께 각종 불필요한 규제 개혁 등 제도적인 지원 또한 아끼지 않고 있다.

(8) 고찰

의료법에는 외국인 환자 유치 사업과 관련한 원칙적인 법 조항만 남겨 놓고 기타 등록 요건이나 정의, 보조금 지원, 관광 특구 지원 등 여러 법에 산재되어 있는 규정들은 별도로 '(가칭)외국인 환자 유치 사업 진흥에 관한 법률'을 제정하여 관리하는 것이 효율이 높을 것으로 보인다. 왜냐하면 신규 사업의 특성상 사업 시행 초기에 겪을 수 있는 여러 착오들을 적절하게 관리할 필요성이 생기는데 의료법은 여러 중요한 조항들과 맞물려 있어서 그 개정이 쉽지 않고, 시행령과 시행규칙 또한 모법에서 위임하고 있지 않는 한 따로 법수범자의 새로운 권리와 의무에 관한 내용을 규정짓기에는 한계가 있기 때문이다.

또한, 유치 업자와 의료 기관의 등록 요건을 강화하여 외국인 환자 유치 사업이 질적으로 성장할 수 있는 제도적 정비가 필요하다. 예를 들면, 의료법 등 관련 법규에 대한 법정 교육을 의무화하고, 유치 업자의 자본금 규모 및 보증 보험 액수를 증액하여 안전한 서비스를 제공할 수 있도록 하며, 의료 기관에게도 의료 사고 손해 배상 보험에 의무적으로 가입하게 하여 안정적인 손해 배상금 지급 기전을 제도화하여야 한다.

국제 진료 코디네이터의 자격증 제도를 신설한다거나 교육 기관에 대한 인증 제도를 도입하여, 현재 무분별하게 이루어지고 있는 교육을 통한 선의의 피해자가 발생하지 않도록 국가적 차원에서 관리를 하도록 하여야 할 것이다.

이와 같은 이유로 보다 융통성 있고 효율적인 정책의 집행과 사업의 추이에 따른 즉각적인 대응 및 안전하고 수준 높은 의료 서비스 등을 제공하기 위해 '(가칭)외국인 환자 유치 사업 진흥에 관한 법률'을 제정할 것을 제안한다.

3) 우리나라의 의료 분쟁 해결 방식[20]

의료 분쟁의 해결 방식은 크게 법원의 개입을 통한 사법적 해결과 분쟁 당사자 사이의 합의를 통하여 해결하는 비사법적 해결 방식으로 구분할 수 있다. 사법적 해결 방식은 또 다시 민사적 해결과 형사적 해결이 있으며, 비사법적 해결 방식으로 현재 우리나라에서 시행되고 있는 것으로는 법원의 조정위원회, 한국소비자원의 소비자분쟁조정위원회, 의료법상 의료심사조정위원회, 대한의사협회 공제회, 전문과별 의사책임보험제도 등이 있다.

(1) 사법적 해결 방식

① 민사적 해결 방식－민사 소송

민사 소송은 의료진의 불법 행위 또는 계약상 채무 불이행으로 인하여 환자에게 발생한 손해의 보상을 명하도록 법원에 요청하는 것이다. 특히 의료 사고에 대한 민사 소송은 지난 10년간 연평균 증가율이 30%가 넘을 정도로 높은 증가율을 보이고 있다. 이와 같은 높은 증가율은 제3자 중재의 증가와 함께 의료 분쟁의 해결 방식에 대한 모색이 필요함을 반증한다 할 수 있다.

그러나 민사 소송을 제기한 경우에도 환자 측이 만족스러운 결과를 얻기는 그리 쉽지 않은데, 이는 의료 행위의 특성으로 말미암아 심리(審理)가 어렵고, 소송의 진행에 오랜 시간이 걸리며, 전문적인 지식이 필요하기 때문에 변호사에게 의뢰할 필요가 있어 재정적인 부담이 크게 되기 때문이다. 게다가 민사 소송의 경우에도 환자의 승소율은 50% 내외로 높지 않아 소송이 의료 분쟁에 그다지 성공적으로 이용되지 못한다 하겠다.

② 형사적 해결 방식－형사 소송

의료 분쟁의 사법적 해결의 또 다른 방식은 형사 고소에 의한 형사적 해결 방식이다. 형사 기소는 1980년대 민사 소송의 약 10배에 달할 정도로 환자 측이 의료 사고 해결에서 많이 사용하던 해결 방식이다. 그런데 민사 소송 제기의 비율이 점차로 증가하면서 형사 기소의 비율이 상대적으로 감소하는 형태를 보이고 있다.

---

20) 연세대학교 의료법윤리학연구소, 2005, 「진료위험도 상대가치개발 연구 최종보고서」, pp.22~33.

과거 환자 측에서 형사적 해결 방식을 선호하였던 이유로는 우선 경찰이나 검찰에서 사고의 사실에 대해 조사하게 되어, 이러한 과정에서 환자 측이 얻어 내기 어려운 사고 관련 자료를 얻어 민사 소송에 활용할 수 있으리라는 막연한 기대, 형사 기소가 이어진 조사 과정에서 의사와 의료 기관이 부담하게 되는 시간적 · 재정적 손실이 합의 과정에서 환자 측에 유리한 요인이 될 수 있을 것이라는 판단 등을 들 수 있다. 한편, 형사 기소는 형사 소송에서 의사가 불기소 처분을 받더라도 결코 민사 소송에서 손해 배상 책임을 면제받지 않기 때문에, 형사 기소를 하는 것이 환자에게 어떤 부담이 없다는 점도 들 수 있을 것이다. 더 나아가 형사 기소는 환자 측에서는 의료진에 대한 불만을 의료진에 대한 신체적 처벌을 통해 해결하려는 욕구의 표출인 경우도 있다.[21)]

기소된 의료인에 대한 검찰 처리는 대부분의 경우 무혐의 종결되고 있으며, 검찰에서 기소하였다고 하여도 법원에서 무죄 선고되는 경우가 많다.[22)] 그리고 형사 기소가 의료 사고로 인한 피해를 구제하는 데 효과적인 방법이 아니라는 인식을 하게 되면서 점차 다른 형태의 해결 방식을 모색하기에 이르렀다.

(2) 비사법적 해결 방식[23)]

① 법원의 조정 제도

법원의 조정 제도는 민법상 분쟁을 다룸에 있어 1990년 제정된 민사조정법에 의한 것으로, 민사에 관한 분쟁을 법관 또는 법원에 설치되어 있는 조정위원회가 분쟁의 당사자로부터 각각의 주장을 듣고 관계 자료를 검토한 후, 여러 사정을 참작한 후, 당사자들의 양보와 타협을 통해 합의를 하도록 주선, 권고함으로써 화해에 이르게 하는 간소화된 법적 절차이다.

민사 조정 제도는 법 제도적 측면에서 i) 소송 제도보다 비용이 저렴하고 신속하기 때문에 소송 제도를 보완하고, ii) 분쟁의 평화적이면서도 완전한 해결을 가능하게 하며, iii) 법관이 반드시 소송으로 재판해야 할 가치가 있는 것을 선별하는 선별 기능을 가지며 iv) 전문가들을 조정위원회에 배석하도록 함으로써 사법 절차의 합리성을 증진시킬 뿐만 아

21) 최재천 · 박영호 · 홍영균, 2003, 『의료형법』, 육법사, pp.30~34.

22) 윤석정, 1990, 『의료과오사범의 실태와 대책』, 법무연수원. 이 연구에 의하면 법원에 고소되는 사건의 80% 정도는 무혐의로, 형사 소추 및 민사 소송에서도 50% 이상이 의료인의 면책으로 종결되고 있는 실정이다.

23) 화해 · 조정 · 중재에 관해서는 II. 4. 외국인 환자의 의료 분쟁 해결 방안에서 좀 더 자세히 살펴보기로 한다.

니라, v) 전문가 의견을 통해 구체적이면서도 타당성 있는 분쟁 해결을 가능하게 하고, vi) 합의를 유도함으로써 사적 자치의 법적 이념을 구현하며, vii) 소송에 비해서 전통적인 분쟁 해결 방식이라는 측면에서 의미가 있다 하겠다. 이 제도를 의료 분쟁 해결에 도입하기 위해서 서울지방법원은 2000년 상반기에 의료 전담부를 구성하였다. 의료전담조정위원회는 각 전문 과목별 의사와 변호사 각 1명으로 편성하여 조정위원회를 구성하고, 법원에 신청된 모든 의료 사고에 대하여 조정을 거치도록 하고 있다.

민사 소송에서 조정 절차를 살펴보면, 우선 사건이 조정에 회부되고 나면, 재판정은 사건을 다룰 조정 위원을 지정하여 사건을 분배하고, 당사자들에게 조정 기일을 지정하여 통지한다. 조정 기일에는 출석한 당사자에게 조정 제도의 의미와 조정 위원의 지위·역할·조정에 임하는 자세 등을 설명하고, 조정에 협조하여 줄 것을 당부한 후, 조정실에 가서 조정 위원의 조정을 받도록 권유한다. 합의안을 마련함에 있어 의사는 의학적인 면에서, 변호사는 법률적인 면에서 사건을 검토, 조정안을 마련하고, 이 조정안을 바탕으로 당사자를 설득하여 타협을 이끌어 낸다. 조정 기일도 1회로 그치는 것이 아니라 조정을 성사시키기 위해 수차례 반복할 수도 있다. 그러나 이런 노력이 성공하지 않는 경우 조정 결과 보고서를 작성, 첨부하여 재판부에 제출한다. 재판부는 이 조정 결과 보고서를 참조하여 기록을 면밀히 검토한 다음, 재판부의 합의를 거쳐 최종적으로 조정안을 마련한다.

최근 조정의 경향을 살펴보면, 병원 측의 잘못이 어느 정도 인정되는 경우나 병원 측이 사고 발생에 원인을 제공하였다고 볼 수 있는 경우, 대부분 조정이 성립되어 사건이 종결되고 있다. 이는 병원 측에서 조정 제도를 긍정적으로 이해하고 신뢰하기 시작했음을 나타내는 현상이라 하겠다.

그러나 조정이 이루어지지 않았을 경우에 다시 재판으로 가야 하는 단점이 있어 분쟁의 신속한 해결이 오히려 더뎌질 수 있다는 단점 또한 존재한다.

② 대한의사협회 공제회

의료 분쟁이 발생한 경우 회원을 지원하기 위한 목적으로 1981년부터 자율적으로 운영되던 대한의사협회의 공제회는 1987년 의료법 개정으로 그 법적 근거[24]가 마련됨에 따라 1990년 11월 1일부터는 의료 분쟁의 해결 방식의 하나로 의료인들이 스스로 구성하여 시

24) 의료법 제31조(공제 사업)
① 중앙회는 의료 분쟁으로 회원에게 발생한 피해의 보상 등을 위하여 공제 사업(控除事業)을 하려면 보건복지가족부 장관에게 신고하여야 한다. 〈개정 2008. 2. 29〉
② 제1항에 따른 공제 사업의 내용 및 운영에 필요한 사항은 대통령령으로 정한다.

행하게 되었다.

공제회의 사업 취지는 첫째 의료 분쟁 발생 시 신속하게 회원의 신변과 재산을 보호하고, 둘째 의사나 환자 상호간에 피해가 최소화될 수 있도록 수습 · 중재 · 조정에 최우선을 두며, 셋째 사건의 정도에 부합하는 적정 수준의 보상금을 심사 · 지급함을 주요 기능으로 하고 있다. 공제 사업의 종류는 진료 내용을 기준으로 하여 다섯 가지로 분류하고 각 종류별로 사고 발생 빈도를 감안하여 납부액을 달리하고 있다. 그러나 종류별로 공제회에서 지급하는 보상액은 동일액으로 하고 있다. 1981년 11월 이후 1990년 10월까지 9년 동안에는 공제회가 지급하는 배상액의 한도는 300만 원이었으나, 1990년 11월 이후부터는 배상액의 한도액을 1,000만 원으로 증액한 바 있다.

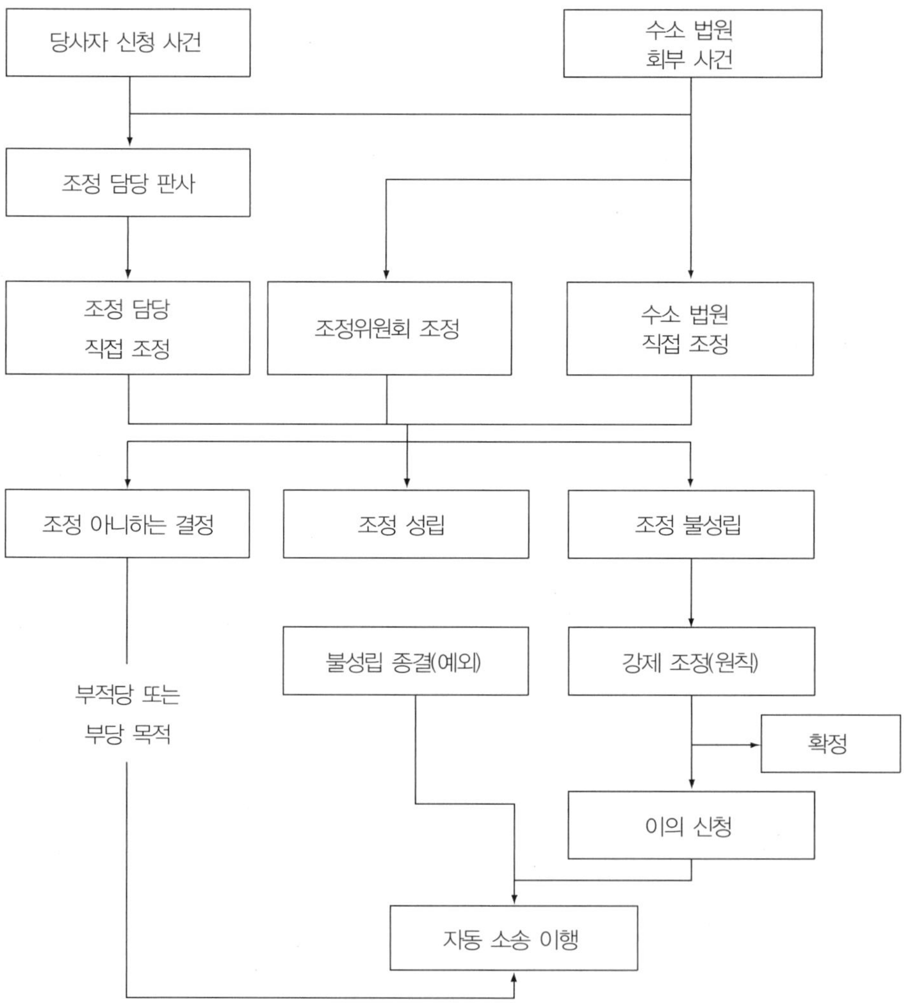

[그림 II-4] 민사 소송의 조정 절차

공제회의 가입은 대한의사협회 정관의 개정에 따라 1990년 4월부터 의무적인 사항으로 변경되었으나, 강제 규정이 없어 현재의 가입률은 50% 정도로서 실질적인 효과를 거두고 있지 않다고 평가되고 있다.

대한의사협회 공제회의 운영 현황[25)]은 다음과 같다.

a. 가입 및 사건 접보

기수	사업명	가입 수	사건 수	접보율
23기	기존 공제	4,865명	415건	8.5%
	배상 공제	1,736명	166건	9.6%
	계	6,601명	581건	8.8%
24기	기존 공제	4,768명	370건	7.8%
	배상 공제	2,130명	228건	10.7%
	계	6,898명	598건	8.7%
25기	기존 공제	4,654명	374건	8.0%
	배상 공제	2,625명	265건	10.1%
	계	7,279명	639건	8.8%
26기	기존 공제	4,470명	372건	8.3%
	배상 공제	3,270명	341건	10.4%
	계	7,740명	713건	9.2%
27기	기존 공제	4,238명	317건	7.5%
	배상 공제	3,577명	403건	11.3%
	계	7,815명	720건	9.2%

※ 참조

1) 매기 결산(10/31) 시점에서의 실적 기준

2) 기수 참조 - 23기('03.11.1~'04.10.31) → 24기('04.11.1~'05.10.31) → 25기('05.11.1~'06.10.31) → 26기('06.11.1~'07.10.31) → 27기('07.11.1~'08.10.31)

b. 배상 공제 전문과별 사건 접보 현황

전문과	23기	24기	25기	26기	27기	計
내과(결핵과)	7	22	27	24	43	123
외과	17	44	31	48	47	187
소아과	2	5	5	5	3	20

25) 「의료분쟁조정제도 개선방안 연구」 제4차 보건복지가족부 간담회 자료(2009. 3. 16).

산부인과	6	13	17	22	24	82
신경/정신과	3	3	1	4	6	17
정형외과	19	23	33	37	58	170
신경외과	7	6	10	11	13	47
흉부외과	1	2	3	3	4	13
성형외과	13	9	15	34	51	122
안과	9	13	20	21	14	77
이비인후과	3	6	1	10	6	26
피부과	29	27	34	27	30	147
비뇨기과	6	5	17	19	25	72
방사선과	1	1	3	4	5	14
마취통증의학과	20	18	13	17	26	94
재활의학과	4	6	8	9	6	33
병리과	1	1				2
가정의학과	11	10	19	28	16	84
일반(GP)	7	14	7	18	22	68
기타과*			1		4	5
計	166	228	265	341	403	1,403

* 기타과: 예방의학, 핵의학, 산업의학, 응급의학 등

c. 공제회 소관 위원회 구성 현황

위원회명	내용	인원	구성
운영위원회	공제 사업 전반 사항 결정, 승인	18명	- 협회장(위원장) - 16개 시 · 도의사회장 - 공제회 담당이사(20명 이내)
집행위원회	공제 사업 주요 업무 집행 결정	12명	- 협회장(위원장) - 협회 상임이사 중 구성(20명 내외)
심사위원회	사건 심사 및 보상 결정	149명	- 각 전문과별 5명 내외→학회 추천 - 변호사 22명
사업검토 위원회	공제 사업 전반 사항 및 예 · 결산 검토	7명	- 협회 상근부회장(위원장) - 협회 상임이사 중심(10명 이내)

d. 인력 현황

대한의사협회 중앙회에 본부 및 주요 시 · 도의사회에 주재 사무소(5개) 설치－관할 지역 담당

구분		인원	주요 관할	비고
서울 본부		9명	서울, 경기, 인천, 강원, 제주	
지방 주재	부산	1명	부산	
	대구	1명	대구, 경북	1명 충원 예정
	광주	1명	광주, 전남, 전북	1명 충원 예정
	대전	1명	대전, 충남, 충북	1명 충원 예정
	경남	1명	경남, 울산	

③ 의료법상 '의료심사조정위원회' [26)]

현행 의료법에는 의료 분쟁 시 분쟁을 조정하는 기구로 '의료심사조정위원회'를 중앙과 지방으로 이원화 설치 · 운영하고 있지만, 업무를 전담하는 기구가 없고, 강제력이 없는 절차이기 때문에 조정이 이루어지더라도 상대방이 동의하지 않을 경우 조정이 무산되는 실정이다. 실제 '의료심사조정위원회'를 이용한 수를 보면 1982년부터 2000년까지 38건이 접수되어 불과 3건만이 조정되고 35건 중 기각 16번, 반려 8건, 취하 등이 11건으로 그 기능이 유명무실한 상태임을 확인할 수 있다.[27)]

a. 의료심사조정위원회 조정 신청 건수

구 분	계	2005		2006		2007		2008(6. 30)	
		중앙	지방	중앙	지방	중앙	지방	중앙	지방
신 청	85	-	34	-	27	-	16	-	8
조 정	-	-	-	-	-	-	-	-	-
반 려	9	-	3	-	2	-	4	-	-
기 각	2	-	1	-	1	-	-	-	-

26) 의료법 제70조(의료심사조정위원회)
① 의료 행위로 인하여 생기는 분쟁(이하 "의료 분쟁"이라 한다)을 조정하기 위하여 보건복지가족부 장관 소속으로 중앙의료심사조정위원회를, 시 · 도지사 소속으로 지방의료심사조정위원회를 둔다. 〈개정 2008. 2. 29〉

27) 김효영, 2008, 「의료분쟁조정제도의 문제점 및 개선방향」, 연세대학교 보건대학원 석사학위논문, p.39.

합 의	29	-	13	-	12	-	2	-	2
기 타 (조정 거부 등)	45	-	17	-	12	-	10	-	6

b. 시·도별 의료심사조정위원회 조정 신청 건수

구 분	계	서울	대전	울산	경기	충남	전남	비고
2005년	34	5	1	-	28	-	-	
2006년	27	7	-	-	18	1	1	
2007년	16	5	-	3	8	-	-	
2008년(6. 30)	8	2	-	-	5	1	-	
계	85	19	1	3	59	2	1	

※신청 건수 없음: 부산, 대구, 인천, 광주, 강원, 충북, 전북, 경북, 경남, 제주

c. 시·도별 의료심사조정위원회 구성 현황

구 분	구성 여부	구성 인원	위원회 개최 현황				비 고
			2005	2006	2007	2008	
서울	상시 구성	9	1	2	1	1	
부산	상시 구성	11	-	-	-	-	
대구	상시 구성	10	-	-	-	-	
인천	상시 구성	13	-	-	-	-	
광주	상시 구성	12	-	-	-	-	
대전	상시 구성	11	1				
울산	상시 구성	11	-	-	-	-	
경기	한시 구성	2	-	-	-	-	안건이 있을 경우 구성
강원	상시 구성	13	-	-	-	-	
충북	한시 구성	-	-	-	-	-	안건이 있을 경우 구성
충남	상시 구성	10	-	-	-	-	

전북	상시 구성	14	-	-	-	-	
전남	상시 구성	11	-	1	-	-	
경북	상시 구성	14	-	-	-	-	
경남	상시 구성						
제주	한시 구성	-	-	-	-	-	안건이 있을 경우 구성

④ 한국소비자원의 '소비자분쟁조정위원회'[28]

소비자기본법에서 의료분쟁 ADR 절차는 분쟁의 해결을 위한 합의 권고 절차와 '소비자분쟁조정위원회'의 심의를 통한 분쟁 조정 절차 두 개의 절차로 구성되어 있다. 전자는 소비자로부터 피해 구제의 청구를 받거나 국가 · 지방 자치 단체 · 소비자 단체 또는 사업자로부터 피해 구제의 처리를 의뢰받은 때에 소비자기본법의 피해 구제 절차에 의거(소비자기본법 제55조 제2항)하여 당사자 간의 합의를 유도해 내는 것이고, 후자는 '소비자분쟁조정위원회'에서 분쟁 조정 신청을 받은 경우, 대통령령이 정하는 바에 따라 즉시 분쟁 조정 절차가 개시되며(소비자기본법 제65조 제2항), 분쟁 당사자들은 조정위원회에 출석하여 의견을 진술할 수 있다. 동 위원회는 법에 정한 절차에 따라 분쟁 조정이 있는 때에는 지체 없이 그 결과를 양 당사자에게 통보하여야 한다. 위원회로부터 분쟁 조정 결과를 통보받은 당사자는 그 통지를 받은 날로부터 15일 이내에 분쟁 조정의 내용에 대한 수락 여부를 조정위원회에 통보하여야 하며, 15일 이내에 의사 표시가 없는 때에는 수락한 것으로 본다. 분쟁 조정을 수락한 것으로 보는 경우에 위원회는 조정 조서를 작성하여 원본을 보관하고 그 정본을 분쟁 당사자에게 송달하여야 하며 위원회가 작성한 조정 조서는 재판상 화해와 동일한 효력을 갖는다(소비자기본법 제67조).

한국소비자원의 운영 현황[29]은 다음과 같다.

28) 신은하, 2007, 「의료분쟁 발생 현황 및 진료과목별 분쟁 특성 분석」, 연세대학교 보건대학원 석사학위논문, pp.20~21.
29) 보건복지가족부, 2009, 앞의 자료(주 25).

a. 의료 상담, 피해 구제 및 분쟁 조정 현황

단위: 건

	1999	2000	2001	2002	2003	2004	2005	합계
상 담	5,670	9,776	12,139	11,296	12,822	12,614	13,400	77,717
피해 구제 (합의 권고)	271	450	559	727	661	885	1,093	4,646
분쟁 조정	42	15	13	39	43	58	92	302

b. 진료 과목별 피해 구제 현황

단위: 건

	정형외과	내과	일반외과	치과	산부인과	신경외과	성형외과	안과	한방	기타*	계
1999	30	28	23	45	42	15	21	6	6	55	271
2000	54	68	33	41	65	35	25	15	19	95	450
2001	82	71	58	39	97	46	38	27	18	83	559
2002	98	96	58	54	112	48	43	27	28	163	727
2003	83	99	76	54	81	74	38	22	13	121	661
2004	128	130	76	98	91	72	54	35	34	167	885
2005	175	171	119	115	113	100	58	50	25	167	1,093
계	650	663	443	446	601	390	277	182	143	851	4,646

* 소아과 153건, 흉부외과 142건, 비뇨기과 119건, 이비인후과 106건, 피부과 82건, 약국 36건 등

c. 진료 과목별 분쟁 조정 현황

단위: 건

	정형외과	내과	산부인과	치과	일반외과	신경외과	성형외과	소아과	흉부외과	한방	안과	비뇨기과	기타	계
1999	5	8	6	2	4	7	2	5	-	-	2	-	1	42
2000	1	6	-	1	1	3	1	-	-	-	-	1	1	15
2001	6	1	2	1	2	-	-	-	-	-	-	1	-	13
2002	6	3	7	3	5	-	6	-	1	3	2	1	2	39
2003	7	4	9	4	2	5	4	1	1	1	2	1	2	43
2004	14	8	3	10	3	3	4	1	3	1	-	1	7	58
2005	13	16	13	16	12	5	5	2	3	2	-	1	4	92
계	52	46	40	37	29	23	22	9		8	7	6	6	302

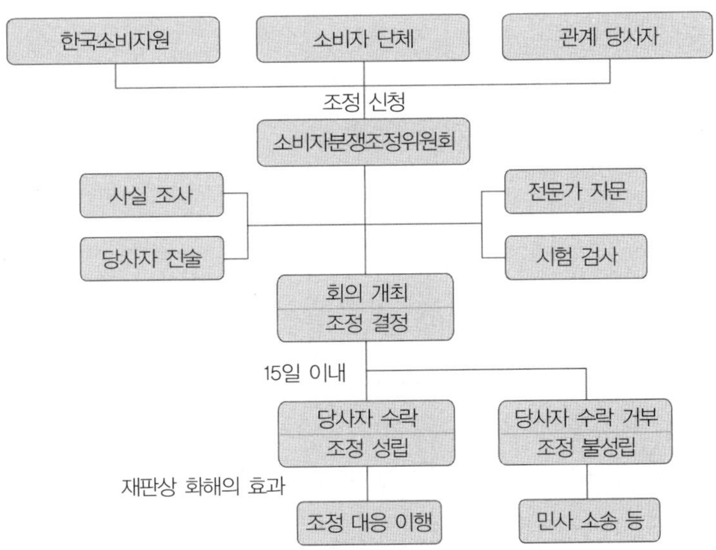

[그림 II-5] 소비자분쟁조정위원회 운영 절차[30)]

30) www.kca.go.kr 참조.

⑤ 의사 배상 책임 보험

a. 의사 배상 책임 보험 제도의 개념 및 기능

의사 배상 책임 보험은, 피보험자인 의사가 환자 등 제3자에 대하여 일정한 재산적 급부를 하여야 할 법률상의 배상 책임을 부담하는 경우에, 그로 인하여 입게 될 부분을 전보(塡補)하는 손해 보험이다. 즉, 피보험자인 의사가 피해자인 환자에 대하여 일정한 경제적 배상을 해야 할 법률상의 손해 배상 책임을 부담하는 경우에 대처하기 위한 것으로서 법률의 규정 또는 계약에 의하여 환자 등의 제3자에 대하여 일정한 급부를 하여야 할 책임을 부담하는 경우, 그 손해의 전보를 목적으로 한다. 이런 보험 제도는 장래의 불확실한 거액의 비용 지출을 현재의 확정적인 소액 비용의 납부로 대체함으로써 피해자에 대한 보상을 원활히 하는 동시에 가해자의 과다한 경제적 부담을 완화시켜 주는 기능을 담당한다. 책임 보험 제도는 환자의 권리 의식의 향상과 의료 보험제의 확대에 의한 의료 분쟁의 증가, 손해 배상 청구 소송의 급격한 증가와 환자 측의 고액의 손해 배상액의 청구 및 판례의 입증 책임의 완화 등의 법리 해석의 변화에 따라 의료인의 입장에서 가질 수 있는 방어적 진료 경향을 방지하기 위한 대책으로 의사들이 안심하고 진료 행위를 할 수 있도록 하기 위해 마련된 제도적 장치이다. 이 제도는 일찍이 미국에서 채택된 이래 일본, 독일 등에서 많이 이용되고 있으나 우리나라에서는 이 제도가 아직까지는 크게 활용되지 못하고 있다.

b. 의사 배상의 과실 배상 방식과 무과실 보상 방식

피해자 구제에 대한 법적 처리 방식에는 과실 배상 방식과 무책임 보상 방식이 있다.

과실 배상 방식은 우리나라를 비롯한 미국, 일본, 독일 등에서 이루어지고 있는 방식으로서 의료 사고에 대한 의사의 과실 여부에 따라 손해 배상의 책임을 부담시킨다. 과실 배상에서는 먼저 의료인의 과실 유무의 판단을 내리게 되며, 이 판단은 중재 기구나 법원이 담당한다. 손해 배상은 과실 및 인과 관계의 유무에 따라 이루어지는데 과실 배상 방식을 채택하고 있는 대부분의 나라에서 배상금은 보험 회사의 배상 보험금으로 지급하고 있다.

한편 무과실 보상 방식(no fault compensation)은 의료 분쟁이 발생하면 일단 발생 원인인 의료 사고에 대하여 의료인의 과실 여부와는 별개로 환자에 대한 보상을 우선적으로 하는 방식이다. 이 제도는 의료의 제공이 국민의 권리 보장적 측면에서 이루어지는 스웨덴, 뉴질랜드 등에서 채택하고 있다. 이 방식의 장점으로는 의료 분쟁의 해결 과정에서 환자와 의료인이 직접 대면할 필요 없이 판정 기구의 판정에 의해 보상 기금으로 환자에 대한 보상금을 지급하고, 의사의 과실 유무에 따른 벌금 부과 및 제재 조치의 여부는 별도로 심사하게 된다.

c. 의료 사고와 무과실 보상 제도

의료 사고를 불확실성이라는 의료의 특징에서 기인하는 것으로 인식하고 있는 의사의 관점에서는 그 과실에 대한 책임이 증명되는 경우 배상하게 되는 과실 배상 제도보다는 사회가 보상의 책임을 담당하거나 일부 담당하는 무과실 보상 제도를 요구할 수밖에 없다. 즉, 의료 사고는 의료 행위의 본연의 속성인 만큼 과실 여부에 상관없이 보상되어야 한다는 지적은 의료인의 기본적 시각이라고 할 수 있다.

d. 우리나라의 의사 책임 보험

우리나라에서는 1973년부터 의사 배상 책임 보험 상품을 판매하기 시작하였으나, 손해율이 높아 1978년 이후로부터는 보험 회사들이 판매를 포기하였다. 당시 동양, 제일, 동방 등의 보험 회사들이 시장에 진입하였으나, 상품 계약 건수도 적을 뿐만 아니라 보험료에 비해서 지급한 보험금의 크기가 3~5배 정도에 달하였기 때문에 손해율이 높았다. 이후 1990년대로 접어들면서 빈번한 의료 사고와 이어지는 분쟁의 빈번함으로 인해 다시 1998년부터 현대해상과 삼성화재 등을 주축으로 보험 상품이 개발되기 시작하였다.

이들 보험 상품은 전문적인 의료 서비스의 제공으로 일어나는 제3자의 신체 장애나 사망에 대하여 피보험자가 법적으로 손해 배상 책임을 부담함으로써 발생하는 의료 기관의 손해를 보상하는 보험으로 의료 사고의 발생 빈도가 높은 일부 전문과의 경우 보험사와 개원의 협의회가 각각 업무 협정을 맺고 있는 상태이다.

⑥ 합의

소송으로 의료 분쟁이 발전하게 되는 경우 소송이 흔히 장기화되기 때문에 의료 기관과 환자 모두에 부담이 되며, 당사자의 명예나 신뢰도가 폄하될 뿐만 아니라 소송의 결과에 대해 승자와 패자가 발생한다는 점에서 양측이 모두 만족할 가능성이 낮다는 측면 때문에 의료 분쟁이 발생하는 경우 합의가 최선의 해결 방식이라고 볼 수 있다. 실제로도 기존의 연구에 의하면 합의나 조정 등의 방식으로 의료 분쟁이 해결되는 비중이 80% 이상인 것으로 조사되었다.

(3) 가칭 '의료분쟁조정법'의 제정 추진

정부와 의료계에서는 의료 사고에 따른 국민의 피해를 신속·공정하게 구제하고 의료인의 안정적인 진료 환경을 조성하기 위하여 가칭 '의료분쟁조정법'의 제정을 추진하고 있으나 관련 부처 및 관련 단체 간의 이견으로 난항을 겪고 있다.

의료분쟁조정법은 조정전치주의, 의료배상공제조합 설립 및 가입 의무화, 형사 처벌 특례 및 무과실 보상 등의 내용을 핵심으로 하는데, 이는 소송의 남발로 인한 의료 사고 피해자와 의료 기관의 불필요한 손실을 줄이고 의료 사고의 피해자들에게 필요한 시기에 적절한 보상을 가능하게 하며, 의료인들의 진료 환경을 보존하기 위한 것이다.

3. 외국인 환자의 의료 분쟁 사전 예방 대책

1) 의료 분쟁의 정의

'의료 분쟁'이란 "의료 행위로 인하여 생기는 분쟁(의료법 제70조)"이라고 법에 명시되어 있다. 따라서 의료 기관에서 발생한 분쟁 중에 의료 행위 없이 발생한 사고에 대한 분쟁은 의료 분쟁이라고 말할 수 없을 것이다. 우리가 실생활에서 자주 사용하고 있는 의료 사고, 의료 과오, 의료 과실 등은 그 용어의 불명확함 때문에 혼용되어 사용되고 있다. 이에 각각의 정의를 명확히 하고 개개의 사건과 현상에 적합한 용어를 사용한다면 의료 분쟁의 개념을 보다 쉽게 이해할 수 있을 것이다.

(1) 의료 사고(Medical Accident)

협의의 의료 사고는 의료 행위 중에 의료진의 과실이나 환자 측의 소인(예: 특이 체질)으로 인해 환자에게 예상하지 못한 나쁜 결과가 발생한 경우만을 의미한다. 그러나 광의의 의료 사고는 의료 기관에서 의료 행위가 개시되어 종료될 때까지의 전체 과정 중에 의료 소비자와 관련하여 발생하는 모든 불미스러운 일의 총칭을 일컫는다. 의료 사고라는 개념은 '잘못이 누구에게 있다'라는 규범적 평가를 내리기 이전의 가치중립적인 현상을 의미한다.

(2) 의료 과오와 의료 과실

'의료 과오(medical malpractice)'란 의료 행위가 당시의 의학 지식 또는 의료 기술의 원칙에 따라 의료인에게 요구되는 주의 의무를 게을리 함으로써 환자에게 적합한 결과가 발생하지 못하게 된 경우로서, 의료 행위상의 모든 잘못을 총칭하는 말이다. 이에 비해 '의료 과실(medical negligence)'은 의료 과오의 원인인 의료진의 주의 의무 위반에 대한 법적인 비난 가능성을 의미한다. 따라서 의료 사고가 모두 의료 과오가 되는 것은 아니나, 반대로 모든 의료 과오는 의료 사고라고 할 수 있다.

(3) 의료 분쟁(Medical Dispute)

의료 행위와 관련하여 의료진의 과실에 의한 의료 과오가 발생한 경우뿐만 아니라 의료진의 과실 때문인지, 환자 측의 소인 때문인지 그 원인이 명확히 규명되지 않아 다툼이 있는 경우에 양 당사자 간의 견해 차이로 합의가 이루어지지 않고 다툼이 발생한 상황을 의미한다. 결국 의료 분쟁은 협의의 의료 사고만을 대상으로 하며, 광의의 의료 사고는 그 다툼의 성격이 다르기에 의료 분쟁이라고 할 수 없다.

2) 외국인 환자의 의료 분쟁 사전 예방 대책

의료 분쟁은 외국인 환자든 내국인 환자든 모두 발생하지 말아야 한다. 그러나 외국인 환자의 의료 행위와 관련한 여러 특수한 상황들이 내국인 환자의 경우보다 훨씬 더 많이 의료분쟁을 발생시킬 가능성이 높다. 따라서 이러한 특수성을 고려한 분쟁 예방 대책이 반드시 필요하다.

(1) 의료인 측면

① 의료인의 설명 의무 강화

의료 분쟁이 발생하였을 때에 의사에게 그 손해에 대한 배상 책임이 있는지를 묻기 위해서는 의사의 과실 유무를 먼저 따져 보아야 한다. 왜냐하면 의사의 손해 배상 책임은 원칙적으로 과실 책임이기 때문이다.

따라서 이러한 의사의 과실 유무를 판단하는 첫 번째 판단 기준이 바로 의사의 '주의 의무'와 '설명 의무'이다. 외국인 환자를 진료할 때에도 이 기준은 똑같이 적용되는데, 여기서 주의할 점은 외국인 환자에 대한 설명 의무가 영어를 비롯한 외국어를 통하여 이루어진다는 점이다. 이하에서는 의료인의 주의 의무와 설명 의무를 살펴보고 외국인 환자의 진료 시에 어떠한 점에 주의를 하여야 할지 살펴보도록 하겠다.

a. 주의 의무[31)]

i) 결과 예견 의무와 결과 회피 의무

의료인의 주의 의무란 행위자가 사전에 주의력을 집중하여 구체적인 의료 행위로부터 발생할 수 있는 보호 법익에 대한 위험을 인식하고 결과 발생을 방지하기 위하여 적절한 방어 조치를 취할 의무를 말한다. 대법원은 "의사의 과실은 결과 발생을 예견할 수 있었음에도 불구하고, 그 결과 발생을 예견하지 못하였고, 그 결과 발생을 회피할 수 있었음에도 그 결과 발생을 회피하지 못한 과실이 검토되어야 한다"고 판시하여 의료 행위에서도 결과 예견 의무와 결과 회피 의무의 준수를 요구하고 있다. 이와 같이 주의 의무의 내용은 결과의 예견 의무와 회피 의무라는 이중 구조를 가진다.

b. 설명 의무[32)]

i) 설명·동의 의무의 의의

의료 행위는 환자의 건강 증진 및 질병의 진단, 치료, 예방을 목적으로 실시되는 유익한 행위이기는 하지만 본질적으로 인체에 대한 침습을 수반하므로 의료 행위가 모두 정당 행위로 평가될 수는 없다. 환자가 의사로부터 치료 행위에 따른 위험성에 대하여 충분한 정보를 받은 후에 동의하지 아니한 의료적 침습 행위는 진단적 의료 행위로서 적법한 의료 행위가 되지 못한다. 이에 따라 의사는 응급 환자의 경우나 그 밖에 특별한 사정이

31) 한국의료법학회 · 보건의료법학 편찬위원회, 2004, 『보건의료법학』 전정판, 동림사, pp.124~129.
32) 한국의료법학회 · 보건의료법학 편찬위원회, 앞의 책(주 31), pp.129~135.

없는 한 진료 계약상의 의무 내지 위 침습 등에 대한 승낙을 얻기 위한 전제로서 당해 환자 또는 그 가족 침습 질병의 증상, 치료 방법의 내용 및 필요성, 발생이 예상되는 위험 등에 관하여 당시의 의료 수준에 비추어 상당하다고 생각되는 사항을 설명하여 당해 환자가 그 필요성이나 위험성을 충분히 비교하여 그 의료 행위를 받을 것인가 여부를 선택할 수 있도록 하는 의무가 있다. 이제 의사가 환자에게 설명하여야 할 의무는 단순한 도덕적 의무가 아니고 법적 의무라 하겠다.

ii) 법적 근거

의사의 설명 · 동의 의무에 대하여 직접적으로 규정하고 있는 법률은 없다. 단지 의료법 제24조가 "의료인은 환자나 환자의 보호자에게 요양 방법이나 그 밖에 건강관리에 필요한 사항을 지도하여야 한다"고 규정하고 있을 뿐이다. 설명 · 동의 의무의 실정법상의 근거로는 헌법 제10조의 인간의 존엄성과 가치에서 파생되는 인격권의 한 내용으로서 환자의 신체에 대한 자기결정권에 기인하는 것이며 민법상의 근거로는 계약 및 불법 행위 책임을 들 수 있다.

c. 고찰

i) 설명 의무

외국인 환자에 대한 설명 의무는 우리나라 말이 아닌 외국어로 이루어진다는 특징이 있다. 의사와 환자 사이에 외국어로 원활한 대화가 이루어질 수 없는 상황에서는 의료진과 환자 모두에게 진료에 대한 불안함과 상호 신뢰감이 떨어질 우려가 있다. 결국 이를 해결하기 위해 외국어가 유창한 간호사나 의료 코디네이터 및 통역사를 활용해야 하는데,[33] 바로 이 점이 국내 환자 진료 시 적용되는 일반적인 설명 의무의 기준보다 훨씬 더 강화된 설명 의무가 적용되어야 하는 이유이다. 즉, 기존의 의사와 환자라는 양자 간의 진료 및 대화의 틀은 그 주체가 2명이면 족하였지만, 외국인 환자의 진료에서는 의사와 환자 사이에 언어를 매개하는 제3자[34]가 추가되어 진료 및 대화의 틀이 3주체로 확장되는 형태를 보인다. 그리고 그 제3자가 의학이나 간호학을 전공하지 않은, 의료인이 아닐

---

33) 이러한 점에서 국내의 의료진이 외국에서 연수를 받거나 교육을 받을 기회가 많아져야 한다. 의료관광 선진국인 태국이나 인도, 싱가포르 등은 외국에서 의학 교육을 받은 사람들이 모국으로 귀국하여 외국인 환자들을 진료하는 경우가 많기 때문에 언어 문제에 있어서만큼은 우리나라가 외국의 의료관광 선진국과 비교하여 열세에 있는 것이 사실이다.

34) 외국어가 능통한 간호사나 의료 코디네이터 및 통역사, 병원 직원, 에이전시 직원, 자원봉사자, 영사관 직원 등.

가능성 또한 분명 존재한다.

따라서 이렇게 복잡한 진료의 과정 속에서 설명 의무를 보완하기 위한 방안을 다음 두 가지로 제시하고자 한다.

첫째, 환자 본인의 상태에 대한 정확한 이해와 시술 행위에 대한 충분한 설명을 의학 용어로 설명할 수 있는 의학이나 간호학을 전공한 자들이 의료 코디네이터나 통역사로 참가하여 외국인 진료에 함께 참여하는 방안이다. 영어나 일본어의 경우에는 지금 현재에도 많은 의료인(특히 간호사)들이 언어가 가능하기 때문에 환자를 진료하거나 시술하는 데에 부족함이 없어 보이지만 러시아어나 중국어, 그 외 국가의 언어는 해당 언어가 가능한 의료인을 구하기 힘든 실정이기에, 앞으로 이들 국가에 대한 의료 전문 통역사 및 의료 코디네이터를 양성하고 활용하는 방안[35]에 대해서 보다 적극적인 검토가 필요하다.

둘째, 가능하다면 진료 시에 환자 본인의 동의를 구하고, 의료인이 진료 및 시술 등과 관련한 설명을 할 때에 그 과정을 음성 녹음으로 남겨 두는 방안도 생각해 볼 수 있겠다. 이 음성 녹음은 장래에 발생할 수도 있는 '설명 · 주의 의무 위반' 관련 의료 분쟁의 훌륭한 증거 자료로서 의료인이나 코디네이터 및 통역사들이 자신의 의무를 성실히 수행하였는지를 판가름해 주는 역할[36]을 수행할 수 있을 것이기 때문이다.[37]

ii) 주의 의무

또한 의사의 주의 의무에 관련하여서도 의사의 의학 수준에 대하여 주의할 점이 있다. 우리보다 선진국인 나라 예를 들면 미국이나 유럽 등의 환자를 진료할 때에는 우리나라의 의학 수준보다 더 높은 수준의 의학 실력이 요구될 수도 있다. 이미 선진국에서는 일반화된 의술이지만 아직 우리나라 의료계에서 낯선 것이라면 시술 방법을 택할 때에 그 부분에 대하여 충분히 설명을 한 후 양해를 구하고 우리가 할 수 있는 최선의 방법으로 진료를 하여야 할 것이다. 그 부분에 대하여 자신이 없다면 처음부터 높은 기대치의 환자를 받지 않는 것이 향후 발생하게 될지도 모를 분쟁을 예방하는 길이다. 앞으로 보다 많은 선진국의 환자들을 유치하기 위해선 국제적인 수준의 의학 실력을 갖추기 위하여 부단히 노력해야만 할 것이다. 그것은 곧 우리나라의 의학 수준을 향상시키는 길이기도 하다.

---

35) 앞으로 우리나라에 의료관광을 올 가능성이 큰 몇몇 개의 주요 나라 언어를 의료관광 코디네이터 교육에 포함시키고 그에 맞는 강사진과 교재도 함께 준비해야 한다.

36) 의사가 직접 작성한 의무 기록이나 환자로부터 받은 각종 동의서 등과도 비교해 볼 수 있는 장점이 있다.

37) 그러나 환자의 의료 정보가 유출될 수 있는 여지가 충분히 있고 아직까지 시도되지 않은 방법이기에, 환자의 개인 정보 보호에 대한 충분한 대책과 새로운 시스템에 대한 의료 소비자의 긍정적인 반응 유도가 선행되어야 한다.

② 신뢰의 원칙의 제한[38]

의사와 간호사 간에 업무 분담을 행하고 있는 경우 각 분담자의 행위를 어떻게 평가할 것인가, 즉 분담자의 행위를 일체로 평가할 것인가, 아니면 별개로 평가할 것인가의 여부가 문제된다. 분업적 협력이란 본질적으로 분업을 담당하는 각자가 서로 상대편을 신뢰함으로써 비로소 가능하다. 이러한 상호간의 신뢰가 결여되었거나 어느 일방이 상대편의 신뢰에 어긋나는 행위를 하였을 때에는 공동의 목표를 달성하기 어렵게 된다. 따라서 이러한 경우 다른 공동 작업자가 주의 깊게 행동하리라고 신뢰한 자에 대하여 과실 책임을 물을 것인지가 문제되는바, 이것이 바로 신뢰의 원칙의 적용 문제이다.

a. 신뢰의 원칙

신뢰의 원칙이란 교통사고와 관련하여 발전된 이론으로서, 그 내용은 교통 규칙을 준수한 운전자는 다른 교통 관여자가 교통 규칙을 준수할 것이라고 신뢰하면 족하고, 상대방이 교통 규칙에 위반하여 비이성적으로 행동할 것까지 예견하고 이에 대한 방어 조치를 취할 의무는 없다는 것이다.

의료 분업과 같은 공동 작업의 경우에도 행위자 본인에게 다른 관여 행위자의 부주의가 개입될 가능성을 예견하고 이에 대비하여야 할 의무를 부과할 것인가, 아니면 그러한 의무를 면제하여 다른 관여 행위자를 전적으로 신뢰하고 행위에 나아가도 좋다고 할 것인가에 관한 고려가 있어야 한다. 의료 행위에서 신뢰의 원칙을 적용한다면, 각각의 의료인은 자신이 맡은 분야에서 주의 의무를 이행하면서 다른 의료인들도 그들의 주의 의무를 다할 것이라고 신뢰해도 좋으며, 그 결과 자기 분야의 주의 의무를 다한 의료인은 더 이상의 주의 의무를 부담할 필요가 없다고 할 수 있다.

b. 고찰

i) 외국 의료진과 국내 의료진의 관계(전원의 문제)

외국인을 진료하는 경우에는 신뢰의 원칙이 훨씬 더 제한된다. 우선 외국에서 전원 의뢰를 받은 환자의 경우 대부분 우리보다 의학 수준이 낮은 국가에서 전원이 되어져 올 경우가 많을 텐데 그럴 경우에는 현지에서 받은 검진의 결과에 전적으로 신뢰를 해선 안 될 것이다. 따라서 그런 환자의 경우에는 우리나라 병원에서 처음부터 검사를 다시 시작하여 환자의 상태에 대하여 정확히 파악하는 것이 바람직하다. 또 약물 치료를 비롯하여 그동

---

38) 한국의료법학회 · 보건의료법학 편찬위원회, 앞의 책(주 31), pp.158~163.

안의 진료 상황에 대하여도 진단서 등의 모든 자료를 첨부받아 보관하고 있어야, 우리나라에서 진료를 시작하는 시점의 기록과도 비교할 수 있어서 차후에 발생하게 될지도 모를 분쟁에 대비하여 환자의 상태에 대한 정확한 인지와 전원 전의 의료 행위와 전원 후의 인과 관계를 명확히 규명할 수 있을 것이다.

ii) 의료진과 코디네이터 및 통역사와의 관계

통역사나 의료 코디네이터가 전문적인 의학 교육을 받지 못한 경우에 이들의 통역에 의한 설명이나 환자의 상태에 대한 인지가 제대로 이루어지지 않을 수도 있다. 이러한 경우에는 의료인 측에서 조금이라도 의심이 가는 부분이 있다면 그들 말을 전적으로 신뢰하기보다는 한 번 더 확인하는 노력이 필요하다. 특히 영어권 외의 나라의 경우에는 더욱 주의를 기울여야 한다.

(2) 의료 기관 측면

의료 사고 예방은 의료진과 병원 간의 역할 분담을 정확히 나누어서 할 수 있는 부분보다는 중첩적으로 혼재되어 있는 부분이 더 많이 있다. 따라서 여기서는 편의상 병원 측면으로 나누어서 기술했지만 의료진들도 당연히 아래의 사항들을 주지하고 의료 서비스를 제공하여야 할 것이다.

① 동의서 등 구체적인 양식의 마련

의료인의 충분한 설명 이후에는 각종 동의서(수술이나 그 외 처치 및 약물 투여 등)를 현재의 것보다 훨씬 더 자세히 구체적으로 해당 국가 언어로 마련해 두어야 할 것이다. 모든 질환에 대하여 미리 준비하는 것은 무리이겠지만 외국인 환자가 특히 많이 찾는 질병에 대해서만이라도 마련해 두는 것이 현명할 것이다. 충분한 설명 후에 환자로부터 직접 서명받은 동의서(informed consent)는 의사의 의무 기록과 함께 앞으로 발생할지도 모를 의료 분쟁에 대비하여 해당 의료 기관과 의료인이 어떻게 외국인 환자를 케어했는지를 전적으로 보여 주는 중요한 자료이기 때문이다.

② 환자[39] 및 에이전시와의 좋은 관계 유지

의료 계약 또한 사람 대 사람의 관계로서 그들과의 기본적인 친분 관계가 매우 중요하다. 이것은 물론 외국인 환자에게만 적용되는 명제는 아닐 것이다. 그러나 타국까지 오랜 시간 동안 비행을 하고 환자 보호자도 몇 없는 낯선 곳에서 따뜻한 인간애를 느끼게 해준다면, 그래서 환자가 자국에서 치료받는 것처럼 편안함 그 이상을 느낄 수 있다면, 치료의 효과를 높일 수 있을뿐더러 혹시나 발생하게 될 수 있는 갈등 상황에서도 서로를 더 많이 이해하고 양보할 수 있는 여건을 마련해 줄 수 있을 것이다.

또한, 에이전시[40]와의 관계도 돈독히 하여 분쟁 발생 시에 에이전시가 병원 측의 의견에 존중하고 따를 수 있도록 하여 갈등 해결의 중간 매개자로서의 역할을 충분히 합리적으로 할 수 있도록 만들어야 할 것이다.

③ 내원에서부터 퇴원까지의 체크리스트

외국인 환자를 처음 예약할 때부터 퇴원 후 사후 관리까지의 모든 프로세스를 차트화한 후 각각의 단계에서 어떠한 사항들을 주의하며 케어를 해야 하는지를 꼼꼼히 체크하여야 한다. 이것은 업무의 효율성과 정확성을 높여 줄 것이며 어떠한 환자가 오더라도, 또 의료진이 바뀌더라도 높은 수준의 의료 서비스를 일관되게 제공할 수 있는 장점이 있고, 또 후에 발생하게 될지도 모를 분쟁에 대비하여 좋은 증거 자료도 될 것이다. 자세한 사항은 4. 가이드라인에서 살펴보도록 한다.

④ 입원이 아닌 경우 24시간 콜센터 가동(의료관광 코디네이터의 대기)

입원하지 않은 환자들에 대해서는 문제가 생겼을 때에 어느 때나 의료진과 직접 연결될 수 있는 콜센터가 마련되어 있어야 한다. 비영어권 국가의 환자의 경우에는 보다 주의를 기울일 필요가 있다. 환자 본인도 언어 문제에 대해 더욱 위축이 되어서 심리적으로 불안해질 수 있기 때문이다.

⑤ 진료 계약서에 분쟁 해결의 절차와 방법 등에 대하여 자세히 명기

진료 계약서에 분쟁 발생 시에 어떠한 절차로 어떠한 법에 의하여 어떻게 해결할 것인

39) 환자뿐만 아니라 환자 보호자와도 마찬가지이다.
40) 에이전시가 의료 분쟁이 발생했을 경우에 환자와 병원의 매개자로서 그 역할이 매우 중요하다는 의견이 자문 회의에서 개진되었는데 사실상 에이전시의 역할에 대해서 본 보고서에 담기에는 본 연구의 내용상 또 시간적 한계상 적당하지 않은 것 같다. 또 외국 에이전시와 외국 병원 간에 맺은 여러 계약서 등을 보면 대부분 의료 분쟁 발생 시 에이전시는 한 발짝 물러선 입장에 있는 것이 사실이다.

지에 대하여 명확하게 기록해 놓아야 한다. 이러한 규정이 없다면 분쟁 시에 서로에게 유리한 쪽으로 해결하기 위하여 자신들이 유익한 쪽의 절차를 요구할 것이기에 또 다른 갈등 상황이 발생할 수 있다. 따라서 의료 계약을 체결하기 전에 환자에게 분쟁 해결에 대한 명확한 방법을 제시하고 그 규정을 따르겠다는 동의를 받은 후에 진료 계약을 체결해야 할 것이다.

⑥ 투약 사고 대비

투약과 관련한 사고와 대비하여 처방을 할 때에나 복용 지도 등을 할 때에 환자 측에서 충분히 이해할 수 있도록 자세한 설명을 하여야 하며, 주의 사항을 문서로 만들어서 약과 함께 줄 수 있도록 한다. 물론 지금 현재 의약 분업으로 외국인 환자에게 따로 원외처방을 해야 할 경우도 있는데, 이러한 경우에는 약국의 약사에게도 주의 의무가 주어지며 외국인 환자를 직접 진료하였던 의료 기관과 긴밀히 협조하여 투약 및 복용 지도를 하여야 할 것이다.[41][42]

⑦ 미국의학협회의 Medical Tourism Guidelines에 따른 대응책[43]

미국의학협회(American Medical Association)가 작성한 의료관광에 대한 가이드라인을 살펴보면 몇 가지 시사하는 바가 큰 정보가 있다.

□ *환자들은 국제적으로 공인된 기관(JCI나 ISQHC)에 의해 인정된 병원으로만 전원되어야 한다.*

→ 지금까지(2010년 4월 현재) 국내에서 JCI를 인증받은 곳은 서울에 2개, 지방에 1개 이렇게 3개 병원밖에 없다. 국내의 권위 있는 기관의 평가에도 불구하고 외국에서는 국제적으로 공인된 기관의 평가만을 더욱 신뢰하고 있음을 주지하여야 할 것이다. 이러한 국

---

41) 외국인 환자에 한정해서 원내 처방이 가능하도록 하는 것도 투약 사고의 가능성을 줄일 수 있는 한 방법이 될 것이다.

42) Five rights of medication administration－Right patient, Right medication, Right dose, Right route, Right time－Dinah Brothers, A practical Guide to Legal Issues: Skills for Nurse Managers, HCPro.Inc., 2005, pp.60～63.

43) 우리나라는 물론이고 각국 병원이나 의학 협회, 의사 협회 등은 '환자의 권리 장전'이라고 하여 환자가 의료 서비스를 받을 경우에 향유할 수 있는 여러 법적·윤리적 권리 등을 규정하고 보유하고 있다. 그러나 그 내용이 대동소이하고 국내 환자의 경우에 적용되는 것처럼 일반적이고 보편적이기에 굳이 여기서 따로 소개하지는 않겠으며 대신 '의료관광'과 관련하여 환자들이 어떠한 점에 주의를 해야 하는지에 대한 가이드라인을 소개하고 그 유의점에 대하여 논의하겠다.

제적인 공신력 있는 기관의 평가를 받아 인증받았다는 사실만으로 그 병원들의 의료 분쟁 발생이 현저하게 줄어드는 것은 아닐 테지만[44] 수많은 까다로운 검사 항목들을 통과한 병원이라면 의료 분쟁이 발생할 수도 있는 여러 가지 요인들에 대한 적절한 통제와 효율적이고도 합리적인 의료 서비스가 가능하기에 분쟁의 발생 가능성은 그만큼 낮아질 수 있다고 보여진다.

국내의 몇몇 개의 병원에서 지금 JCI의 인증을 받기 위해 노력하고 있는데 그것은 비단 외국인 환자의 유치를 활성화시키는 것에서 더 나아가 우리나라 병원과 의료 수준의 질을 향상시키고 환자의 안전과 권익 보호를 기대할 수 있는 것이어서 고무적인 현상이라 할 수 있겠다.

□ *환자들은 medical care를 위해 미국 밖으로 여행을 하는 것에 동의하기에 앞서 그들의 권리가 무엇이고 손해가 발생한다면 그 배상 청구는 어떻게 해야 하는지에 대하여 알아야만 한다.*

→ 국내 병원들은 외국인 환자와의 계약에 앞서 환자의 권리와 의무가 무엇인지에 대하여 밝혀 주고 의료 분쟁 발생 시 그 해결은 어떠한 절차와 방법에 의해서 가능한지에 대하여 계약서에 명문으로 규정하여야 할 것이다. 그리고 이러한 의료 계약은 에이전시에 미리 통보를 하여 일차적으로는 외국인 환자들이 에이전시를 통하여 그러한 사실을 고지받고 이차적으로 국내 병원에 내원해서는 다시 한 번 자세한 사실을 통지받아야 할 것이다.

□ *facilities를 통하여 환자의 의료 정보를 미국 밖으로 보내기 위해선 HIPAA의 가이드라인을 충족시켜야 한다.*

→ 그동안의 국내 의료 서비스 공급자 측에서 준수해야 했던 여러 가지 주의 사항들이 외국인 환자를 케어하는 데 함께 참여하고 있는 통역사나 의료 코디네이터, 병원 직원 및 에이전시 관계자들에게까지도 폭넓게 적용되기 때문에 그들에 대하여도 관련 제도에 대한 지속적인 법학 교육과 윤리 교육이 선행되어져야 할 것이다.

---

44) 이것은 JCI 등의 인증을 받은 병원들에서 발생한 의료 분쟁의 실태를 조사한 다음, 그렇지 않은 병원들과 비교해 보면 보다 객관적인 자료를 얻을 수 있겠지만 아직까지는 각 병원들이 자신들의 병원에서 발생한 의료 분쟁에 대한 자세한 자료를 밝히고 있지 않기 때문에 검증하기는 힘들다.

□ *환자는 medical care를 위해 미국 밖으로 여행을 할 때에는 장시간 비행과 외부 활동이 시술 결과와 맞물려서 발생할 수 있는 잠재적인 위험에 관하여 충분한 정보를 알고 medical tour를 결정해야 한다.*

→ 아직까지는 국내에 들어오는 외국인 환자의 경우 건강 검진이나, 성형 시술 등 비교적 간단한 의료 행위가 수반되는 정도로 그쳤기 때문에 장시간의 비행이나 국내에서 체류(관광을 비롯한 각종 요양)하는 행위가 크게 문제가 될 것이 없었지만, 보다 중증의 환자가 국내에서 치료를 받는다면 긴 여행 시간과 그로 인한 피로감 및 타국(치료를 받는 국가)에서의 이질적인 문화적 환경 요인들이 복합적으로 병세를 더욱 악화시킬 수도 있다는 점을 간과하지 말아야 할 것이다. 따라서 모든 환자를 다 수용하기보다는 치료 가능한 범위의 환자들을 선별하여 케어하는 것이 보다 현명할 것이다.

3) 외국인 환자의 의료 분쟁 예방 가이드라인

외국인 환자 유치 사업은 우리나라의 유치 의료 기관 입장에서나 유치 업자 입장에서도 모두 낯선 제도임에는 틀림없다. 특히 영리성이 뒷받침되는 의료 서비스의 국제화는 분명 현재의 의료 서비스와는 질적으로나 양적으로나 다른 복잡한 문제들을 야기할 가능성이 크다. 이에 의료 기관과 유치 업자, 외국인 환자들을 위한 가이드라인을 제시한다. 이 가이드라인은 2009년도에 '한국보건산업진흥원'에서 연구가 되었고 '한국국제의료서비스협의회'의 이름으로 출간되어 배포되었다.

(1) 의료 기관 가이드라인

의료 기관 가이드라인

의료 기관 가이드라인은 '한국국제의료서비스협의회(CKMP)' 회원 의료 기관들 스스로 환자의 이익을 최우선으로 하여 환자 중심의 의료 서비스 환경을 조성하고 안전하면서도 수준 높은 의료 서비스를 제공하자는 취지에서 제작되었습니다. 따라서 이 가이드라인은 의료 기관이 준수하여야 할 최소한의 지침이기에 국내법에 규정된 조항 이외에는 어떠한 법적인 효력을 지니지 않음을 알려드립니다.

1. 의료 기관은 항상 환자의 최선의 이익을 위해 행동할 윤리적 의무와 직업적 책임을 가지며 국적 · 종교 · 인종 · 성적 편견으로 환자를 차별하지 않습니다.

2. 의료 기관은 유치 업자나 환자와 계약할 때에 '보건복지가족부에 외국인 환자 유치를 인가받은 등록된 기관'임을 알립니다.

3. 의료 기관은 유치 업자와 계약할 때에 '보건복지가족부에 외국인 환자 유치를 인가받은 등록된 유치기관'인지의 여부를 확인합니다.

4. 의료 기관은 홈페이지 등을 통하여 환자와 유치 업자가 열람할 수 있도록 의료 기관 인증, 임상 데이터 및 의사의 면허나 임상 경험에 대한 정보를 제공합니다.

5. 의료 기관은 환자에게 진료 절차 · 분쟁 해결 제도 · 개인 정보 보호 및 환자의 권리와 의무 등에 대하여 환자가 충분히 이해할 수 있도록 설명합니다.

6. 의료 기관은 환자의 개별 진료 행위에 대한 진료비 · 투약비 · 옵션 사항 및 예상 외의 추가 시술에 따른 추가 비용 등 총 예상 진료비를 환자에게 사전에 알립니다.

7. 의료 기관은 환자가 지참한 서류(비자, 진단서, 전원 의뢰서, 처방전, 보험 증서 등)들을 미리 검토하여 진료 행위가 원활하게 이루어질 수 있도록 준비합니다.

8. 의료 기관은 환자가 대한민국에 입국할 경우에 각종 전염병의 국내 유입을 예방하기 위하여 해당 사항이 있는지 확인하고 그 예방 조치(예: 대한민국 검역법 기준-예방접종 증명서 및 검역증 제출)를 하도록 유치 업자 및 환자에게 요구할 수 있습니다.

9. 의료 기관과 환자, 의료 기관과 유치 업자 사이의 계약과 관련하여, 계약의 체결 및 그 이행에 관한 모든 사항에 관하여 각 당사자는 (대한민국 민법 제2조) '신의 성실의 원

칙'에 입각하여 각자의 업무에 최선을 다합니다.

10. 의료 기관은 외국인 환자의 진료 상담 및 진료 행위를 도와줄 전담 코디네이터나 통역사를 배치합니다.

11. 의료 기관은 진단 및 치료 과정에 환자의 의사와 선택을 반영함으로써 환자의 인격과 자기결정권을 존중합니다.

12. 의료 기관은 직무상 알게 된 환자의 비밀을 법률에 특별한 규정이 있는 경우를 제외하고 치료의 목적 외에 누설하지 않습니다.

13. 환자와 의료 기관 사이에 의료 분쟁이 발생한 경우 양 당사자는 분쟁이 원만히 해결될 수 있도록 상호 협조를 하여야 하며, 의료 기관은 '한국보건산업진흥원(Medical Call Center)'에 사고의 접수 및 상담을 요청할 수 있습니다.

14. 의료 기관의 종사자들은 의료 분쟁에 대비한 관련 교육을 이수하여야 하며 분쟁 해결 매뉴얼을 숙지합니다.

15. 의료 기관은 의료 분쟁의 해결과 관련하여 배상 재원(손해 배상 보험 등)을 별도로 마련합니다.

16. 의료 기관은 환자에게 응급 상황이 발생할 경우를 대비하여 이에 대한 대응 체계 및 방법 등에 관하여 미리 환자에게 설명하고, 환자의 응급 상황 접수를 받은 경우 신속하게 대처합니다.

17. 의료 기관은 외국인 환자가 대한민국에서 치료를 마치고 본국으로 귀국할 경우에 환자에게 적절한 건강관리 방법에 대해서 조언합니다.

(2) 유치 업자 가이드라인

<u>유치 업자 가이드라인</u>

유치 업자 가이드라인은 환자의 이익을 최우선의 목표로 하며 건전한 유치 사업을 증진하고 안전한 의료 서비스를 제공하기 위한 목적에서 제작되었습니다. 따라서 이 가이드라인은 외국인 환자를 국내 의료 기관에 소개하는 경우에 유치 업자가 준수하여야 할 최소한의 지침이기에 국내법에 규정된 조항 이외에는 어떠한 법적인 효력을 지니지 않음을 알려드립니다.

1. 유치 업자는 언제나 환자의 최선의 이익을 위해 행동할 윤리적 의무와 직업적 책임을 가지며 국적·종교·인종·성적 편견으로 환자를 차별하지 않습니다.

2. 유치 업자는 의료 기관이나 환자와 계약할 때에 '보건복지가족부에 외국인 환자 유치를 인가받은 등록된 기관'임을 알립니다.

3. 유치 업자는 의료 기관과 계약할 때에 '보건복지가족부에 외국인 환자 유치를 인가받은 등록된 의료 기관'인지의 여부를 확인합니다.

4. 유치 업자는 의료 기관으로부터 의료 기관 인증, 임상 데이터 및 의사의 면허나 임상 경험에 대한 정보를 제공받아 환자에게 안내합니다.

5. 유치 업자는 환자가 진료를 받아야 할 의료 기관과 의료인이 정해지면 해당 의료 기관의 진료 절차·분쟁 해결 제도·개인 정보 보호 및 의료진의 전문성과 환자의 권리·의무 등에 대하여 충분히 이해한 후 환자에게 그 사실을 설명합니다.

6. 유치 업자는 의료 기관에 문의하여 환자의 개별 진료 행위에 대한 진료비·투약비·옵션 사항 및 예상 외의 추가 시술에 따른 추가 비용 등 총 예상 진료비를 환자에게 안내합니다.

7. 유치 업자는 원활한 진료 행위를 위해 환자가 대한민국에 입국할 때에 관련 서류(비자, 진단서, 전원 의뢰서, 국내 의료 기관의 예약 입증 자료, 보험 증서 등)들을 빠짐없이 준비할 수 있도록 확인합니다.

8. 유치 업자는 환자가 대한민국에 입국할 경우에 관련법에 의한 각종 전염병의 국내 유입을 예방하기 위하여 예방 접종을 하도록 안내하고 확인서(예: 대한민국 검역법 기준－예방 접종 증명서 및 검역증 제출)를 제출하도록 하며 그 사실을 해당 의료 기관 및 관계 기관에 알립니다.

9. 환자와 유치 업자, 의료 기관과 유치 업자 사이의 계약과 관련하여, 계약의 체결 및 그 이행에 관한 모든 사항에 관하여 각 당사자는 (대한민국 민법 제2조) '신의 성실의 원칙'에 입각하여 각자의 업무에 최선을 다합니다.

10. 유치 업자는 직무상 알게 된 환자의 비밀을 치료의 목적 외에 누설하지 않습니다.

11. 환자와 의료 기관 사이에 의료 분쟁이 발생한 경우 유치업자는 양 당사자 간의 분쟁이 원만히 해결될 수 있도록 협조를 하며, 환자를 대리하여 '한국보건산업진흥원(Medical Call Center)'에 사고의 접수 및 상담을 요청할 수 있습니다.

12. 유치 업자는 환자에게 응급 상황이 발생할 경우를 대비하여 해당 의료 기관의 대응 방법 및 적절한 대응책 등에 관하여 충분히 인지하고 이를 환자에게 설명하여야 하며 '한국보건산업진흥원(Medical Call Center)'에 도움을 요청할 수 있습니다.

13. 유치 업자는 외국인 환자가 대한민국에서 치료를 받고 본국으로 귀국한 후에 문제 제기를 한 경우 '한국보건산업진흥원(Medical Call Center)'에 그 사항에 관하여 보고합니다.

14. 유치 업자는 의료 행위의 전문성을 감안하여 외국인 환자의 상담 및 의료 기관 소개 업무를 담당하는 직원은 의료인 중에서 선발하도록 합니다.

(3) 외국인 환자를 위한 안내서

한국 의료를 이용하기 위한

환자 안내서

> 본 환자 가이드라인은 외국인이 대한민국 의료 기관을 이용할 때에 숙지하여야 할 기본적인 사항을 '한국국제의료서비스협의회(CKMP)' 회원 의료 기관에게 안내하기 위하여 제작되었습니다. 따라서 이 가이드라인은 외국인 환자가 대한민국 의료 기관에서 진료를 받는 경우에 환자 본인이 지녀야 할 권리와 의무에 대한 안내서일 뿐 국내법에 규정된 조항 이외에는 어떠한 법적인 효력을 지니지 않음을 알려드립니다.

1. 환자들의 해외 의료 서비스 이용은 환자 자신이 자발적으로 선택합니다.

2. 환자들은 해외 의료 서비스를 이용하기 전에 주치의 등과 상의를 할 필요가 있고, 귀국 후의 치료에 대하여도 충분히 검토가 되어야 합니다.

3. 환자들은 장시간 비행과 외부 활동이 시술 결과와 맞물려서 발생할 수 있는 잠재적인 위험에 관하여 충분히 인지한 후에 해외 의료 서비스 이용을 결정합니다.

4. 환자들은 해외 의료 서비스 이용에 앞서 자신의 권리가 무엇이고, 어떠한 의무 사항이 있는지를 확인합니다.

5. 환자들은 의료 기관 홈페이지 등에 게시된 의료 기관 인증, 임상 데이터 및 의사의 면허나 임상 경험 정보에 대하여 확인합니다.

6. 환자들은 의료 기관과 유치 업자로부터 개별 진료 행위에 대한 진료비 · 투약비 · 옵션 사항 및 예상 외의 추가 시술에 따른 추가 비용 등 총 예상 진료비에 대하여 미리 확인하도록 합니다.

7. 환자들은 해외 의료 서비스 이용에 필요한 서류(비자, 진단서, 전원 의뢰서, 처방전, 보험 증서 등)들을 미리 확인하여 진료 행위가 원활하게 이루어질 수 있도록 준비합니다.

8. 환자들은 국적 · 종교 · 인종 · 성적 편견으로 인한 차별을 받지 않을 권리가 있습니다.

9. 진단 및 치료 과정에 있어 환자 본인의 의사와 선택이 항상 최우선이며 환자의 인격과 자기결정권은 언제나 존중받을 권리가 있습니다.

10. 안전한 의료 서비스를 제공받기 위해서는 환자들은 대한민국 보건복지가족부로부터 외국인 환자 유치를 인가받은 등록된 의료 기관 및 유치 업자와 계약하는 것이 올바른 선택입니다.

※ '한국국제의료서비스협의회(CKMP)'에 가입된 의료 기관 추천

11. 환자들은 의료 기관 및 유치 업자로부터 진료 절차 · 분쟁 해결 제도 · 개인 정보 보호 및 환자의 권리와 의무 등에 대하여 자세한 안내를 받을 수 있습니다.

12. 환자와 의료 기관, 환자와 유치 업자 사이의 계약과 관련하여, 계약의 체결 및 그 이행에 관한 모든 사항에 관하여 각 당사자는 (대한민국 민법 제2조) '신의 성실의 원칙'에 입각하여 각자의 의무를 성실히 수행하여야 합니다.

13. 환자들은 진료를 받아야 할 의료 기관에 상담 및 진료 행위를 돕기 위한 전담 코디네이터나 통역사가 배치되어 있는지 확인합니다.

14. 환자들은 본인과 관련된 모든 진료 기록 정보(결과)와 의학적 사실 및 건강 상태에 관하여 충분히 알 권리가 있으며, 환자의 개인 정보는 본인이 명확히 동의하였거나 법적으로 명백히 허용될 경우에 한하여만 공개될 수 있습니다.

15. 환자와 의료 기관 사이에 의료 분쟁이 발생한 경우 양 당사자는 분쟁이 원만히 해결될 수 있도록 상호 협조를 하여야 하며, 환자들은 '한국보건산업진흥원(Medical Call Center)'에 사고의 접수 및 상담을 요청할 수 있습니다.

16. 환자들은 의료 기관이 의료 사고 배상 재원(손해 배상 보험 등)을 별도로 마련하고 있는지 확인합니다.

17. 환자들은 의료 기관 및 유치업 자로부터 응급 상황과 관련한 대응 체계와 적절한 대응 방법(의료 기관이나 Medical Call Center의 연락처 등)에 관하여 미리 자세한 안내를 받고 이를 숙지합니다.

18. 환자들은 대한민국에서 치료를 마치고 본국으로 귀국할 때에 자신의 적절한 건강 관리 방법에 관하여 의료인으로부터 조언을 들으십시오.

19. 환자들은 대한민국 의료 서비스의 이용 도중 또는 이용한 후 언제라도 소감 또는

의견(불만이나 개선 요구 사항 또는 장점 등)을 'Medical Call Center'에 밝힐 수 있습니다.

4) 외국인 환자와 의료 기관과의 진료 계약서 양식

의료 분쟁을 예방하기 위해서는 외국인 환자와 의료 기관은 반드시 진료 계약서를 작성할 것을 권하고 싶다. 현재까지 대부분의 의료 기관에서는 환자와 계약할 때에 따로 진료 계약서를 작성하지 않고 필요한 경우에 한정하여 입원 동의서나 수술 동의서 등만 작성하였었다. 그러나 보다 정확한 사실 관계의 증명과 각 당사자의 책임과 권리 등의 확정, 분쟁 발생 시 해결 절차, 준거법 및 재판관할권 등을 진료 계약서에 기재하여 문서화하는 것이 현명할 것이다.

현재 외국인 환자의 의료 분쟁 해결과 관련하여 보건복지가족부는 새로운 '의료 분쟁 조정 및 중재법'이 제정되기 전까지는 의료법 제70조의 '의료심사조정위원회'의 '중재'를 통한 해결을 적극 권고하고 있다. 따라서 진료 계약서에 이러한 내용이 반드시 기재되어야만 양 당사자 간에 '중재'를 통한 분쟁 해결을 할 수 있다.

이에 다음과 같은 진료 계약서 양식을 제시한다.

MEDICAL CONTRACT FORM

※ 개별 의료 기관에서 진료 계약서를 작성할 경우에, 진료 계약서와 관련된 분쟁을 예방하기 위해서는 반드시 전문가의 자문을 받아야 합니다. 위 양식은 하나의 샘플이므로 법적인 효력은 없습니다.

Patient Name			
Date of Birth		Nationality	
Passport Number		Passport Expiration Date	
Home Address			
Contact Number			

1. The above signed person (the patient) agrees to abide by all rules and regulations provided by the hospital, to adapt to the reasonable guidance of doctors or nurses (or other hospital staff) and to follow the decision of discharge according to the doctor's judgment.

2. If in the process of medical treatment doctors in charge find an error with the preliminary diagnosis provided to the hospital by the patient or come to a conclusion of the necessity of additional treatment, the program of treatment may be altered. This in turn may lead to additional expenses on the part of the patient.

3. The patient and his/her guardian have a right to request for the alteration of the treatment program and/or the change of the doctor in charge.

4. The patient must reimburse the hospital for all lost or damaged hospital property, equipment, or personnel.

5. The patient must agree to pay all hospital bills before discharge unless other mutually agreed arrangements have been made in advance. If the patient cannot pay for his/her total expense on time for any reason, then the patient's respective

guarantor will be responsible for compensating any outstanding bill.

6. The hospital does not take any legal responsibility or obligation concerning all problems which may occur during or after medical process including operation, with the exception of a manifest error of hospital.

7. If a legal dispute occurs, the hospital and the patient will first try to come to a mutual agreement individually. In the case of disputes unable to be settled, both parties will have to abide by the arbitration of the MJAC (the Medical Judgment Arbitration Committee) which has been established in Article 70 of the Korean Medical law.

8. Any and all legal hearings will only be tried under the jurisdiction of Korean law.

Date ____________________

Patient Name and Signature ____________________

Hospital Director's Signature ____________________

PAYMENT GUARANTOR

<table>
<tr><td>Name</td><td colspan="3">(sign)</td><td>Nationality</td><td colspan="2"></td></tr>
<tr><td>Residence Number</td><td colspan="3"></td><td>Relationship to Patient</td><td colspan="2"></td></tr>
<tr><td rowspan="2">Home Address</td><td colspan="3" rowspan="2"></td><td>Company Title</td><td colspan="2"></td></tr>
<tr><td>Company Address</td><td colspan="2"></td></tr>
<tr><td>Tel</td><td>Mobile</td><td></td><td>Home</td><td></td><td>Office</td><td></td></tr>
<tr><td>E-Mail</td><td colspan="6"></td></tr>
</table>

5) 외국인 환자의 리스크 관리[45)]

외국인 환자의 의료 행위가 가지고 있는 특수성 때문에 외국인 환자에 대한 입국 절차부터 진료 후 사후 관리까지의 세심한 점검 및 관리가 필요(환자의 국적별 관리가 필요한 사항 사전 체크 필수)하다. 또한 외국인 환자와의 의료 분쟁 발생은 국가 간의 신뢰 문제와도 직결되기 때문에 진료 시 발생할 수 있는 분쟁 요소를 사전에 예방할 수 있는 방안 또한 마련되어야 한다. 이는 의료 서비스의 국제화 시대에 국제 병원으로서 경쟁력 확보를 위한 필수 요소이므로 사전 예방 및 사후 대책 리스크 관리(매뉴얼)를 통해 국내 신뢰도 및 국가 경쟁력을 강화하는 데에 매우 중요하다.

이에 각 부서별로 리스크 관리를 어떻게 해야 하는지 살펴보도록 하겠다.

(1) 각 부서별 리스크 관리 시스템 확립

① 의사: 의료 전달 체계 확립

가장 기본적으로 의료법상 및 사법상 의무 이행 내용을 증명할 수 있도록 환자 진료 시스템(예: OCS), 서면 증명 자료(양식)를 정비하고, 응급 상황 시 전달 체계를 확립한다(예: 환자 특이 사항 간호사/진료 지원/행정실과 사전 공유).

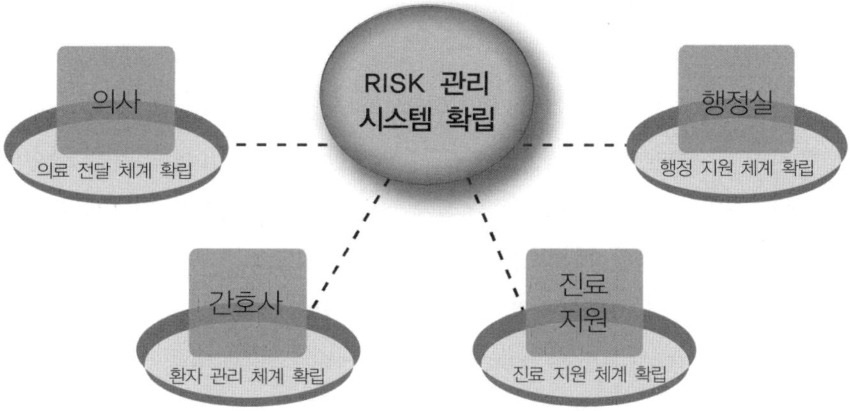

[그림 II-6] 리스크 관리 시스템 체계

45) 한국보건산업진흥원, 2008, 「외국인환자의 의료분쟁 예방 및 해결방안」.

② 간호사: 환자 관리 체계 확립

환자 사고 예방을 위해 환자 관리 체크리스트를 마련하여 항상 점검하고 업무 내용을 간호 차트에 상세히 기록해 두며(분쟁 발생 시 서면 증명으로 용이), 응급 상황 발생 시를 대비한 간호부 내 보고 체계를 확립해 둔다.

③ 진료 지원: 진료 지원 체계 확립

응급 상황 발생 시 진료 지원부에서 가장 중요한 것은 비상 연락을 받고 신속히 본인의 자리에 복귀하는 것이다. 환자의 상태를 정확하게 검토할 수 있도록 의사의 오더에 따라 검진을 신속히 하고 결과를 피드백해 주어야 한다.

④ 행정실: 행정 지원 체계 확립

응급 상황 발생 시 의사, 간호사, 진료 지원부에서 각자 역할에만 충실할 수 있도록 행정 지원의 역할이 매우 중요하다. 응급 상황 접수 후 환자 보호자에게 연락하는 문제, 환자 이송 문제, 보호자 대응 문제 등을 행정실에서 처리해야 하고, 경찰·보건소·언론인 등의 조사 요구에 대해서도 행정실에서 가장 먼저 대응한 후 상황에 따라 의사, 간호사 등 관련자 인터뷰를 할 수 있도록 연결해야 하며, 원무/행정/보험 심사 등 각 팀별 업무 혼란이 발생하지 않도록 책임 범위와 역할 분장을 미리 확립해 두어야 한다.

(2) 리스크 특성별 보고 체계 정비

정책은 수립 후 실행하는 것이 가장 관건인데, 아무리 전략을 잘 수립했다 하더라도 문제는 발생할 수밖에 없다. 따라서 실제 사고가 발생할 때를 대비하여, 문제 상황이 발생할 경우 어떻게 대처할 것인지, 보고는 어떻게 하고, 어떤 부서에서 어떻게 대처할 것인지 사례별 대처 요령에 대한 체계 정비를 할 필요가 있다.

먼저 위기 상황별 특성을 조사하여 관리 레벨을 정한다.

예를 들어 High, Middle, Low로 구분하여 High 레벨은 병원 내 최우선 관리 요인으로 병원장 직속 보고를 원칙으로 하고, Middle 및 Low 레벨은 각 부서 내 조치가 가능한 사안으로 구분한다.

〈표 II-7〉 리스크 레벨별 특성 및 보고 체계 관리표 사례

리스크명	관리 레벨	주요 위협 요인	리스크 특성			주요 영향						보고 체계						
			발생가능성	예측가능성	영향기간	인명손실	재무손실	중요자원손상	업무기능중단	장소접근불가	언론영향	야간보안담당	리스크담당	부서팀장	담당주치의	간호부장	행정실장	병원장
야간 환자 사망	High	오진, 수술 중 예기치 못한 응급 상황	2	N	1M	5	5	4	4	3	5	○	○	○	○	○	○	○
고발성 언론 보도	High	몰래카메라, 결과 분석 전 언론 보도 등 예상치 못한 상황	3	N	1M 이상	1	4	1	1	1	5		○	○	○	○	○	○

〈표 II-8〉 리스크 관리 레벨표 사례

구분	표시	내용	비고
발생 확률	1	희박	주요 영향 분야에 따라 인명 손실, 재무 손실, 중요 자원 손상, 업무 기능 중단, 시스템 사용 불가, 사업장 접근 불가, 언론 영향으로 분류하고 발생 확률을 표기함
	2	가능성 낮음	
	3	중간	
	4	가능성 높음	
	5	매우 높음	
예측 가능성	Y	예측 가능	조금이라도 예측이 가능한 경우
	N	예측 불가	전혀 예상하지 못할 경우
영향 기간	1D	1일	리스크 상황이 발생하여 종료될 때까지 우리 회사에 미치는 영향 기간을 의미함. 이외 '잠시', '지연'은 별도 표기할 수도 있음
	1W	1주	
	1M	1개월	
	1M 이상	1개월 이상	
위기 등급 (보고 단계)	H	위기	위기 단계별 어느 선까지 보고해야 하는지를 표기
	M	비상	
	L	경고	

리스크 관리에 대한 역할 분담과 보고 체계가 확립이 되었다면 구체적으로 실제적인 업무 프로세스에서 어떠한 부분을 체크하여야 하는지 확인하여야 한다. 이에 체크리스트를 제시한다.

(3) 의료 기관 체크리스트

진행 일정	예상 위험 요인	리스크 예방을 위한 체크 사항
① **최초 상담**	에이전시와 분쟁	□ 에이전시를 통해 환자 진료를 요청받게 되는 경우 환자 국적에 따라 사전 체크 사항을 확인한다. □ 사전 체크 사항 - 환자의 국적, 성별, 나이, 병력, 재정 상황 등 체크 - 입국 비자 필요 시 비자 유형은 확인하였는가 - 현재 진료 현황 자료는 확인하였는가 (환자 국적 병원의 진단서) - 환자 진료 설계 범위는 확정하였는가 (진료 요청 기간, 진료 범위, 지병 여부에 따른 추가 진료 사항, 진료 기간 재조정 등) - 환자가 가입한 보험의 범위는 확인하였는가 (안전사고 발생 시 책임 범위 확인) - 입국에 필요한 준비 사항은 충분히 설명하였는가 - 병원 이용 승인서(첨부) 항목을 미리 설명하고, 상호 요청 사항을 반영하였는가 - 예상치 못한 추가 병력 발견 시 진료 기간 연장 및 상호 조정 사항에 대해 확인하였는가 - 만일의 사고 발생 시 상호 책임 범위 및 분쟁 해결 방안에 대해 협의하여 계약서에 반영하였는가
	통역 오류로 인한 환자 연결 안 됨	□ 환자가 직접 병원으로 전화 연락이 온 경우 - 환자 국적별 통역 가능한 코디네이터가 있는가 - 코디네이터의 통역 내용은 상담 일지에 작성하였는가 - (여러 차례 전화를 하게 됨으로) 환자에게 코디 연락처를 정확하게 전달하였는가 - 상호 연락처가 변경되었을 경우 올바르게 수정 후 변경 사항을 교류하였는가 - 환자 상담 시 안내 매뉴얼은 구비되어 있는가 (영어, 일본어, 중국어 등 최소 3개 언어 정비 필요)

<table>
<tr><td rowspan="3">②
상담 내용
분석
및 비용 산출</td><td>상담 내용
분석 오류</td><td>- 상담 내용에 대해 해당 진료과장, 원무, 보험 심사 등 관련 부서와 함께 논의 후 분석하여 진료 프로세스를 설계하였는가
- 알레르기 유무, 식사 주의 사항 등 환자 특이 사항을 올바르게 체크하였는가
- 과거 병력은 상세히 체크하였는가
- 현재 복용 중인 약물은 체크하였는가</td></tr>
<tr><td>비용 산출
오류</td><td>- 세부 진료 내용별 검사 항목, 투약 여부(양약/한약), 옵션 사항 등 환자의 요청 사항을 올바르게 반영하여 전체 치료 비용을 산출하였는가
- 예상 진료 비용을 에이전시 및 환자에게 미리 설명하였는가 (환자 개인 부담이 될 경우 준비가 필요)</td></tr>
<tr><td>체류 자격 및
비자 기간
체크 오류</td><td>- 비자가 필요한 국적을 가진 환자의 경우 비자 발급 및 기간은 체크하였는가
- 만료 7일 전일 경우 담당 의사 소견서 및 체류 연장 신고서는 제출하였는가
- 체류 자격에 따라 조치 계획을 수립하였는가</td></tr>
<tr><td rowspan="2">③
예약</td><td>진료 설계
오류</td><td>- 진료 설계(진료 범위, 절차, 기간, 비용 산정 포함) 완료 후 예약 확인서를 발급하였는가</td></tr>
<tr><td>대사관과의
분쟁</td><td>- 입국 비자를 위해 대사관에서 요청한 사전 필요 서류를 확인하였는가
- 대사관 요청 서류를 충족하여 제출하였는가</td></tr>
<tr><td>④
입국</td><td>진료 불가</td><td>ㅁ 체류 기간 만료 등 대사관과 사전 체크 미비로 인해 진료가 불가한 경우 발생

※ 대사관 담당자와 다음 사항을 체크하였는가
- 필요 서류: 현지 의사 진단서, 병원 예약 확인서, 지불 능력 확인서(재직증명서, 은행 잔고확인서, 기타 재산증명원)
- 입국 비자 종류
- 치료 연장이 필요한 경우 주치의 소견서
- 만료 7일 전인 경우 담당 의사 소견서와 체류 신고서</td></tr>
<tr><td>⑤
교통 편의
제공</td><td>안전사고
발생</td><td>- 환자 입국, 출국 시 교통 편의 제공이 옵션 사항인가
- 공항 픽업은 누가 할 것인가 (업체 위탁 여부 결정)
- 업체 위탁할 경우 계약 체결은 적정한가
- 안전사고 예방을 위한 주의 사항은 충분히 설명하고 계약 체결 시 반영하였는가
- 사고 보험의 외국인 보장 여부는 확인하였는가</td></tr>
</table>

		- 만일 사고 발생 시 보고 체계 및 대응 조치는 수립되어 있는가
⑥ **도착 및 접수**	진행 오류에 따른 만족도 하락	- 환자 국적에 맞는 코디네이터가 배정되었는가 - 예약된 진료 설계에 따라 진행되었는가 - 만일 예약된 담당 주치의가 진료할 수 없는 상황이 발생한 경우 조치 계획은 수립되어 있는가 - 변경 사항에 대해 환자에게 충분히 설명하고 동의를 얻었는가 - 변동 사항은 코디네이터 상담 일지 및 진료 차트에 기록되었는가
⑦ **진료, 입원, 검사**	통역 오류에 따른 진료 오류	- 환자 진료 상황에 맞는 주치의가 배정되었는가 - 진료 행위 설명 시 코디네이터가 항상 배정되었으며 올바르게 통역되었는가 - 진료 전 환자 과거 병력에 대한 모든 사항이 문진되었는가 - 검사, 시술, 수술 및 투약 전, 중, 후에 주의 사항이 환자에게 충분히 설명되었으며, 환자가 이해하고 있는가 - 검사, 시술 및 수술 동의서를 모두 받았는가 - 환자에게 모든 치료 계획에 대해 설명하였으며, 환자가 이를 올바르게 이해하고 있는가 - 진료 과정상 예상 위험 요인에 대해 환자가 올바르게 이해할 수 있도록 통역되었는가 - 입원 서약서는 올바르게 통역 후 서명받았는가 - 병원 생활 안내 및 주의 사항에 대해 충분한 설명을 하였으며, 환자가 이를 올바르게 이해하고 있는가
	비용 정산 오류	- 진료 중간 정산이 필요한 경우 미리 체크하였는가 (3~4일 간격으로 중간 진료비를 공지하고, 7일 간격으로 중간 수납을 하면 효율적임)
⑧ **퇴원 및 사후 관리**	퇴원 서류 발급 지연	- 환자 국적별 퇴원시 필요 서류를 미리 체크하였는가 (진단서, 영수증 공통) - 해당 필요 서류는 환자 국적에 필요한 언어로 번역되었는가 - 진단서 발급 시 필요한 기간 및 비용은 환자에게 사전 올바르게 공지하고 발급되었는가 ※ 한방약의 경우 미리 조제하여 환자 귀국 시 수령할 수 있도록 조치하였는가
	주의 사항 통역 오류	- 수술 환자의 경우 귀국 후 음식물 섭취, 운동량 등 주의 사항은 올바르게 전달하였는가 (통역 시 녹음해 두면 사후 분쟁 시 증명 용이) - 특히 복용약의 주의 사항은 올바르게 전달하였는가 - 최초 진료 설계와 달리 추가 시술/수술을 한 경우 변동된 진

		료 내용이 담긴 서류(진단서)를 올바르게 전달하였는가 - 에이전시와 보험사에 변동 사항을 올바르게 전달하고 요청하는 서류를 원활히 제출하였는가

(4) 유치 업자 체크리스트

내 용	YES	NO	비고
환자의 국적, 성별, 나이, 병력, 재정 상황(지불 능력 확인서-재직증명서, 은행 잔고확인서, 기타 재산증명원 등) 체크			
입국 비자 필요시 비자 유형 및 잔여 기간 확인			
현재 진료 현황 자료의 확인(환자 국적 병원의 진단서 및 처방전 등)			
CKMP의 의료 기관처럼 외국인 환자를 치료할 수 있는 준비(해당 언어별 통역이나 코디네이터 지원 여부)가 되어 있는지 확인			
환자 진료 설계 범위의 확정(진료 요청 기간, 진료 범위, 지병 여부에 따른 추가 진료 사항, 진료 기간 재조정 등) 및 예약			
환자의 특이 사항(알레르기 유무, 종교 및 식사에 관한 주의 사항, 과거 병력, 현재 복용 중인 약물, 습관, 국적별 주의 사항 등)에 관하여 의료 기관에 고지			
전염병이 있는 경우 예방 접종 및 관련 서류 준비			
환자가 가입한 보험 범위의 확인 및 가입(안전사고 발생 시 책임 범위 확인)			
입국에 필요한 준비 사항의 충분한 설명 및 서류 준비(대사관 요구 서류 등)			
병원 이용 승인서(및 동의서 등) 항목을 미리 설명하고, 상호 요청 사항을 반영			
환자 입국·출국 시 교통 편의 제공의 주체 및 안전사고 대처 방안			
예상치 못한 추가 병력 발견 시 진료 기간 연장 및 상호 조정 사항 확인			
예약된 담당 주치의가 진료할 수 없는 상황이 발생한 경우에 대비한 대책 여부 확인			
의료 사고 외의 사고 발생 시 상호 책임 범위 및 분쟁 해결 방안에 대한 협의 및 계약서 반영			
의료 사고 발생 시 분쟁 해결 방안 및 대책에 대한 설명			
응급 상황 발생 시 대응 방안 및 절차에 대한 설명			
최초 진료 설계와 달리 추가 시술/수술을 한 경우 그 내용에 대한 충분한 설명과 환자의 동의가 있었는지의 여부 및 변동된 진료 내용의 문서화			

4. 외국인 환자 의료 분쟁 해결 방안

1) 사법적 해결(소송의 방법)[46]

의료 분쟁의 해결은 크게 '소송의 방법'과 '소송 외적인 방법' 두 가지로 나누어서 생각해 볼 수 있다. 여기에서는 외국인 환자의 의료 분쟁을 '소송의 방법'으로 해결하고자 할 경우에 발생할 수 있는 여러 쟁점 사항들을 검토해 보고자 한다.

계약에 있어 양 당사자의 주소가 서로 다른 국가에 있는 경우 및 계약의 체결이나 이행지가 외국인 경우 또는 계약의 관련 여부를 떠나 불법 행위가 발생한 곳이 외국인 경우처럼 어떠한 사건에 외국적 요소를 갖는 사건을 '섭외 사건'이라고 한다.[47] 외국인 환자의 국내 의료 서비스 과정에서 생긴 의료 사고 역시 양 당사자인 의료 기관과 외국인 환자의 주소가 서로 다른 국가에 있기 때문에 '섭외 사건'에 해당한다. 이러한 섭외 사건에서는 그의 사법적 해결과 관련하여, 의료 기관과 환자 측 어느 나라의 법원이 재판권을 갖는지(재판 관할권 문제), 어느 나라의 법률을 적용하여 재판할 것인지(준거법 문제), 외국인 환자가 자국에서 우리나라 의료 기관을 피고로 지정하여 소를 제기할 수 있는지 등이 주로 문제가 된다.

(1) 재판 관할권

섭외 사건의 재판 관할권과 관련하여 국제 재판 관할에 관한 원칙을 정하는 법률인 '국제사법'에 의하면 제2조 제1항은 "법원은 당사자 또는 분쟁이 된 사안이 대한민국과 실질적 관련이 있는 경우에 국제 재판 관할권을 가진다"고 규정하고 있으며, 제2항에서는 "법원은 국내법의 관할 규정을 참작하여 국제 재판 관할권의 유무를 판단한다"고 규정하고 있다. 따라서 우리나라 의료 기관에서 외국인 환자의 의료 분쟁이 발생한 경우에 그 실질적 관련성이 우리나라에 있다고 한다면 당연히 우리나라 법원이 재판 관할권을 갖는다고 할 수 있다. 실질적 관련이 있는지에 대한 판단 기준을 민사소송법 제2조 이하의 토지 관할에 관한 규정들[48]과 불법 행위에 대한 재판 관할권 규정[49] 등에서 찾는다면, 피고인

46) 이경환 · 김만오 · 김균민, 「의료서비스의 국제화와 법적 분쟁」, 한국의료법학회 2009년 춘계학술대회, pp.50~70 요약 정리.
47) 석광현, 2001, 『국제사법과 국제소송』, 박영사, p.7.
48) 민사소송법 제2조 "소는 피고의 보통재판적이 있는 곳의 법원으로 한다."

의료 기관의 주소지가 우리나라이고 의료 사고가 발생한 곳(불법 행위지) 또한 우리나라이므로 외국인 환자의 의료 분쟁은 대한민국과 매우 실질적인 관련을 맺고 있다고 할 수 있겠다. 결국 외국인 환자의 의료 분쟁에 대한 재판권은 대한민국 법원에 있다고 할 수 있다.

(2) 준거법

재판 관할권이 정해지면 그 다음으로 재판에 적용할 법을 정해야 하는데 이것이 바로 준거법에 관한 문제이다. 의료 계약을 맺을 때에 준거법에 관하여 규정하였다면 그 법이 적용[50]된다. 그러나 사전에 그러한 합의가 없었다 하더라도 대한민국 영토 내에서 의료 서비스가 행하여진 이상 국제사법 제26조 제1항, 제2항 제3호[51] 및 제32조,[52] 제33조[53]에 의하여 우리나라 법률이 당해 의료 분쟁에 적용되는 준거법이 될 수 있다.

(3) 외국 법원의 재판권

채무 불이행 또는 불법 행위에 의한 손해 배상 소송에서 채무자인 의료 기관은 지참채무원칙상 외국인 환자의 주소지에서 채무를 이행하여야[54] 한다. 민사소송법 제8조에 의

제3조 "사람의 보통재판적은 그의 주소에 따라 정한다."
제5조 제1항 "법인, 그 밖의 사단 또는 재단의 보통재판적은 이들의 주된 사무소 또는 영업소가 있는 곳에 따라 정하고, 사무소와 영업소가 없는 경우에는 주된 업무 담당자의 주소에 따라 정한다."

49) 국제사법 제32조 제1항 "불법 행위는 그 행위가 행하여진 곳의 법에 의한다."

50) 제25조(당사자 자치)
① 계약은 당사자가 명시적 또는 묵시적으로 선택한 법에 의한다. 다만, 묵시적인 선택은 계약 내용 그 밖에 모든 사정으로부터 합리적으로 인정할 수 있는 경우에 한한다.

51) 제26조(준거법 결정 시의 객관적 연결)
① 당사자가 준거법을 선택하지 아니한 경우에 계약은 그 계약과 가장 밀접한 관련이 있는 국가의 법에 의한다.
② 당사자가 계약에 따라 다음 각 호 중 어느 하나에 해당하는 이행을 행하여야 하는 경우에는 계약 체결 당시 그의 상거소가 있는 국가의 법(당사자가 법인 또는 단체인 경우에는 주된 사무소가 있는 국가의 법)이 가장 밀접한 관련이 있는 것으로 추정한다. 다만, 계약이 당사자의 직업 또는 영업 활동으로 체결된 경우에는 당사자의 영업소가 있는 국가의 법이 가장 밀접한 관련이 있는 것으로 추정한다.
3. 위임·도급 계약 및 이와 유사한 용역제공 계약의 경우에는 용역의 이행

52) 제32조(불법 행위)
① 불법 행위는 그 행위가 행하여진 곳의 법에 의한다.

53) 제33조(준거법에 관한 사후적 합의) 당사자는 제30조 내지 제32조의 규정에 불구하고 사무관리·부당이득·불법행위가 발생한 후 합의에 의하여 대한민국 법을 그 준거법으로 선택할 수 있다. 다만, 그로 인하여 제3자의 권리에 영향을 미치지 아니한다.

54) 민법 제467조(변제의 장소)

하면 재산권에 관한 소를 의무 이행지(즉, 채권자인 외국인 환자의 주소지)의 법원에 제기할 수 있으므로, 국제사법 제2조에 의하여 외국 법원의 재판권을 부정할 수는 없는데[55] 의료 기관이 외국 법원에 제소당하는 위험을 전적으로 배제하기는 힘들다는 점에 문제가 있다. 만약 의료 기관이 외국 법원에 의료 사고로 제소당하면 통상 우리나라보다 손해 배상의 액수가 큰 미국의 경우 엄청난 액수의 손해 배상금 및 소송 비용을 떠안게 될 위험이 있다. 또한 외국 법원에서의 판결을 기초로 대한민국 내의 재산이 아니라 의료 기관이 보유하는 외국 현지의 재산에 대하여는 바로 강제 집행이 가능하다는 점도 의료 기관에는 불리하게 작용한다.

(4) 외국 법원 판결의 효력과 우리나라에서의 집행

이처럼 외국인 환자의 자국 법원이 의료 사고에 대한 재판권을 가지고, 그 외국인 환자가 자국 법원에 우리나라 의료 기관을 상대로 소를 제기하여 그 법원이 의료 기관에 대하여 외국인 환자에게 손해 배상을 명하는 판결을 내린 경우, 외국 법원에 의하여 선고된 판결이 우리나라에서 유효하게 승인될 수 있는지, 그 판결을 가지고 의료 기관에 강제집행을 할 수 있는지가 문제된다.

이에 관하여 민사집행법 제26조 제1항은 "외국 법원의 판결에 기초한 강제 집행은 대한민국 법원에서 집행 판결로 그 적법함을 선고하여야 할 수 있다"고 규정하고 있고, 같은 법 제27조 제1항은 "집행 판결은 재판의 옳고 그름을 조사하지 아니하고 하여야 한다"고 규정하고 있다. 따라서 원칙적으로 우리나라 법원에서 집행 판결을 받으면 외국 법원이 선고한 판결을 기초로 강제 집행을 할 수 있다.

또한 민사소송법 제217조[56]에서 '외국 판결의 효력'과 관련하여 우리나라에서 승인되기

---

① 채무의 성질 또는 당사자의 의사표시로 변제 장소를 정하지 아니한 때에는 특정물의 인도는 채권 성립 당시에 그 물건이 있던 장소에서 하여야 한다.
② 전항의 경우에 특정물 인도 이외의 채무 변제는 채권자의 현주소에서 하여야 한다. 그러나 영업에 관한 채무의 변제는 채권자의 현영업소에서 하여야 한다.

55) 실질적 관련성을 '의무 이행지'로 본다면 외국 법원의 재판 관할권을 인정할 수밖에 없다.

56) 제217조(외국 판결의 효력) 외국 법원의 확정 판결은 다음 각 호의 요건을 모두 갖추어야 효력이 인정된다.
1. 대한민국의 법령 또는 조약에 따른 국제재판관할의 원칙상 그 외국 법원의 국제재판관할권이 인정될 것
2. 패소한 피고가 소장 또는 이에 준하는 서면 및 기일 통지서나 명령을 적법한 방식에 따라 방어에 필요한 시간여유를 두고 송달받았거나(공시송달이나 이와 비슷한 송달에 의한 경우를 제외한다) 송달받지 아니하였더라도 소송에 응하였을 것.
3. 그 판결의 효력을 인정하는 것이 대한민국의 선량한 풍속이나 그 밖의 사회질서에 어긋나지 아니할 것.
4. 상호보증이 있을 것.

위한 요건을 구체적으로 적시하고 있다. 즉, 이 법률에 의한 요건을 갖춘 외국 법원의 판결은 우리나라 법원 판결과 동일한 효력을 가지므로, 그 판결을 기초로 우리나라 법원에서 집행 판결을 받으면 민사집행법 제26조, 제27조에 의하여 의료 기관에 강제 집행을 할 수 있을 것이다. 대법원은 "외국 판결이 우리 실정에서 인정될 수 있는 금액보다 고액의 손해 배상을 명하는 판결을 하였더라도, 그것만으로는 당연히 외국 판결의 집행이 우리 공서 양속에 위반된다고 할 수 없다"고 판시[57]하였다.[58] 다만 우리 민법상 손해 배상액은 피해자가 입은 손해를 전보하는 데 그치므로, 외국 판결 중 위에서 언급한 바 있는 '징벌적 손해 배상' 부분은 민사소송법 제217조 제3호에 의하여 효력이 인정될 수 있는지는 다툼의 여지가 있는데, 우리 판례는 '징벌적 배상 제도'에 대하여 다음과 같이 판결을 내렸다.

〈서울 동부지방법원 1995. 2. 10. 93가합19069〉

"징벌 배상이란 가해자에게 특히 고의 주관적인 악사정이 징벌과 동종 행위의 억지를 주목적으로 하여 과해지는 손해 배상으로서 Common law상 인정되고 있는 구제 방법의 일종, 이는 불법행위의 효과로서 손해의 전보만을 인정하는 우리의 민사법 체계에서 인정되지 아니하는 형벌적 성질을 갖는 배상 형태로서 우리나라의 실체적 공서에 반할 수 있다."

(5) 전속적 관할 합의와 한계

위에서 살핀 바와 같이 의료 기관이 외국 법원에 제소당하면 소송 비용이나 손해 배상액수가 국내 법원에서보다 훨씬 커질 위험이 있다. 따라서 의료 기관으로서는 의료 서비스를 제공하기 전에 외국인 환자와 해당 의료 서비스에 대한 계약을 체결할 때 관할 합의에 관한 조항[59]을 두는 것이 좋다. 관할 합의란 당사자의 합의에 의하여 생기게 되는 관할을 말하며, 관할 합의에는 법정 관할 외에 1개 또는 수개의 법원을 부가하는 '부가적 합의'와 특정의 법원에만 관할권을 인정하고 그 밖의 법원의 관할을 배제하는 '전속적 합의'

57) 대법원 1997. 9. 9. 선고 96다47517 판결.

58) 그러나 이 판례는 원고가 처음부터 한국에 있는 피고를 상대로 소송을 제기한 것이 아니라 미국에 거주하는 피고에게 소장 및 소환장을 송달하였으나 피고가 특별한 사정없이 응소하지 않고 한국으로 귀국한 사안이므로 실제 우리나라에서 발생할 수 있는 '외국인 환자의 의료 분쟁' 사안과 직접적인 비교는 힘들어 보인다.

59) 계약서 샘플 양식 참조.

의 두 가지가 있다.[60]

관할 합의는 당사자 사이에 계약을 할 때 약관에 미리 "의료 기관과 환자 사이에 분쟁이 발생한 경우 의료 기관 소재지 지방법원만을 제1심 관할 법원으로 한다"와 같은 조항을 넣는 모습으로 나타난다. 이와 같은 관할 합의는 의료 기관 소재지 지방법원만을 관할 법원으로 지정하는 것이므로 '전속적 관할 합의'인데, 우리나라 재판권을 전적으로 배제하고 외국 법원을 배타적으로 관할 법원으로 하는 전속적 관할 합의가 아니므로 유효한 것으로 인정된다.

그러나 당사자가 우리나라 법원을 전속 관할로 합의하였다 하더라도 외국인 환자의 자국 법률상 자국인 보호를 위하여 대한민국 법원에의 전속적 관할 합의의 효력을 인정하지 않고 자국 법원 역시 관할권을 갖는다고 보아 소송을 한국 법원으로 이송을 거부하고 재판하게 될 가능성도 배제할 수 없다.[61]

2) 비사법적 해결(소송 외적 방법)

'외국인 환자의 의료 분쟁' 같은 섭외 사건의 분쟁 해결을 '소송의 방법'으로 한다면 의료 기관이나 환자의 입장에서 보았을 때에 현실적으로 많은 어려움이 있다. 즉, 외국인 환자의 입장에서는 제도적 · 문화적 시스템이 다른 타국에서의 재판이 결코 유리할 수 없고 분쟁 해결에 투입되는 시간적 비용 및 경제적 비용 또한 만만치 않다는 부담감을 가질 것이다. 결국 분쟁 해결의 방법으로 의료 기관 측의 법 적용만을 강요한다면 의료 계약이 성사되지 않을 가능성이 크다. 또한 의료 기관 측에서도 외국인 환자를 전혀 배려하지 않는 무조건적인 국내법 적용만을 고수한다면, 유연한 의료 분쟁 해결 제도를 가진 다른 경쟁국들에게 그 시장을 빼앗길 가능성 또한 배제할 수 없다. 따라서 이번 장에서는 의료 공급자인 우리나라의 의료 기관과 의료 소비자인 외국인 환자의 입장에서 양쪽의 니즈를 모두 만족시킬 수 있는 공정함과 신속함을 두루 갖춘 합리적인 분쟁 해결 제도가 어떠한

---

60) 이시윤, 2008, 『신민사소송법』 제4판, 박영사, p.95.

61) 이경환 · 김만오 · 김균민, 앞의 논문(주 46), p. 62에서 저자들은 이러한 경우에는 위와 같은 전속적 관할 합의의 효력은 부정될 수밖에 없는 한계에 봉착하게 되고, 의료 기관으로서는 외국 법원에의 응소와 거액의 손해배상금 등의 부담이 따르게 될 것이라고 하였는데, 보다 더 깊은 연구가 필요하겠지만 당사자 간의 계약은 사적 자치의 원칙에 따라 계약 내용이 그대로 이행되어야 하는 것이 원칙이다[국제사법 제25조(당사자 자치) ① 계약은 당사자가 명시적 또는 묵시적으로 선택한 법에 의한다. 다만, 묵시적인 선택은 계약 내용 그 밖에 모든 사정으로부터 합리적으로 인정할 수 있는 경우에 한한다]. 따라서 만약 위의 경우처럼 전속관할에 대한 계약 사항을 위반하였다면 이것은 의료 분쟁과 성격을 달리하는 계약상 채무불이행의 문제를 낳게 되고 이것을 근거로 외국의 법원에 응소하지 않을 명분을 쌓을 수 있을 것이다.

것인지 알아보고, 그 이유는 무엇인지에 대하여 논리적으로 고찰해 보고자 한다.

(1) 대체적 분쟁 해결 제도(Alternative Dispute Resolution)

일단 의료 분쟁이 발생하면 당사자 간의 합의가 제일 중요하다. 그러나 이 합의가 이루어지지 않는다면 그 다음으로 '사법적 방법'으로 분쟁을 해결할 것인지, '비사법적 방법'으로 해결할 것인지를 결정해야 한다.

'소송'과 같은 사법적 방법은 상대방의 의사나 태도에 관계없이 국가 권력에 의하여 이루어지는 강제적 해결 방식이지만, '화해 · 조정 · 중재'와 같은 비사법적 방법은 당사자 쌍방의 일치된 자율적 의사에 의하여 이루어지는 자주적 해결 방식이다. 후자를 '소송에 갈음하는 분쟁 해결 제도(대체적 분쟁 해결 제도)'라고 한다.[62]

특히, 외국인 환자와의 의료 분쟁에서는 환자들의 국적이 각각 상이하고 그들의 법체계가 우리나라와는 많이 다르기 때문에 재판 관할권, 준거법, 보상 체계 등에 대하여 명확한 합의가 이루어지지 않는다면 효과적인 분쟁 해결 수단으로서의 소송은 적어도 외국인 환자와의 분쟁에 한해서는 비현실적일 수가 있다.

또, 우리나라에서 의료 분쟁의 처리 과정을 살펴보면 민 · 형사를 포함하여 소송으로 해결하는 것이 전체 건수의 6.0%에 불과하며, 대다수의 분쟁이 합의, 화해 등 소송 외적 방법에 의해 해결되는 것이 일반적이다.[63]

현재 미국에서도 소송에 의한 법적 해결에 대한 대안으로 '대체적 분쟁 해결 제도(Alternative Dispute Resolution)'의 중요성을 강조하고 있다. 그 이유는 1) Informalization(엄격한 형식 · 절차의 지양), 2) Delegalization(법보다 조리 · 상식), 3) Deprofessionalization(직업 법관이 아닌 시민의 관여) 등의 특징을 가진 ADR이 분쟁 처리의 유연화를 가져와 보다 효과적인 분쟁 해결에 기여할 수 있다고 보기 때문이라고 한다. 실제 미국에서 ADR이 소송 제도 이상 널리 활용되고 있는데 이러한 현상을 '민사 사법의 민영화(privatization of civil justice)'라 하고 있으며 , 이 경향은 독일에까지 영향을 미쳐 1991년 민사소송법 개정 법률에서는 재판 외 분쟁 해결의 제고를 위해 i) '변호사 화해 제도'를 도입하고,

---

62) 모든 민사 분쟁에 대하여 법원을 통한 법적 해결에 의존한다면 법원의 부담 과중으로 분쟁 해결의 지연 내지 해결 방법의 질적 저하를 초래하게 되고, 사건의 성격상 법적 해결이 적합지 않은 사건까지도 과다한 비용과 복잡한 절차를 적용받는 소송으로 해결한다면 신속하고 효과적인 분쟁 해결을 기대했던 당사자들을 오히려 더욱 곤혹스럽게 만들 수도 있다[이시윤, 앞의 책(주 60), pp.15~16].

63) 손명세 · 이인영, 2001, 『산부인과 판례로 본 의료소송의 이해』, 동림사, p.466.

ii) 증거보전 절차를 폐지하는 대신에 '독자적 증거 절차'를 새로 채택하였다.[64]

이와 같은 이유로 본문에서는 외국인 환자의 의료 분쟁 시, 준거법을 비롯한 재판 관할 등에 대한 합의를 이끌어 내기 힘든 소송의 방법보다는 '화해 · 조정 · 중재' 등의 '대체적 분쟁 해결 제도'를 통한 분쟁 해결의 방법을 알아보도록 하겠다. 또한, 본 연구에서는 의료 분쟁의 민사적 해결에만 초점을 맞추었다. 왜냐하면 국내에서도 기소된 의료인에 대한 검찰 처리는 대부분의 경우 무혐의가 되고 있으며, 검찰에서 기소하였다고 하여도 법원에서 무죄가 선고되는 경우[65]가 많았기 때문에 의료 분쟁의 다수를 차지하고 있는 민사적 분쟁의 해결에 초점을 맞추었다. 그러나 앞으로의 연구에서는 형사적 분쟁의 발생에 대비하여 그 예방 대책과 해결 방안에 대해서 심도 있는 연구가 진행되어야 할 것이다.

① 화해

화해는 재판상의 화해와 재판 외의 화해를 모두 포함한다.

a. 재판상 화해

제소전 화해와 소송상 화해가 있다. 재판상 화해는 법원의 관여 하에 성립되기 때문에 재판 외의 화해와 달리 확정 판결과 같은 효력[66]이 발생한다. 민사소송법은 화해의 촉진을 위해 서면 화해 제도, 화해 권고 결정 제도를 새로이 도입했고, 소송 촉진 등에 관한 특례법에서는 형사 사건에서 민사 화해 제도를 신설하였다.

i) 제소전 화해

분쟁 당사자의 한쪽이 지방법원(또는 시군법원)에 화해 신청을 하여 단독판사의 주재하에 행하는 것으로, 화해가 이루어지면 소송상 화해와 그 효력에 차이가 없다.

ii) 소송상 화해

소송 계속 중 소송물인 권리 관계에 대하여 당사자 양쪽이 양보한 끝에 일치된 결과를 법원에 진술하는 것으로, 조서에 적은 때에는 소송은 판결에 의하지 않고 종료된다. 우리나라의 경우에는 소송상 화해율이 매우 낮은데 그 이유는 구술주의의 형태와 대리인의

---

64) 이시윤, 앞의 책(주 46), pp.15~16.

65) 윤석정, 앞의 책(주 22). 이 연구에 의하면 법원에 고소되는 사건의 80% 정도는 무혐의로, 형사 소추 및 민사 소송에서도 50% 이상이 의료인의 면책으로 종결되고 있는 실정이다.

66) 민사소송법 제220조(화해, 청구의 포기 · 인낙 조서의 효력) 화해, 청구의 포기 · 인낙을 변론조서 · 변론준비기일조서에 적은 때에는 그 조서는 확정 판결과 같은 효력을 가진다.

성공 보수금에 대한 집착, 법관의 화해 권유에 대한 소극적 자세 등 때문이다.

b. 재판 외 화해

민법상의 '화해 계약[67]'을 뜻하는 것으로 당사자가 상호 양보하여 분쟁을 끝낼 것을 약정하는 것이다. 계약 자유의 원칙상 내용과 방식에 어떠한 제한도 없다. 국가 기관이 전혀 관여하지 않는 분쟁 해결 방식으로 가장 바람직한 방식이라 하겠으며, 실제 불법 행위 등 사고가 발생한 경우에는 이른바 '합의'라는 이름으로 이에 의한 해결이 이루어지고 있다. 여기에 "민 · 형사상 일체의 청구를 포기한다"라는 조항을 포함시켜 부제소 특약 내지 권리 포기 계약을 함이 통례인데, 강자의 우월적 지위를 이용한 부당한 내용일 때에는 선량한 풍속 위반[68]이나 불공정한 행위로서 무효[69]가 된다.[70]

c. 고찰

보통 의료 사고가 발생하게 되면 환자 측은 의사에게 불만을 표시하거나 의료 기관에 손해 배상을 청구하게 된다. 그러면 병원 측에서는 자체적으로 적정 진료 여부를 검토한 후, 병원 측에 책임의 여지가 있다고 여겨지면 사안별로 협상안을 마련, 환자 측과 협상을 벌인 뒤, 합의가 되면 종결하게 된다. 한편 합의가 되지 않는 경우 i) 소비자보호원 등의 중재 기관에 문제를 제기하는 경우, ii) 형사 고소, iii) 민사 소송 제기 후 조정에 도달하는 경우, iv) 민사 소송의 판결까지 진행하는 경우 등으로 나뉘게 된다.[71]

따라서 소송으로 가게 되면 환자나 병원 모두에게 재산적 비용과 시간적 비용의 과다 지출 및 병원의 대외적 이미지 하락 등 손해가 너무 크므로 외국인 환자와의 분쟁에서는 더더욱 병원 자체 내에서 합의를 유도하는 것이 최선의 방법이 될 것이다. 실제로 외국인 환자와의 갈등을 겪은 국내 병원 관계자들의 견해에 의하면 충분한 설명을 하고 양해를 구하는 등의 과정을 거쳐 합의를 이끌어 내었다고 한다.

물론 분쟁이라는 표현을 쓸 정도의 상황은 아니었지만, 그렇다고 하더라도 외국인 환

---

67) 민법 제731조(화해의 의의) 화해는 당사자가 상호 양보하여 당사자 간의 분쟁을 종지할 것을 약정함으로써 그 효력이 생긴다.

68) 민법 제103조(반사회질서의 법률행위) 선량한 풍속 기타 사회질서에 위반한 사항을 내용으로 하는 법률행위는 무효로 한다.

69) 민법 제104조(불공정한 법률행위) 당사자의 궁박, 경솔 또는 무경험으로 인하여 현저하게 공정을 잃은 법률행위는 무효로 한다.

70) 이시윤, 앞의 책(주 60), pp.16~18.

71) 이상교, 1999, 「병원의 의료분쟁 비용에 영향을 미치는 요인-Y의료원사건을 중심으로」, 연세대학교 보건대학원 석사학위논문.

자를 위한 특별한 분쟁 해결 장치가 있었던 것도 아니었기 때문에 병원 자체 내의 절차에 따라 합의를 이끌어 낼 수밖에 없었던 것이다.

이에 소송으로 가지 않고 문화와 언어가 다른 외국인 환자와의 합의를 효율적으로 이끌어 내기 위한 전제 조건으로 의료진과 코디네이터의 언어 실력 향상 및 환자에 대한 세심한 배려와 병원의 지원이 더욱 필요하다 하겠다.

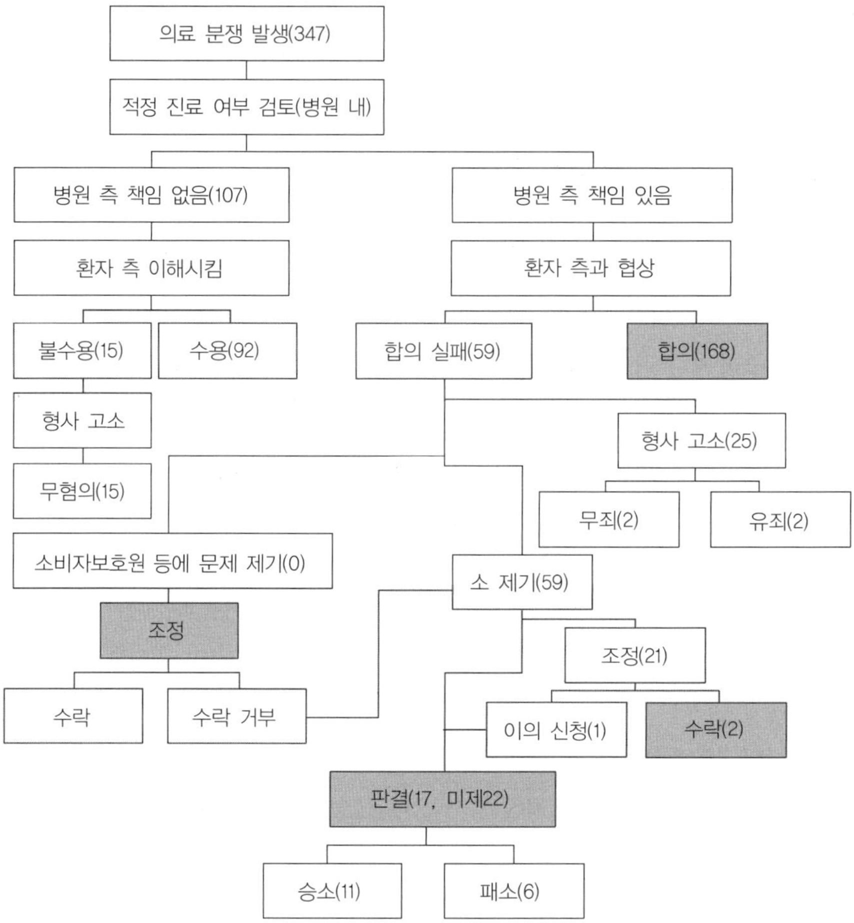

[그림 II-7] 병원 입장에서 본 의료 분쟁의 해결 경로

② 조정

a. 의의

조정이라 함은 법관이나 조정위원회가 분쟁 관계인 사이에 개입하여 화해로 이끄는 절차를 말한다. 조정이 성립되어 조정 조서가 작성되면 재판상 화해와 동일한 효력을 가지며, 그 효력은 준재심의 절차에 의하여서만 다툴 수 있을 뿐이다. 소송에 비하여 비용이 적게 들고 간이 · 신속하게 처리될 수 있는 이점이 있으며, 제3자의 중개가 필수적이라는 점에서 반드시 중개를 요하지 않는 화해와 차이가 있다.

i) 조정은 법률을 기준으로 하는 "그렇다, 아니다"의 한 칼로 가르는 식의 분쟁 해결이 아니라 당사자가 서로 양보한 끝에 조리에 좇아 실정에 맞게 타협하는 분쟁 해결이고, 또 조정의 성립에 있어서는 당사자의 합의를 필요로 하는 점에서 소송과 본질을 달리한다.

ii) 조정은 경우에 따라 조정위원회가 개입하는 분쟁 해결 절차인 점에서 법관만이 개입하는 재판상 화해와는 다른 절차이다.

iii) 조정위원회가 개입하고 당사자의 합의를 필요로 하는 점에서, 조정이 성립되지 않을 때 법관이 직권으로 행하는 "조정에 갈음하는 결정", 즉 강제 조정과 구별된다.

b. 법원에 의한 조정

현행법상 조정 제도로서 가사 사건에 대하여 하는 가사 조정 이외에 1990년 9월 1일부터 새로 시행된 민사조정법에 의한 민사 조정이 있다.

i) 조정 사건은 조정 담당 판사가 스스로 처리하거나 조정위원회로 하여금 처리하게 할 수 있게 하되, 조정위원회는 판사인 조정장과 민간인인 조정 위원 2인 이상으로 구성된다.

ii) 조정은 합의된 사항을 조서에 기재함으로써 성립하며, 조정 조서는 재판상 화해와 동일한 효력을 갖는다.

iii) 조정 불성립이나 성립된 합의가 상당하지 아니할 때에는 원칙적으로 직권으로 조정에 갈음하는 결정(강제 조정)을 하여야 한다.

iv) 조정이 성립하지 아니하거나 조정에 갈음하는 결정에 이의 신청을 한 때에는 조정 신청을 한 때에 소가 제기된 것으로 본다.

c. 행정 위원회에 의한 조정

우리나라에서는 법원에 의한 조정이 아니라 행정부 산하 각종의 행정 위원회에 의한 조정이 성행되고 있다. 소비자분쟁조정위원회, 의료심사조정위원회, 건설분쟁조정위원회, 환경분쟁조정위원회, 저작권위원회, 금융분쟁조정위원회, 언론중재위원회의 각 조정이 그 예이다. No cost, No form, No lawyer 등 세 가지 No에 의하므로 간이 · 신속 · 저렴 · 원활한 분쟁 해결의 이점이 있음을 무시할 수 없다.

그러나 다음과 같은 비판이 가해질 수 있다.

첫째, 이의 지나친 확대는 법적 분쟁 해결의 주체가 행정부인 결과가 되어 사법부가 설 자리가 없게 되며, 권력 분립 구조를 왜곡시키는 문제를 발생시킨다. 특히 그것이 소의 제기에 앞서 거쳐야 할 필수적 전치 절차가 되어 법원에 의한 권리 보호가 현저히 지연되는 결과를 빚는다면 위헌 문제가 될 수도 있다.

둘째, 조정 기관은 양 당사자의 자유의사에 의한 합의를 유도하여야 하지, 조정 기관이 일방적으로 결정한 내용을 양 당사자에게 수용할 것을 강권하는 것은 강제 조정이 되어 '법관'이 아닌 자의 재판을 받은 결과가 됨을 유의해야 한다.

셋째, 여기에서 성립된 조정 조서가 재판상 화해로 간주되는 것은 문제이다. 이는 행정부가 한 일이 법원이 한 확정 판결과 같은 효력을 갖게 되어 행정부가 법원만이 할 수 있는 판결을 한 결과가 된다. 이에 나아가 행정 위원회의 조정이 단순히 집행력에 그치지 않고 기판력까지 발생한다면 조정의 흠에 대해 법원에서 다툴 길이 봉쇄되어 '법관에 의한 재판을 받을 권리'의 침해라는 위헌 문제가 생길 것이다.[72)]

d. 고찰

외국인과의 의료 분쟁에서 '합의(재판 외 화해)'가 이루어지지 않았을 때에는 그 다음으로 생각해 볼 수 있는 것이 의료법상의 '의료심사조정위원회'를 생각해 볼 수 있다. 그러나 위에서 언급한 것처럼 전담 기구의 부재나, 집행력의 부재 등으로 이 '위원회'는 유명무실하게 되었으므로, '의료분쟁조정법'을 통한 조정을 기대할 수밖에 없는데, 이 법 또한 아직까지 여러 이해관계자들의 의견 상충과 쟁점 사항에 대한 합의 부족으로 제정조차 되지 않았기에 이미 이루어지고 있는 외국인 환자에 대한 의료 분쟁에 실질적으로 대처하기 어렵다. 따라서 조속한 시일 내에 이 법을 제정하기 어렵다면, '외국인 환자'에 대해서만이라도 의료 분쟁을 해결하기 위한 '조정위원회'를 먼저 설치하는 것도 현명한 방법

72) 이시윤, 앞의 책(주 60), pp.18~20.

이 될 것이다.

결국 마지막으로 검토해 볼 수 있는 것이 다음에 나오는 중재이다.

③ 중재

위에서 언급한 것처럼 '합의'가 이루어지지 않고 '의료분쟁조정위원회(제정 준비 중인 의료분쟁조정법에 의한 기구)'의 설치가 늦어진다면 현실적으로 지금 바로 분쟁 해결에 사용할 수 있는 것은 '중재기구'[73]를 통한 중재를 적극 활용하는 것이다.

중재는 당사자의 합의에 의하여 선출된 중재인의 중재 판정에 의하여 당사자 간의 분쟁을 해결하는 절차를 말한다. 중재의 본질은 그것이 사적 재판(私的裁判)이라는 데에 있으며, 그 점에서 당사자의 양보에 의한 자주적 해결인 재판상 화해 및 조정과 다르다. 중재 제도는 단심제이기 때문에 법원의 재판에 비하여 분쟁이 신속히 해결되고 비용이 저렴하다는 이점이 있다. 또한 관계 분야의 전문가를 중재인으로 선정함으로써 실정에 맞는 분쟁 해결을 할 수 있고, 비공개 심리이기 때문에 업무상 비밀의 유지에 좋고, 특히 국제 상사 거래상의 분쟁에 있어서는 분쟁 해결에 가장 적합한 제도라고 할 수 있다.[74]

미국에서도 중재 제도에 관한 이점들이 많이 거론되고 있는데, 그 중에서 특히 재판 절차에 의한 시간 지체를 피할 수 있고, 특별히 복잡하고 지식을 필요로 하는 사안에 맞는 적절한 중재인을 임명할 수 있으며, 법원의 일반적인 입증 책임 이론 이외의 입증 방법을 채택할 수 있다 등이다. 그 외에도 의료 기관 측에서도 중재 제도를 선호하는 이유로는 사심 없는 중재자가 중재함으로써 소송에 의할 때 배심원이 흔히 의료 사고 피해자에 대하여 동정심을 갖게 되어 불합리하게 과도한 손해 배상액을 부담하는 것을 줄일 수 있으며, 중재 절차와 그 결과는 소송과는 달리 언론에 크게 보도되지 않기 때문이라고 한다.[75]

a. 중재의 특징[76]

i) 단심제

중재 판정은 분쟁 당사자 간에 있어서는 법원의 확정 판결과 동일한 효력을 가지며, 판정에 불만이 있어도 재판처럼 제2심 또는 제3심 등의 항소 절차가 없다.[77]

---

73) 지금 현재 우리나라에서 중재 활동을 하고 있는 중재 기관은 '대한상사중재원'과 서울지방변호사회의 '중재위원회', '언론중재위원회' 등이 있다.

74) 이시윤, 앞의 책(주 60), p.16.

75) 손명세 · 이인영, 앞의 책(주 63), p.350.

76) 석광현, 2007, 『국제상사중재법연구』 제1권, 박영사, pp.10~16.

ii) 신속한 분쟁 해결

소송은 대법원까지 2~3년이 걸리지만, 중재는 국내 중재가 약 5개월, 국제 중재가 약 7개월 정도 소요된다. 신속성을 극대화하기 위하여 집중 심리로 심리 횟수를 줄이고 예비 회의 제도를 활성화하여 심리 자체의 소요 시간도 단축하여 진행할 수 있으며, 또한 당사자가 신속 절차에 의하여 중재를 진행하기로 합의하는 경우에는 2~3개월 내에도 분쟁 해결이 가능하다.

iii) 형평에 따른 분쟁의 해결 가능

소송의 경우 법에 의하여 분쟁을 해결하는 데 반하여, 중재의 경우 당사자의 수권(또는 명시적 수권)이 있으면 형평과 선, 즉 공평의 원칙과 양심에 따라 판정할 수 있다.

iv) 국제적인 인정

외국 판결의 승인 및 집행에 관하여는 유럽 연합의 브뤼셀규정과 유럽 연합과 자유무역연합(EFTA) 국가들 간에 적용되는 루가노협약처럼 지역 규범이 있을 뿐이고 전 세계적인 조약이 없으므로, 외국 판결의 승인 및 집행이 가능한지와 그 요건은 국가에 따라 구구한 데 반하여, 중재의 경우 뉴욕협약[78]에 의하여 적어도 체약국 간에 외국 중재 판정의 승인 및 집행이 보장된다는 점에 중요한 차이가 있다. 이것이 국제 거래에서 분쟁 해결 수단으로서 중재가 선호되는 가장 큰 이유이다.

v) 전문가에 의한 판단

실체적 진실을 정확하게 찾아내기 위하여 분쟁 분야에 대한 해박한 지식과 경험이 있는 전문가로 하여금 사건을 검토하고 판정하도록 하고 있다. 이처럼 변호사의 법률 지식, 기업인의 사업 경륜, 교수의 학문적 이론 등이 종합될 때 신속하면서도 정확한 판단이 가능하다는 장점이 있다. 현재 대한상사중재원에는 총 971명의 국내외 전문가가 중재인으로 등록되어 있다.

---

77) 그러나 주의할 것은 재판의 경우 중대한 하자가 있으면 재심이 가능한 것처럼, 중재의 경우에도 중재 판정 취소의 소가 가능하다.

78) '외국 중재 판정의 승인 및 집행에 관한 UN협약(일명 '뉴욕협약')에 가입한 체약국 간에는 외국 중재 판정을 상호간 승인하고 강제 집행이 보장된다. 2008. 10. 현재 뉴욕협약 가입국은 우리나라를 포함하여 총 142개국이며 따라서 전 세계 주요 교역국 간에는 중재 판정의 승인 및 집행이 가능하다고 할 수 있다.

vi) 분쟁 당사자가 중재인을 직접 선임 또는 배척

공정성 보장을 위하여 당사자에게 스스로 중재인을 선임할 수 있는 권리를 부여하며 동시에 이해관계가 얽혀 있는 중재인 후보가 있다면 그를 배척할 수도 있다.

vii) 충분한 변론 기회의 부여

중재는 단심제로 운영하기 때문에 일단 내려진 중재 판정은 변경될 수 없다. 따라서 분쟁 당사자는 중재인에게 충분한 변론 기회와 변론 시간 그리고 증인 또는 증거물 제출 기회를 요구할 수 있으며, 실질적으로는 구두 심리가 이용되고 합의가 있으면 서면만으로도 가능하다.

viii) 심리의 비공개

중재 심리는 당사자 간의 분쟁 발생 시 책임 소재에 대한 공격 · 방어 과정에서 실체적 진실을 파악하는 데 그 목적이 있다. 따라서 당사자가 허락하지 않는 한 사건과 무관한 제3자의 심리 과정 참여를 허용하지 않는다. 따라서 대외적으로 민감한 사안이거나 비밀로 취급할 성질의 분쟁에 관하여는 당사자의 의료 정보, 명예, 신용 훼손 없이 중재가 적절한 해결 방법이 될 수 있다.[79)]

ix) 민주적인 절차 진행

중재인은 당사자와 평등한 위치에서 상하 격식 없이 심리를 진행한다. 또 증인 선서를 요구하지 않으며 관계 당사자의 인격을 최대한 존중한다. 만약 당사자의 합의가 있다면 그 절차도 변경이 가능하다.

x) 거래 관계의 손상 회피 가능

소송은 당사자 간의 거래 관계의 종료를 의미하는 경우가 많다. 반면에 중재의 경우 당사자 간에 다툼이 있는 쟁점에 관하여 제3자의 구속력 있는 판단을 받아서 그에 따르기로 하면서, 기존의 거래 관계를 계속할 수 있다는 장점이 있다. 즉 중재는 당사자 간의 대결(confrontation)이 아니다. 더욱이 프랑스에서 처음 시작된 우의적 중재는 당사자 간의 우의와 신뢰가 중시되는 계약 관계, 즉 광산 계약이나 기술 이전 계약처럼 장기간 계약, 합작 계약, 장래 거래가 계속될 가능성이 많은 당사자들 간의 계약 또는 특정 국가의

79) 그러나 최근에는 중재 절차에서 제출된 문서 또는 정보는 나아가 중재 판정은 공익상 정당한 이유가 있는 경우 비밀 보장의 대상이 되지 않는다는 유력한 견해가 제시되고 있다.

법을 적용하는 것이 상대방에게 부담이 될 국제 계약에서 유용하다.

b. 중재의 단점

i) 정확한 분쟁 해결에 취약

중재는 단심에 의한 분쟁 해결이므로 통상 삼심제에 의한 소송과 비교하여 상대적으로 신속하나, 적정한 분쟁 해결이라는 관점에서는 단점이 될 수 있다.

ii) 비법적 해결

소송의 경우 법에 의하여 분쟁을 해결하는 데 반하여 중재의 경우 당사자의 수권(또는 명시적 수권)이 있으면 형평과 선에 의한 분쟁 해결도 가능하지만, 이는 법에 의한 분쟁 해결을 선호하는 입장에서는 단점일 수도 있다. 한편 법원이 법률을 잘못 적용한 경우 당사자는 상소할 수 있으나, 중재인의 경우 그가 의도적으로 그렇게 함으로써 권한 유월이 되지 않으면 이를 다툴 수 없다는 점에서 중재의 경우 법적인 통제가 약하다.

iii) 중재인의 권한 제한

중재는 사적 분쟁 해결 수단이므로 이러한 사적 성질(私的性質, private nature)의 결과 중재 판정부는 강제력을 가지지 않는다. 따라서 중재인은 증인의 출석을 강제하거나 임시적 처분을 집행할 수 없다. 그러므로 중재 절차를 원만히 진행하고 중재 판정의 실효성을 보장하기 위해서는 법원의 지원이 필요하다. 예컨대 우리 중재법(제28조)도 증거 조사에 관한 법원의 협조 의무를 명시한다.

iv) 다수 당사자 간의 분쟁 해결에 취약

국제 소송의 경우 동일한 법원 앞에서 다수 당사자 간의 분쟁을 해결할 수 있다. 예컨대 보조 참가, 독립 당사자 참가 등이 가능하고, 국가에 따라서는 제3자를 소송에 끌어넣을 수 도 있으며(이른바 third party complaint), 법원은 필요한 경우 사건을 병합할 수 있는데, 그의 허용 여부는 법정지법에 따른다.

그러나 중재 합의를 전제로 하는 중재의 경우에는 동일한 중재 판정부 앞에서 다수 당사자 간의 분쟁을 한 번에 해결하는 데에는 한계가 있다.

v) 저촉되는 중재 판정

중재의 단점으로, 중재 판정은 법원의 판결과 달리 선례로서 구속력을 가지지 않는다는 점이 지적되기도 한다. 그러나 법원 판결에 대하여도 선례로서 법률상의 구속력을 인정하지 않는 대륙법계에서는 법원의 판결과 상대적으로 차이가 작다.

vi) 집행력의 법원 의존

중재 판정은 그 자체만으로 집행력이 없기에 강제 집행을 해야 할 때에는 법원에 의뢰를 해야 하는 번거로움이 있을 수 있다.

소송은 상대방의 의사나 태도에 관계없이 국가 권력에 의하여 이루어지는 강제적 해결 방식이지만, 화해 · 조정 · 중재는 당사자 쌍방의 일치된 자율적 의사에 의하여 이루어지는 자주적 해결 방식이다.

특히 외국인 환자와의 의료 분쟁에서는 환자들의 국적이 각각 상이하고 그들의 법체계가 우리나라와는 많이 다르기 때문에 재판 관할권, 준거법, 보상 체계 등에 대하여 명확한 합의가 이루어지지 않는다면 효과적인 분쟁 해결 수단으로서의 소송은 적어도 외국인 환자와의 분쟁에 한해서는 비현실적일 수가 있다.

또, 우리나라에서 의료 분쟁의 처리 과정을 살펴보면 민 · 형사를 포함하여 소송으로 해결하는 것이 전체 건수의 6.0%에 불과하며, 대다수의 분쟁이 합의, 화해 등 소송 외적 방법에 의해 해결되는 것이 일반적이다.[80)]

c. 중재 합의 작성

분쟁을 중재에 의하여 해결하기로 하는 합의를 '중재 합의'라 하고 이러한 중재 합의가 있어야 중재 신청이 가능하다.

i) 중재 합의의 방식

중재법 제8조 제3항에서 "중재 합의는 당사자들이 서명한 문서에 중재 합의가 포함되어 있는 경우, 서신 · 전보 · 전신 및 모사 전송 기타 통신 수단에 의하여 교환된 문서에 중재 합의가 포함되어 있는 경우"로 규정하고 있어 중재 합의의 서면주의를 명문화하고 있다. 동 계약은 중재의 대상이 되는 분쟁이 발생하기 전에 합의해 두는 사전 중재 합의 방식과 이미 발생되어 있는 분쟁을 중재로 해결하기 위하여 합의하는 사후 중재 합의 방식으로 나눌 수 있는데, 대부분의 경우 분쟁이 발생한 후에는 중재 합의가 이루어지기가 어려우므로 주된 계약 체결 시에 계약서의 한 조항으로서 중재 조항을 삽입하여 두는 것

80) 손명세 · 이인영, 앞의 책(주 63), p.466.

이 바람직하다.

ii) 중재 합의의 내용

중재 합의를 할 때에는 중재를 행할 중재지, 중재 기관 및 적용할 준거법, 언어, 중재인 선정 방법, 중재 비용 및 그 분담 비율 등을 명확하게 명시하여야 한다. 그렇지 않으면 중재 절차 진행 시 이 같은 기본적 사항에 대하여 또 다른 다툼이 발생할 수 있다.

iii) 중재 합의의 효력

(a) 직소 금지

중재법 제9조에서는 "중재 합의의 대상인 분쟁에 관하여 소가 제기된 경우에 피고가 중재 합의 존재의 항변을 하는 때에는 법원은 그 소를 각하하여야 한다"라고 규정하고 있다. 즉, 중재 합의가 있음에도 불구하고 상대방이 법원에 소를 제기하였을 경우에는, 1차 변론 기일 전까지 본안전 항변을 통하여 중재 계약이 있음을 주장 · 입증하면 법원은 소 각하 판결을 하게 된다.

(b) 최종 해결

중재법 제35조에서는 "중재 판정은 당사자 간에 있어서 법원의 확정 판결과 동일한 효력을 가진다"라고 규정하여 분쟁을 한 번으로 해결함을 확실하게 천명하고 있다. 즉, 중재 판정이 일단 내려지면 소송과 같이 불복 절차인 항소나 상고 제도가 허용되지 않음을 의미하며 대법원의 판결과 동일한 효력이 있다.

(c) 국제적 효력

중재 판정은 국제적으로는 "외국 중재 판정의 승인 및 집행에 관한 UN협약(The United Nations Convention on the Recognition and Enforcement of Foreign Arbitral Awards: 약칭으로 '뉴욕협약'이라 함. 1958년 채택, 1973년 한국 가입, 2008년 10월 현재 142개국 가입[81])"에 의하여 국제적 효력을 인정받고 있다. 이 협약에 따라 우리나라에서 내려진 중재 판정이 외국에서도 승인 · 집행되며, 반대로 외국에서 내려진 중재 판정 역시 우리나라에서도 승인되고 집행이 보장된다. 그러나 우리나라가 이 협약에 가입할 때 한국

81) (http://www.uncitral.org/uncitral/en/uncitral_texts/arbitration/NYConvention_status.html) 미국, 러시아, 중국, 일본, 싱가포르, 태국, 말레이시아, 몽골, 인도, 인도네시아, 베트남, 카자흐스탄, 우크라이나, 호주, 뉴질랜드, 독일, 프랑스, 이탈리아, 영국 등 우리가 의료관광의 대상국으로 하는 거의 모든 국가가 가입되어 있다.

법상 상사 관련 분쟁에 한하고, 상호 체약국인 경우에 한해서만 이 협약을 적용한다는 유보 선언을 한 상태이다.

d. 중재인[82)]

i) 역할 및 자격

중재 절차에 있어서 당사자 간에 분쟁을 해결하기 위하여 선정된 사인인 제3자를 중재인이라고 한다. 중재 절차는 단심제로 종결되기 때문에 중재 판정을 내리는 중재인은 법원의 법관처럼 법률적 판단을 할 수 있는 능력뿐만 아니라 실체적 거래 관계를 파악할 수 있는 전문적 식견 또한 필요하다. 중재인의 임기는 3년이며 매년 1회 재위촉 대상자를 상대로 심사하여 재위촉 여부를 결정하고 신규 중재인 후보자에 대한 심사를 거쳐 신규 중재인을 위촉하게 된다. 국내에 중재인을 위한 별도의 자격 시험은 없으며, 경력 · 학력 · 전문성 등을 심의 위원회에서 심사하도록 되어 있다.

ii) 중재인 위촉 기준

(a) 법조계

법조 경력 10년 이상, 법학 박사 또는 외국인 변호사 자격 취득자로 법조 경력 5년 이상인 변호사

(b) 실업계

실무 경력이 10년 이상인 자로서 상장기업은 3년 이상, 비상장기업은 5년 이상 임원으로 근무하거나, 전문 직종에 15년 이상 또는 분야별 최상위급 자격 취득자로 5년 이상 근무한 자

(c) 학계

대학 교수로 5년 이상, 박사 학위자로서 5년 이상 근무한 자

(d) 공공, 기타 전문 단체

해당 기관에서 임원으로 또는 박사 학위 소지자로 5년 이상 근무한 자

82) 이하 대한상사중재원의 상사 중재를 기준으로, 홈페이지 www.kcab.or.kr 참조.

(e) 공인회계사, 변리사 등

공인회계사, 변리사, 세무사, 관세사 등 자격 취득자로 5년 이상 현직에서 근무한 자

(f) 주한 외국인

외국 변호사 자격 소지자, 교수, 주한 외국 상사 내지 무역 유관 기관의 임원 또는 대표자로 근무한 자, 전문 직종에서 10년 이상 근무한 자

(g) 국외 거주자

국내 거주자의 기준에 준하여 위촉

e. 대한상사중재원의 중재 절차

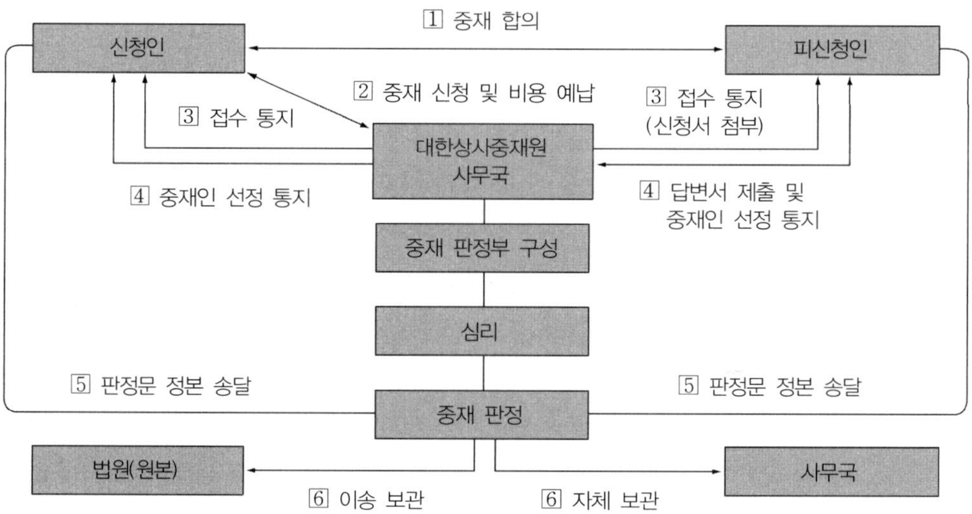

[그림 II-8] 대한상사중재원의 일반 중재 절차

i) 중재 합의

분쟁을 중재에 의하여 해결하기로 하는 중재 합의가 있어야만 중재 신청이 가능하다.

ii) 중재 신청 및 비용 예납

중재를 신청하고자 할 때에는 대한상사중재원의 본부(서울)나 지역 본부(부산)의 사무국에 중재 비용과 함께 다음의 서류를 작성, 제출해야 한다.

※ 중재 신청 시 구비 서류
- 중재 합의서(원본 또는 사본)
- 중재 신청서(부록 중재 신청서 작성 사례 참조)
- 신청의 원인 사실을 입증하는 서증(원본 또는 사본)
- 대리인이 신청 시 그 위임장
- 법인 등기부등본(개인은 주민등록등본)

일반 당사자가 분쟁의 최종 해결을 위해 중재를 신청한 후 판정이 내려질 때까지 소요되는 비용을 중재 비용이라 하며 중재 비용은 요금, 경비, 수당으로 구분되는데 중재신청서를 접수할 때 신청인으로부터 미리 예납받으나, 중재 판정부에 의하여 부담 비율이 판정에서 정해진다.

(a) 요금

관리 요금과 심리 기일 연기 요금으로 구분되며 관리 요금은 중재 신청 금액에 따라 중재 규칙에서 정하는 요금표에 의하여 계산된다.

심리 기일 연기 요금은 심리의 연기가 중재 판정부의 직권으로 이루어진 경우에는 부과하지 아니하나, 당사자의 요구에 의하여 연기되는 경우에는 매 연기 시마다 100,000원을 부과한다.

(b) 경비

중재인과 사건 담당자의 소요 경비, 증거, 증인 또는 감정인의 소요 경비, 검사 또는 조사 경비, 녹음 또는 속기록의 작성 경비, 통역 또는 번역 경비, 기타 중재에 소요되는 일체의 경비가 당사자의 신청에 의한 경우에는 그 당사자가 예납한다. 만약 위 경비가 중재 판정부의 지시에 의한 것일 경우, 당사자 간의 따로 정함이 없으면 한 신청인이 예납한다.

(c) 수당

수당은 중재인 수당과 판정문 작성 수당이 있는데 당사자가 증액 지급에 합의하는 경우 그에 따라 중재인 수당이 결정된다.

iii) 중재 신청의 접수 및 통지

중재 신청서가 제출되면 중재 합의서, 중재 신청서, 중재 신청의 취지를 입증하는 서류의 유무, 대리인이 선임된 경우 위임장 등 적합 여부를 확인하고, 사무국에서 적합하다고 판단하는 경우에는 소정의 중재 비용을 예납받고 접수한다.

ⅳ) 답변서 제출

피신청인은 신청인의 중재 신청서를 검토한 후 중재 신청 접수 통지의 수령일(기준일)로부터 국제 중재의 경우 30일(국내 중재의 경우 15일) 이내에 답변서를 사무국에 제출하여 답변할 수 있다.

특히 답변서에는 다음 사항을 기재하여야 한다.

- 양 당사자의 성명 및 주소(당사자가 법인인 경우에는 법인의 명칭 및 주소, 대표자의 성명 및 주소를 병기한다.)
- 대리인이 있는 경우에는 그 성명과 주소
- 답변의 취지와 이유 및 입증 방법

사무국은 답변서를 제출받음과 동시에 그 답변이 적합한 것인지의 여부를 확인하고 적합한 경우에는 이를 접수하고 양 당사자에게 접수 사실을 통보한다. 이 경우 신청인에게는 답변서 1부를 보낸다.

만일 피신청인이 위의 기간 내에 답변서의 제출이 없는 경우에는 신청인이 주장하는 청구의 기각을 구하는 것으로 본다.

※ 반대 신청

동일 사안에 대해 피신청인이 중재 신청을 하는 것을 반대 신청이라 하는데, 피신청인이 스스로 판단하여 직접하는 방법과, 답변의 취지나 이유가 반대 신청의 내용을 포함하고 있다고 판단할 경우 그 부분에 대하여 중재 판정부의 요구에 의해 행하는 방법 등 두 가지가 있다. 절차는 당초의 중재 신청 절차와 동일하다.

ⅴ) 중재 판정부 구성

중재 사건을 판정할 중재인은 분쟁 당사자가 직접 선정하거나 중재원에서 추천한 중재인 후보 중에서 선임하게 된다.

중재인은 법조계, 학계, 업계 등 각계 권위자로서 최소한 20년 이상 해당 분야에 경험이 있고 전문 지식, 신뢰성, 성실성, 신망, 판단력 등이 갖추어진 인사라야 한다.

(a) 중재인의 선정

Ⓐ 당사자에 의한 직접 선정 방법

당사자 간의 약정으로 중재인을 당사자가 직접 선정 또는 선정 방법을 정하였을 경우, 선정 통지 수령일로부터 15일(국제 중재: 30일) 이내에 중재인 취임 수락서를 중재인으로부터 받아 제출하여야 한다.

Ⓑ 사무국에 의한 선정 방법

중재인 명부 중에서 5인 또는 10인의 후보자를 선정 후 당사자에게 명단을 보낸다.

당사자는 동 명단에 자신이 희망하는 순위를 의장 중재인과 기타 중재인 란에 번호를 기재하여 후보자 명단 수령일로부터 15일(국제 중재: 30일) 이내에 반송하여야 한다. 사무국은 양 당사자 간의 순위를 집계한 후 희망 순위가 가장 높은 사람(1~3인)으로부터 취임 수락서를 받아 선정하게 되고 중재 판정부가 구성되면 중재인과 양 당사자에게 중재인 선정 사실과 제1차 심리 기일을 서면으로 통지한다.

vi) 중재 심리

(a) 심리 일시 및 장소의 결정과 통지

중재 판정부는 심리의 일시, 장소와 방식을 결정하는데 심리의 일시와 장소가 결정되면 사무국은 당사자에게 심리 개시 10일 전(국제 중재: 20일)까지 통지한다.

(b) 심리 준비

중재 판정부는 양 당사자에게 심리를 시작하기 전에 주장, 증거 방법, 상대방 주장에 대한 의견을 기재한 준비 서면을 제출하게 할 수 있다.

(c) 심리 절차

Ⓐ 심리는 사건 번호와 당사자의 호명으로 개시된다.

Ⓑ 심리 절차는 비공개를 원칙으로 한다.

Ⓒ 당사자의 일방이 증거물을 제출하는 경우 판정부는 이를 증거로 접수할 수 있다.

Ⓓ 판정부는 필요하다고 인정할 경우 절차를 변경할 수 있다.

Ⓔ 당사자는 사무국이나 판정부가 요구하는 서면, 증거 또는 기타 문서의 번역문을 제출해야 한다.

Ⓕ 판정부는 당사자를 직접 심리한다.

Ⓖ 심리 시에 판정부에 제출하지 못하고 심리 당시의 합의와 그 이후의 합의 및 판정부의 요구에 의해 제출하는 모든 서류는 사무국이 접수하여 판정부 및 타방 당사자에게 송달하여야 한다.

Ⓗ 판정부가 판정에 필요하다고 인정하는 증거의 조사를 직접 할 수 없는 것은 직권 또는 당사자의 요구에 의해 관할 법원에 이를 신청할 수 있다.

Ⓘ 당사자의 일방이 정당하게 통지 또는 고지되었음에도 불구하고 출석치 아니하거나 출석하여도 심리에 응하지 아니하는 경우에도 중재는 그대로 진행시킬 수 있다.

Ⓙ 중재 판정부는 상당한 이유가 있으면 직권이나 당사자의 요구에 의하여 심리를 연기하거나 속행할 수 있는데 다만, 심리 기일 연기 신청은 심리 기일 3일 전까지 하여야 하며, 계속하여 2회 이상 연기하지 않도록 해야 한다.

(d) 심리의 종결

판정부는 당사자가 주장 및 입증을 다하였다고 인정할 때 심리의 종결을 선언하여야 한다.

vii) 중재 판정

(a) 판정의 범위 및 기간

Ⓐ 중재 판정부는 중재 계약의 범위 내에서 계약의 현실 이행뿐만 아니라 공정하고 정당한 배상이나 기타의 구제를 명할 수 있다. 따라서 중재 계약의 범위를 벗어난 판정은 효력이 인정되지 아니하고 중재 판정부는 책임 있는 당사자에게 중재 비용의 부담 비율을 명하여야 한다.

Ⓑ 중재 판정부는 당사자 간의 별도 약정이 없는 한 중재 심리가 종결된 날로부터 30일 이내에 중재인 과반수 찬성으로 판정하고 당사자가 합의하면 판정 이유의 기재를 생략할 수 있다.

(b) 판정의 형식

Ⓐ 중재 판정은 서면으로 작성하고 다음 사항을 기재하여 중재인이 서명하여야 한다.

- 당사자의 성명 또는 명칭과 주소
- 대리인이 있는 경우에는 그 대리인의 성명과 주소

- 판정 주문 및 판정 이유
- 판정문 작성 일자 및 중재지

Ⓑ 중재 판정은 한국어로 작성한다. 다만 당사자의 요구가 있거나 중재인 중에 외국의 국적을 가진 자가 있을 때는 한국어와 영어를 공용할 수 있으며, 이때 국문과 영문으로 작성되는 판정문은 모두 이를 정본으로 한다. 그러나 국·영문 간에 해석상의 차이가 있을 때는 한국어에 의하여 해석한다.

(c) 판정의 송달

Ⓐ 사무국은 판정의 정본을 당사자 또는 대리인에게 최후로 알려진 주소에 등기 우편(배달 증명)으로 발송하거나 직접 교부한다.

Ⓑ 판정의 정본을 당사자에게 송달한 후 이의 수령을 확인하는 우편물 배달 증명서가 도착하면, 사무국은 판정문 원본과 송달의 증서를 첨부하여 관할 법원에 이송 보관한다.

(d) 판정의 효력

중재 판정은 당사자 간에 있어서는 법원의 확정 판결과 동일한 효력이 있다. 또한 뉴욕협약(외국 중재 판정의 승인 및 집행에 관한 UN협약)에 따라 외국에서도 중재 판정의 승인 및 집행이 보장된다.

f. 고찰

의료 분쟁 발생 시 최우선적으로 합의를 유도하고 합의가 이루어지지 않는다면 그에 대한 해결 수단으로 같은 비사법적인 분쟁 해결 수단인 '조정'보다는 '중재'를 이용하자는 것이 많은 전문가들의 의견이다. 왜냐하면 '조정' 제도는 소송에 비해 경제적으로 신속하게 처리될 수 있으며 당사자 간의 감정 대립을 상대적으로 줄일 수 있고, 사법권이 보장된다는 장점이 있지만, 당사자가 서로 양보하여 조정안의 합의에 이르지 못하는 경우 다시 소송으로 나아가게 되어 오히려 절차가 지연되고 비용이 더 많이 드는 단점이 있기 때문이다.

이에 비하여 '중재' 제도는 단심제이기 때문에 법원의 재판에 비하여 분쟁이 신속히 해결되고 비용이 저렴하며, 관계 분야의 전문가를 중재인으로 선정할 수 있기 때문에 실정에 맞는 분쟁 해결을 할 수 있는 장점이 있다. 또한 비공개 심리이기 때문에 업무상 비밀의 유지에 좋고, '뉴욕협약'에 가입되어 있는 국가들 사이에서는 중재 판정의 집행력이 보장되기 때문에 섭외 사건의 분쟁 해결에 가장 적합하다고 할 수 있겠다.

의료관광의 후발 주자인 우리나라가 여러 가지 제약 조건들(언어 문제, 인프라 문제, 국민의 의식 등)의 어려움 속에서 의료관광 선발 국가들과의 경쟁에서 이기려면 그들과는 차별화된 고품격의 서비스를 제공해야 할 것이다. 그러한 예가 바로 의료 분쟁 해결 절차의 신속하고 공정한, 합리적인 제도의 마련이다. 즉, 그들보다 더 높은 수준의 의료 서비스를 제공하고 안전하고 신뢰할 수 있는 분쟁 해결 및 그로 인한 안정적인 손해 배상금 지급기전을 제도화하여, 외국인 환자들로 하여금 보다 높은 신뢰와 만족감을 누릴 수 있게 하여야 할 것이다

3) 외국인 환자의 의료 분쟁 해결 순서도

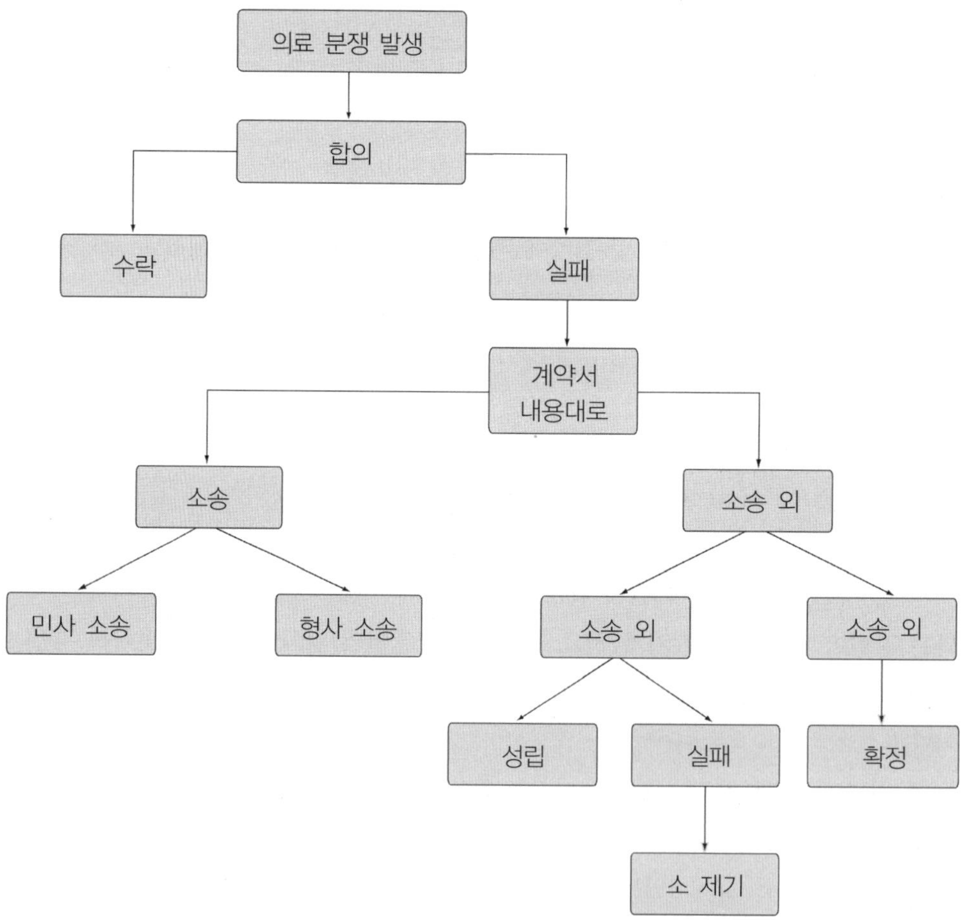

III. 세계적 IT 기술을 활용한 해외 환자 유치 U-Healthcare

1. 글로벌 헬스케어 시장에서 IT의 중요성

1) IT의 발전 추이

IT(情報技術, information technology)의 발전은 컴퓨터의 발전과 더불어 통신망의 발전과 그 맥락을 같이한다. 진공관으로부터 시작된 컴퓨터가 최신의 프로세서로 발전하며, 크기와 가격은 비약적으로 줄어들고, 성능은 비약적으로 향상되었다. 이와 발을 맞추어 컴퓨터 통신의 발전도, 과거 군사용으로 사용되던 알파넷이 오늘날의 정보 혁명을 이끌어 내고 있는 인터넷으로 발전하기까지, 전화선을 이용한 PC 통신에서 광 통신으로 발전하기까지, 하드웨어의 비약적 발전은, 그것을 활용하는 소프트웨어의 비약적 발전을 이끌어 내는 계기가 되었다. 지금은 이것이 역전되어 소프트웨어의 발전에 따라 그것을 원활하게 움직이도록 하기 위하여 지속적으로 하드웨어가 발전하는 시기에까지 이르게 되었다.

컴퓨터가 고사양화되고, 네트워크의 속도가 발전함에 따라, 텔넷(telnet), 에프티피(ftp)

등의 문자 중심의 유아이(UI, user interface)에서 월드와이드웹(world wide web)이라는 그래픽 중심의 유아이가 등장하게 되고, 그래픽과 동영상 등 대용량의 데이터(data) 전송이 자유롭게 이루어지면서 인터넷은 전문가들의 전유물에서 누구나 사용할 수 있는 편리한 커뮤니케이션 수단으로 진화하였으며, 이러한 편리성을 기반으로 하여 가히 혁명이라고 할 만큼 우리 생활은 많은 변화를 가져왔다. 더불어 통신 기술의 발전은 유선 통신에서 무선 통신으로 발전하면서 시간과 장소에 구애받지 않고 실시간으로 원하는 것들을 이룰 수 있도록 만들어 주었다. 이러한 IT 기술의 정점은 지금 하나의 문화 코드로 대접받고 있는 아이폰(I-Phone)으로까지 발전을 해왔다. 단순한 데이터베이스 중심의 정보들을 쉽게 취합, 분류하고 이용하기 위하여 활용된 기술들이, 발전하면서 더욱 많은 양의 정보들을 더욱 빠르게 처리하고, 편리하게 교환되고 소통하며, 새로운 가치를 창출해 내는, 20세기 말부터 시작되어 21세기를 주도할 정보 혁명을 이끌고 있다.

이렇게 발전한 IT 기술은 우리의 생활에서 수많은 변화들을 가져왔다. 업무의 처리, 교육, 쇼핑, 뱅킹, 정부 업무, 상담 등의 많은 곳에서 온라인(on-line)이라는 기치 아래 수많은 변화를 이루어 냈으며, 의료 산업 시장에서도 과거 차트로 대변되는 진료실의 풍경과, 필름을 들고 다니던 영상의학과의 풍경을, 지금은 모두 IT 기술을 기반으로 네트워크 안에서 실시간으로 처리하는 기술을 이용, 병동의 회진 시에도 수많은 차트 대신 PDA(personal digital assistants) 단말기를 들고 회진하는 모습으로 바꾸어 놓은 것을 우리는 눈앞에서 보고 있다.

IT 기술은 이제 하나의 기술이 아니라 다양한 기술들이 융·복합(convergence)되면서 계속 진화하고 있다. 컴퓨터와 통신 그리고 다양한 부가적 기술들이 결합되면서 계속 진화하는 IT 산업은 우리의 상상을 현실로 만들어 주고 있다. 앞으로 얼마나 더 발전하게 될지 그 끝을 상상하기는 매우 어렵다.

2) 유비쿼터스(Ubiquitous)의 등장

이렇게 발전해 온 IT 기술은 현재 유비쿼터스라는 새로운 개념을 이끌어 내었다. 유비쿼터스는 물이나 공기처럼 시공을 초월해 '언제 어디에나 존재한다'는 뜻의 라틴어로 사용자가 네트워크나 컴퓨터를 의식하지 않고 장소에 상관없이 자유롭게 네트워크에 접속할 수 있는 정보 통신 환경을 말한다(『두산백과사전』). 1988년 미국의 사무용 복사기 제조 회사인 제록스의 마크 와이저(Mark Weiser)가 '유비쿼터스 컴퓨팅(ubiquitous computing)'

이라는 용어를 사용하면서 처음으로 등장하였다. 마크 와이저는 세 편의 논문을 통해 '보이지 않는 컴퓨팅(invisible computing)', '사라지는 컴퓨팅(disappearing computing)', '조용한 컴퓨팅(calm computing)'이라는 유비쿼터스 컴퓨팅의 기본적 철학 개념을 제안하였다. 유비쿼터스 컴퓨팅은 '컴퓨팅+무선 네트워킹+센싱'의 통합으로서, 프로세서, 센서, 네트워크가 내장된 사물들이 직접 외부 환경으로부터 정보를 수집하고 공유하여 처리하는 것으로 설명되고 있다. 이러한 유비쿼터스 컴퓨팅은 기존의 전자 공간과 물리 공간을 연계하는 매체로 표현된다. 이것은 컴퓨터에 기능을 추가하는 것에 아니라, 자동차 · 냉장고 · 안경 · 시계 · 스테레오 장비 등과 같이 어떤 기기나 사물에 컴퓨팅+네트워킹+센싱을 포함하여 지능화시켜 커뮤니케이션이 가능하도록 해주는 정보 기술(IT) 환경 또는 정보 기술 패러다임을 뜻한다.

유비쿼터스 환경에서는 모든 것들이 컴퓨터라는 등식이 성립할 수 있을 뿐만 아니라, 컴퓨터와 네트워크의 존재를 빼고는 우리의 생활 자체가 불가능할 수도 있다는 반대의 가설도 성립할 수 있다. 이러한 가정은 이미 현실에서도 느낄 수 있다. 2009년 해커의 공격으로 한국의 인터넷이 마비되었을 때의 상황을 돌이켜 보면, 미래를 상상해 보는 것이 더욱 쉬울 것이다. 이러한 상황에서 유비쿼터스가 우리의 생활과 환경에 미칠 영향에 대해서는 더 이상 논의가 불필요할 것이다. 더불어 이러한 유비쿼터스의 개념과 함께, 모든 것이 독자적 기술로서의 가치보다는 서로가 융합되고, 복합되어 더욱 높은 가치를 만들어 가는 융 · 복합(convergence)의 개념은 우리의 생활 속에 이미 느끼지 못할 정도로 파고들어 와 있다. 신용 카드와 교통 카드의 결합, GPS를 활용한 내비게이션과 통신까지 결합시킨 텔레매틱스 시스템, 버스 정류장의 안내 시스템, 인터넷과 방송이 결합한 IPTV 등 그 사례는 무척이나 많이 있다. 영화 매트릭스가 결코 영화 속의 장면만은 아닐 것이다.

3) 글로벌 헬스케어 시장에서 IT 기술의 활용 가능성

국내의 뛰어난 IT 인프라 및 한국민들의 높은 IT 활용률은 산업 전반에 걸쳐서 많은 변화를 이끌어 내고 있다. 이는 의료 분야라고 해서 예외는 아니다. 전자 차트 시스템, PACS(picture archiving communication system) 시스템, 처방 전달 시스템 등 병원에서 가장 중요한 영역인 진료 부분에서 이미 IT 기술이 없이는 진료가 불가능할 정도로 정착이 되어 있는 것이 현실이다.

국내의 IT 기술은 e-mail, 웹사이트 운영, 정보 검색을 뛰어넘어 다양한 분야 간의 컨버전스를 통하여 뛰어난 실용화 능력을 보유하고 있다. 이렇게 컨버전스를 통하여 발전한 IT 기술들은 글로벌 헬스케어 시장에서 다양하게 그 능력을 발휘할 수 있을 것이다. 글로벌 헬스케어의 환자 모집 단계 및 환자의 기초적 자료 수집 단계에서 단순히 정보를 e-mail을 통하여 전송하는 수준에서 벗어나, 원격 진료의 개념을 접목하여 사전 상담을 하고, 기초 바이탈 및 검진 데이터를 보면서 화상 진료를 통하여 정확한 환자의 상태를 확인하는 것에서 시작, 귀국 후 사후 관리 단계에서도 지속적으로 온라인 환경에서 환자의 상태를 모니터링하는 것까지 이어진다면, 한국의 진료 영역은 비단 국내에 한정되지 않고, 세계 시장으로 확대되는 경쟁력 확보가 가능할 것으로 판단이 된다. 또한 국내 병원의 치료 장면 등을 인터넷을 통하여 해외 현지의 가족들이 직접 볼 수 있도록 하는 영상 문병 시스템 등의 도입으로 해외에서 궁금해 하는 가족들에 대한 서비스까지 확대하는 등 글로벌 헬스케어 영역에서 IT 기술의 활용성은, 향후 기술의 발전과 다양한 기술들을 컨버전스할 수 있는 새로운 아이디어에 따라서 그 발전의 끝을 예측하기가 어려울 것으로 생각된다.

2. 유헬스케어 사업과 연계한 해외 환자 유치 마케팅

1) 유헬스케어(U-Healthcare)란?

유헬스케어(U-Healthcare)는 유비쿼터스(ubiquitous)와 헬스케어(healthcare)를 합성한 단어로서 "정보 통신(무선 기술과 네트워크 등)과 보건 의료를 연결하여 시·공간의 제약 없이 언제 어디서나 보건 의료 서비스를 제공하는 것"으로 보건복지부에서 2007년도에 정의를 하였으며, 2008년에는 "보건 의료와 정보 통신 기술의 융합을 통해 의료 소비자가 일상생활 속에서 보건 의료와 건강관리 서비스를 제공받는 환경"이라고 정의를 하였다. 그리고 보건산업진흥원에서는 "U-헬스 환경을 통해 언제, 어디서나 맞춤형의 접근이 가능해진 소비자 중심적 보건 의료 서비스를 말함. 여기서, U-헬스 환경이란 보건 의료 체계에 유비쿼터스 컴퓨팅이 도입됨으로써 보건 의료 자원(보건 의료 서비스 체계에 관련된 시설, 인력, 장비, 지식, 정보를 의미함)과 서비스 전달 체계의 지능화 및 네트워킹이 구현되어진 보건 의료 환경을 의미한다"고 정의를 하였다. 이 정의들을 쉽게 풀이한다면 의사가 시간적·공간적 제약 없이 유비쿼터스의 속성을 충분히 반영하여 소비자에게 의료 서비스를 제공할 수 있는 기술로 풀이할 수도 있을 것이다. 이를 가장 적극적으로 활용하고 있는 부분이 현재 국내에서 시범 사업으로 추진하고 있는 원격 진료 서비스로서, 의료 접근성이 떨어지는 의료 취약 계층과 의료 사각지대에 놓인 국민들을 대상으로, 유비쿼터스 컴퓨팅을 활용, 누구나 IT의 발달을 통해 좀 더 나은 삶의 질을 향상시킬 수 있도록 하고 있다는 점에서 21세기의 복지 인프라로 평가되고 있는 분야이다. IT와 각종 전자 기술 특히 센싱 기술의 발달로 인하여 의료 정보를 센서로 인식, 측정하고 분석하는 것이 가능해지면서, 기존의 의료 기관에서 이루어진 진료가 소비자의 입장에서 적시에 치료를 받지 못해 비효율성이 매우 컸던 데 반해, 진료를 받는 데 드는 소요 시간을 단축시켜 효율적인 의료 서비스를 가능토록 하는 방법으로 각광받고 있다.

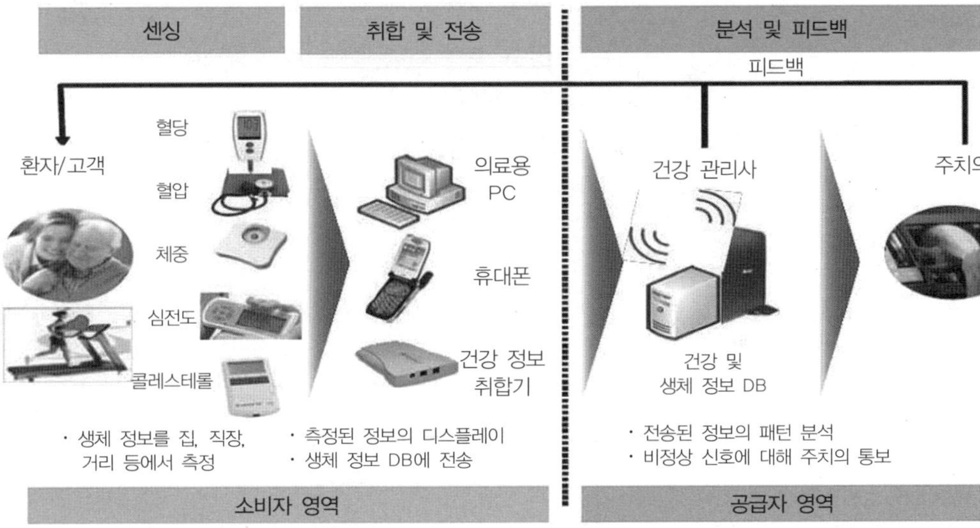

자료: 삼성경제연구소

[그림 III-1] U-Healthcare의 프로세스

2) 유헬스케어가 가지는 의미

유헬스케어에서 가장 큰 의미가 있는 점은, 시·공간의 제약을 없앤다는 것이다. 제한적 장소에서만 시행되던 한계를 극복하고 어디서나 의료 서비스의 제공이 가능하다. 이는 공간적 확장을 의미하며, 평소의 생활 영역에서 자동 검진과 질병 치료가 가능해진다는 개념에서는 시간적 확장을 의미한다. 이렇게 의료 영역이 확장되면서 의료 서비스의 고객인 환자 수가 늘어나고, 새로운 공급자들도 생겨나게 될 것이다. 이는 곧 그동안 공간적·시간적 제약으로 인해 의료 사각지대가 발생했던 곳에 대하여, 유헬스케어가 의료 사각지대를 해소하는 하나의 해결책으로 활용될 수 있는 가능성을 제시하고 있고, 또 한편으로는 그동안 각국이 상호 폐쇄적으로 운영해 왔던 의료 시장에 대하여 더 이상 국가들은 개입하지 않은 채로, 온라인상에서 각 의료 기관이 경쟁함으로써, 현재보다 의료 분야에서의 경쟁을 더욱 치열하게 만들 가능성을 유헬스케어가 높인다고도 볼 수 있다.

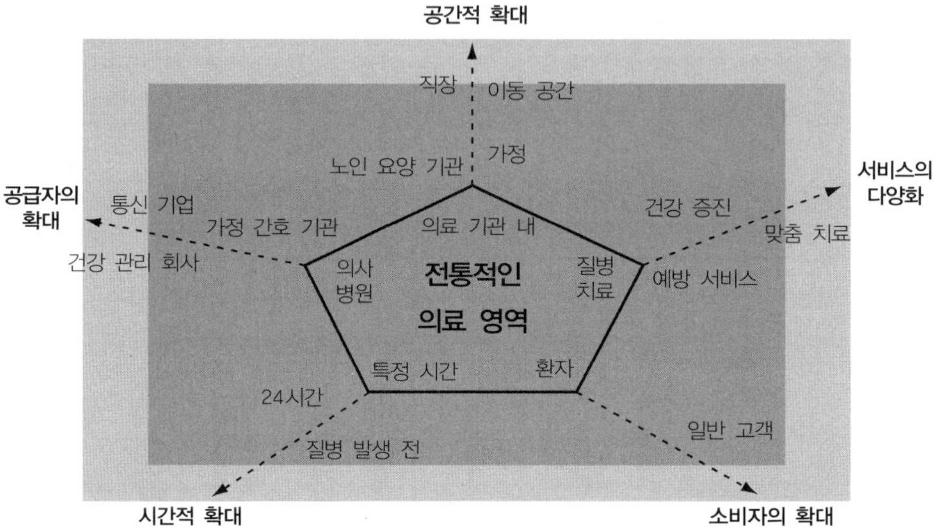

자료: 삼성경제연구소

[그림 III-2] 의료 영역의 확장

이러한 유헬스케어의 환경이 더욱 많은 관심을 끌게 된 것은 시 · 공간의 제약을 뛰어넘는 유비쿼터스 컴퓨팅의 속성 때문이다. 인구의 고령화가 가속되면서 성인병(생활 습관병, 만성 질환)의 상대적 비중이 지속적으로 높아지고 있다. 특히 과거 성인병이라고 정의 내렸던 4대 질환(고혈압, 당뇨병, 뇌혈관 질환, 심장 질환)은 단순한 생물학적 개념만으로는 한계를 가지고 있으며, 새로운 질병 관리 방법으로 생활 습관 개선을 통한 위험 요소 제거라는 접근이 요구되고 있다. 24시간 지속적으로 환자의 상태가 모니터링 되고, 모니터링된 정보가 의료 기관으로 집결되어 환자의 상태를 항상 확인할 수 있는 환경이 만들어지면서 자연스럽게, 개인별 습관들을 확인하고 이를 관리해 줄 수 있는 컴퓨팅 환경을 통해, 개인별로 맞춰진 헬스케어 서비스를 제공할 수 있는 환경을 유헬스케어가 마련해 주고 있다.

3) 유헬스케어의 글로벌 헬스케어 활용

위에서 언급했듯이 유헬스케어는 의료 서비스의 공간적 · 시간적 확장에 의미가 있다. 이를 활용한, 대형 병원과 로컬 의원 급의 네트워킹을 통해 의료 서비스 소외 지역에 대한 서비스를 제공하는 모델은 이미 국내에서도 시범 사업으로 시행되었다. 더불어, 이를 통한 의료비의 절감까지도 시도하고 있는 상황이다. 이러한 국내의 글로벌 헬스케어 사업 모델을 살펴보고자 한다.

(1) 글로벌 헬스케어에서의 유헬스케어 도입 배경

글로벌 헬스케어는 국내의 의료 서비스 제공 모델인 의료 기관과 소비자의 관계에서 국내의 해외 환자 유치 기관과 해외의 에이전시가 존재하게 된다. 당연히 유헬스케어를 운용하는 과정에서, 에이전시를 배제하게 되면 이익이 없어지게 되는 모델을 에이전시가 좋아할 이유가 없다. 따라서 의료 기관, 국내 유치 사업자, 해외 에이전시 모두가 이익이 되는 모델을 구성을 통하여 비즈니스 모델로 설계가 이루어져야 한다.

유헬스케어가 태동되면서 국내에서 모델로 제시되었던 의료 낙후 지역에 대한 고품질 의료 서비스를 제공하는 의료 비용의 절감이라는 모델에서 벗어나서, 비용의 절감 모델과 더불어 국내 입국 이전에 환자의 정보 확보 및 정확한 견적의 제시, 입국 이후 최적의 진료 서비스를 제공함으로써 높은 치료율의 확보 및 절감된 비용을 국내 관광에 활용하도록 유도하여 부가적 매출의 창출, 귀국 후 사후 관리를 통한 지속적인 인적 네트워크의 확보를 통한 한국의 글로벌 헬스케어에 대한 경쟁력 확보 등 다양한 과제를 동시에 해결해야만 하는 모델로서의 유헬스케어를 활용한 글로벌 헬스케어의 비즈니스 모델을 수립할 필요성이 높다고 판단이 된다.

특히 세계적으로 고령화 사회에 접어들면서 질병의 예방에 더욱 초점이 맞추어지는 헬스케어의 형태에 맞추어, 우리나라가 미래의 성장 동력으로 삼고자 하는 글로벌 헬스케어에서 단순히 한국을 치료 목적으로 방문하는 치료 관광 고객에 한정하지 않고, 웰니스를 추구하는 소비자를 대상으로 하는 건강관리 서비스를 제공함으로써, 세계적으로 발전하고 있는 유헬스케어에서 우리나라가 뒤처지지 않고, 나아가 같이 발전하기 위해 유헬스케어를 적극적으로 활용할 수 있도록 진행을 하여야 하나, 국내 제도 등의 미비로 시범 사업 수준에서 머물러 있는 것을 글로벌 헬스케어를 활용하여 상용화된 서비스를 먼저 시행한다면 세계적 선점 효과를 거둘 수 있을 것으로 판단한다.

(2) 글로벌 헬스케어의 비즈니스 모델

글로벌 헬스케어에는 단순히 국내의 의료 기관과 소비자의 관계처럼 단순한 관계가 아니라 더 많은 이해관계자들이 얽혀 있으며 환자 유치라는 국내 의료법상 내국인에게는 허용되지 않는 새로운 관계까지 포함되고 있다. 이러한 과정에서 의료 기관, 유치 업자, 해외 에이전시, 외국인 소비자까지 모두 만족할 수 있는, 경쟁력 있는 비즈니스 모델을 유헬스케어에서 찾아보고자 한다.

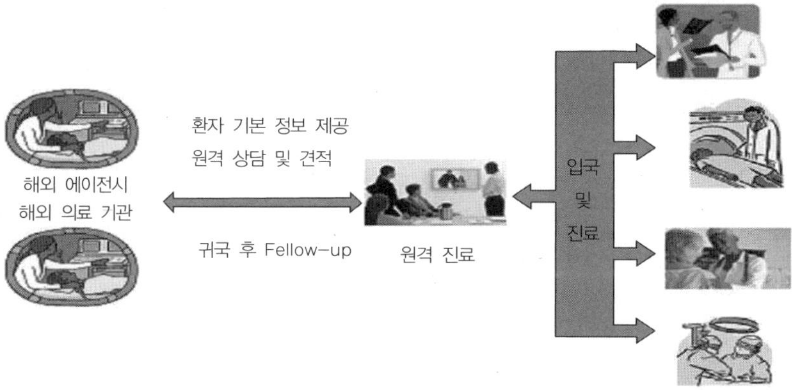

[그림 III-3] 유헬스케어를 활용한 글로벌 헬스케어 개념도

다시 언급하지만, 유헬스케어의 유의미한 부분은 시간적 · 공간적 확장성이다. 이를 적극 활용하여 글로벌 헬스케어에 접목하고자 한다.

우선 공간적 확장이다. 센싱, 취합 분석, 전송, 피드백이라는 유헬스케어의 일련의 업무 흐름 속에서 네트워크 기술은 이미 접목되어 있으며, 다양한 진단 기술들과 결합하여 많은 의료 정보를 전자화된 신호로 전환하여 전송이 가능한 형태로 변경이 되어 있다. 이러한 기술적 발전은 네트워크를 적절히 활용하여 공간을 뛰어넘어 외국의 환자와 국내의 의료진을 온라인상으로 연결을 해준다. 유비쿼터스의 기본적 개념을 충실히 활용하는 글로벌 헬스케어에서 유헬스케어의 활용 비즈니스 모델은 현지 에이전시에서 센싱, 측정된 소비자의 의학적 진단에 필요한 정보들을 전송하고, 통역 능력을 겸비한 코디네이터가 참가하여 화상으로 서로의 얼굴을 보면서 전송된 의료 정보를 확인하며 원격 진료를 시행하는 것으로부터 시작된다. 진료의 기록 및 국내 의료 기관의 진단 내용을 바탕으로 코디네이터는 정확한 견적을 즉시 산출하고 소비자에게 정보를 제공할 수 있다. 이 과정에서 단순히 현지 에이전시가 견적서만을 가지고 소비자를 설득하는 것에서 한 단계 더 발전하여 본인을 직접 진료할 의사와 사전에 상담 과정을 둠으로써 소비자의 신뢰도 향상에 기여할 수 있을 것이다.

두 번째로 시간적 확장이다. 센싱과 전송의 과정을 거친 의료 정보를 시차상 직접 연결이 어려울 경우 전송 및 사후 분석이라는 과정을 통하여 진단 및 견적의 프로세스가 이루어질 수 있을 것이다. 이 과정에서는 각 질환별로 표준화된 문진표 및 진단에 필요한 사항들을 사전에 준비하고, 협의할 필요가 있을 것이다. 더불어 입국 이후 조치를 위하여 입국 이전 단계부터 소비자에게 각 질환별 예상되는 처치에 따른 주의 사항을 사전에 공지하고, 지킬 수 있도록 하여 국내에서 더욱 빠른 대응을 통한 비용 절감을 이루어 주변 경쟁국보다 차별화된 의료 서비스를 제공할 수 있는 능력을 확보할 수 있다.

입국 전 상담 과정에서 유헬스케어를 활용하여 초진 및 기본적 정보가 이미 확보되어 있으므로 입국 후에 기본적 정보를 확보하기 위한 과정의 생략이 가능하며, 이는 곧 소비자의 비용 절감으로 이루어져 치료에 더 많은 비용을 지출할 수 있음을 의미하고 더욱 좋은 치료 효과를 기대할 수 있음은 당연한 결과일 것이다. 국내 체류 과정에서 유헬스케어는 외국인 소비자와 현지 가족 간에 치료 과정 및 결과를 상호 교류함으로써 한국 의료 수준에 대한 신뢰를 화면으로나마 소비자의 가족과 그 주변에 전파할 수 있는 마케팅의 기회를 만들어 갈 수 있으며, 한국에서 치료 후 귀국하여 사후에 지속적인 관리가 가능토록 하여 소비자의 의료에 대한 신뢰감과 만족도를 올려 줄 수 있을 것이다. 더불어 한국을 방문한 환자들은 지속적으로 현지 에이전시를 통하여 국내 의료기간과 네트워크를 유지함으로써, 현지 에이전시는 지속적으로 고객을 유지할 수 있으며, 국내 의료 기관은 현지 에이전시를 이탈하지 못하도록 하는 이익을 주며, 지속적으로 환자를 확보할 수 있는 서로 win-win이 가능한 비즈니스 모델을 완성할 수 있다.

(3) 유헬스케어의 마케팅 활용

① 한국의 글로벌 헬스케어의 차별화된 경쟁력 확보

한국이 글로벌 헬스케어 시장에 본격적으로 뛰어든 것은 불과 2~3년 전의 일이다. 이미 과거 오래전부터 글로벌 헬스케어 시장은 존재하여 왔다. 우리나라의 의료 수준이 낙후

되어 있던 시기 일부에서는 일본, 미국, 독일 등 의료 선진국으로 질병을 치료하고자 외유를 나섰으며, 싱가포르, 태국 등 글로벌 헬스케어에서 두각을 나타내고 있는 국가들도 적게는 10년 이상, 많게는 20~30년 이상 세계의 의료 서비스 시장을 대상으로 활동을 하여 왔다. 우리나라의 의학적 수준도 그동안 비약적 발전을 거듭해 왔으나, 세계적으로 인정받게 된 것은 불과 10년 내외의 일이다.

우리나라의 글로벌 헬스케어의 현황을 분석하여 보면, 뛰어난 의료 기술과 그에 비해 상대적으로 저렴한 가격을 경쟁력으로 갖고 있다는 것과 함께, 우리나라의 국가 브랜드가 중앙아시아, 러시아, 아랍, 동남아시아 등에서 전자 산업, 자동차, 건설업 등을 중심으로 매우 인지도가 높으며, 좋은 제품으로 자리를 잡아 나가면서 국가 브랜드 향상을 주도하고 있다는 점이 우리나라의 다른 상품과 서비스에 대한 해당 지역 소비자들의 기대감을 높여줄 수 있는, 시너지 효과를 발휘한다는 강점을 가지고 있으며, 정부가 차세대 성장 동력 육성 정책을 발표하고 실행하고 있다는 기회 요인을 찾을 수 있다.

반면에 짧은 의료관광의 역사로 인하여 관련된 인프라 등이 미비하다는 사실과 함께, 국내 병원들이 아직까지 의료에서 글로벌 스탠더드에 접근이 미약한 점은 분명 약점으로 작용하고 있다. 특히, 우리나라의 의료 기관들이 한국의 법 제도 틀 안에서 의료 행위를 진행하면서 공급자 우선 시장에서 편안하고 안정적으로 성장하는 동안 의료관광의 선진국들은 국가 간의 경쟁 환경에서 우위를 점하기 위하여 치열한 경쟁을 펼쳐 왔다는 점은 우리에게 위협 요소가 아닐 수 없다. 병원 내 다국어 지원이 가능한 코디네이터, 각국의 문화를 고려한 진료 프로세스, 입국 지원 시스템, 소비자 국가의 의료법 관련 연구 및 리스크 관리 등 다양한 측면에서 경쟁국보다 뒤떨어져 있는 현실은 분명 우리가 직시해야 할 상황이다. 이러한 환경에서 적게는 10년, 많게는 20~30년 이상 글로벌 헬스케어를 위해 투자한 국가들과 이제 막 글로벌 헬스케어 시장에 진입하는 우리나라가 동일하게 경쟁을 한다는 것은 매우 어려운 일이다.

따라서 한국의 글로벌 헬스케어를 세계 시장에서 인정받도록 하기 위해서는 경쟁국들과 분명히 차별화된 가치를 소비자들에게 주어서 소비자들로 하여금 한국을 선택하는 데 주저함이 없도록 할 수 있는 요소가 필요하다. 이러한 차별화된 요소로, 세계적으로 인정받고 있는 한국의 IT 기술과, 다양한 기술의 컨버전스를 통해 실용적이며 상용화된 하나의 상품을 만드는 데 뛰어나게 발휘하고 있는 우리나라의 역량을 적절히 활용하여, 경쟁국과는 분명히 다른 차별화된 요소를 육성, 글로벌 헬스케어 시장에서 한국의 입지를 찾아 나가야 한다.

글로벌 헬스케어 시장은 이미 무한 경쟁 시장이다. 강점으로 내세우고 있는 저렴하고,

우수한 의료 기술을 경쟁력의 원천으로 하여 한국은 글로벌 헬스케어 시장에서 경쟁하고자 하고 있다. 가격 경쟁력은 경쟁국이 가격을 내리면 곧 사라지고 만다. 한국의 우수한 의료 기술은 미국, 독일 등에 비교하면 뒤떨어져 있는 것도 사실이다. 이러한 모든 것들을 고려하여 한국만의 차별화된 요소들로 소비자들이 기꺼이 한국을 선택하고 그들이 기꺼이 비용을 지불할 수 있도록 만들어야 한다.

② 글로벌 헬스케어에서 의사 결정권자의 설득

글로벌 헬스케어에서 우리가 중요하게 생각하여야 할 것은 누가 방문 국가를 결정하는 데 가장 큰 영향력을 행사하는가에 있으며, 의사 결정을 하기까지 과정이 어떻게 일어나는지를 분석해 보아야 한다.

일례로 학생들이 공부하면서 학원을 선택한다든가, 과외를 받기 위해 교사를 선정한다든가, 아니면 학습 보조 교재로서 참고서와 문제집을 선정할 때 과연 누가 의사 결정의 주체가 되는가와 동일한 문제이다. 학원이나 과외 교사를 선정할 경우 학생이 초등학생이라면 모든 부분은 전적으로 부모가 결정을 할 것이지만, 중학교 또는 고등학교 학생이라면 학생들이 의사 결정의 과정에 일부 참여하게 될 것이다. 의사 결정이 이루어질 때 주위의 학부모나, 친구들의 영향력도 무시할 수 없는 요소일 것이다. 참고서나 문제집의 경우에는 학원의 강사나 과외 교사가 선정을 하게 될 것이다. 이렇게 의사 결정의 권한을 누가 가지고 있느냐에 따라서 마케팅의 목표가 달라지게 된다.

유헬스케어에서도 방문국을 결정하는 데 누가 의사 결정에 권한을 가지고 있으며, 의사 결정을 하는 데 누가 결정적 역할을 하게 되는지를 명확히 분석하고 그에 따라 마케팅 방법을 적절히 구사하는 것이 타당할 것이다. 방문국을 결정하는 데 있어, 우선은 의료 선진국의 정보를 수집하고, 이를 토대로 분석하고 결정하게 되는 프로세스를 거치게 되는데 누구나 알고 있듯이 의료 영역은 고도로 전문화된 영역으로 전문가들의 조언을 소비자들이 의사 결정에 많이 참고를 하고 있다. 이는 국내, 국외를 막론하고 통용되는 내용이다. 결국은 소비자들의 의사 결정에 결정적 역할을 하고 있는 해외 에이전시들에 대한 공략이 글로벌 헬스케어에서 중요한 마케팅 전략 중 하나가 될 것이다. 물론 한국의 의료관광 브랜드를 일반 소비자에게 인식시키는 매스 마케팅이 동반되어야겠지만, 전문적인 의료 관련 정보와 기술 수준 등의 이해를 겸비한 조력자들의 도움을 소비자들은 필요로 한다. 그러한 조력자들의 역할을 현지 에이전시들이 한다고 볼 수 있다. 따라서 위에서 언급한 유헬스케어 비즈니스 모델에 적용한다면 현지 에이전시들이 마케팅을 위한 효율적 수단으로 활용이 가능할 것으로 판단된다.

글로벌 헬스케어에서 현지 에이전시들은 두 가지 관점에서 의료관광의 대상국을 선정한다. 첫 번째는 대상국의 의료 수준으로 에이전시에게 의뢰한 소비자들의 질환을 적절한 비용으로 잘 치료를 해줄 수 있는 실력을 보유한 국가를 선정한다. 둘째는 자신들의 이익에 부합되는 국가를 선택한다. 결국 에이전시도 자신들의 이익을 위해 활동할 수밖에 없다. 동일한 조건이라면 자신들에게 좀 더 많은 이익을 보장해 주는 대상 국가를 선정할 수밖에 없다. 첫 번째 조건인 의료 수준은 한국이 높다는 것은 우리들 스스로 인정하며, 지속적으로 알릴 수 있는 객관적 자료들의 충분하다. 두 번째 조건인 에이전시에게 지속적 이익을 가져다주는 부분에 있어선 유헬스케어를 활용할 수 있다.

우선 소비자들 상담의 단계부터 살펴보자. 현재 한국은 의료관광의 주요 대상국으로 극동 및 중앙아시아, 동남아시아, 아랍, 미국 등을 꼽고 있으며, 이들 국가들의 의료 수준은 대체로 한국과는 많은 차이를 보이고 있다. 더불어 이들 대상 국가들은 그동안 싱가포르, 태국 등으로 많이 방문하였다. 따라서 초기 상담의 단계에서부터, 의료 수준이 낮은 러시아, 중앙아시아, 동남아시아, 아랍 등의 국가에서는 에이전시 사무실에 유헬스케어가 가능한 장비와 네트워크의 설치를 지원하여 이들로 하여금 대상 국가 선정을 위한 상담 및 견적 단계에서부터 한국을 선정할 수 있도록 유도하면 유리할 것이다.

에이전시 사무실(대부분 현지 의사)에서 초기 질환에 대한 진단 등이 이루어질 수 있도록 하고, 이러한 데이터를 유헬스케어를 통하여 국내 병원들과 연결을 하면서, 사전 상담 및 견적 단계에서 정확한 치료의 계획 등을 한국의 의료 기관과 함께 할 수 있도록 지원하면, 소비자들이 한국을 선택하는 데 도움을 줄 수 있을 것이다. 더불어 유헬스케어 관련 장비들을 모바일화하여 지원한다면, 아랍권의 부호들에 대한 상담을 진행할 때 단순히 방문 상담 이후 자료를 e-mail, 전화 등을 통하여 교환하고 진료 계획과 견적을 제공하는 것에 그치는 아니라, 모바일화된 유헬스케어를 통하여 소비자, 현지 에이전시, 한국의 의료 기관이 모두 참여하는 사전 상담 단계를 가져감으로써, 소비자에게 더욱 높은 신뢰를 주고, 소비자들의 선택을 도와줌으로써, 해외 에이전시의 마케팅 능력의 향상에도 도움이 될 것이다.

미국, 일본 등 의료 선진국의 경우 한국의 높은 의료 수준에 대한 이해와 신뢰도 형성이 우선되어야 하므로, 유헬스케어를 활용, 한국의 의료진과 직접 상담하도록 지원하면, 한국의 앞선 기술 수준을 보여 주는 데에 많은 도움이 될 수 있을 것이다.

한국에서의 치료 단계에서는 의료 정보가 해외에서 한국으로 들어오는 것이 아니라 반대로 치료의 과정에 대한 정보를 해외 에이전시에게 전송하여, 에이전시들이 환자의 가족들을 중간에 정기적으로 방문, 소비자의 치료 계획에 대한 진행 과정을 설명하고, 국내에 입국해 있는 환자와 영상 대화 등의 가능토록 지원하면, 이를 통하여 소비자의 가족들을 안심할 수 있도록 해줌으로써 소비자와 소비자의 주변까지도 한국의 의료 수준과 기술 수준에 대한 자연스런 홍보 및 마케팅이 병행되고, 소비자 본인에 대한 고객 만족뿐만 아니라, 소비자의 주변까지 만족시킬 수 있도록 관리할 수 있는 툴을 제공하게 되는 것이어서, 잠재 고객을 형성해 나가는 데 중요하게 작용될 수 있다. 특히 소비자들의 자녀들이 어릴수록 이러한 마케팅은, 한국에 대한 신뢰감 형성 및 미래의 잠재 고객 확대라는, 중요한 전략의 일환으로 수행되어야 할 것이다.

한국에서 치료를 마치고 소비자들이 귀국한 후 관리의 단계에서 유헬스케어는 현지 에이전시의 이익 창출에도 도움이 될 것이다. 모든 질병은 치료 이후 사후 관리가 매우 중요하다. 이 사후 관리 영역을 적극적으로 활용하면, 현지 에이전시에게는 지속적인 수익 창출의 방법을 제공하고, 우리나라에는 소비자들의 재방문 및 주변에 추천을 통한 마케팅에 활용이 가능하다. 국내에서는 환자 진료 시 항상 1~3개월 내에 병원을 재방문하여 지속적으로 질병에 대한 모니터링 및 관리를 진행한다. 이러한 과정을 유헬스케어를 통하여 글로벌 헬스케어에서도 활용할 수 있도록 할 필요가 있다. 현지 에이전시 사무실에 설치된 유헬스케어의 각종 장비를 활용하여 지속적이고도 정기적인 사후 관리를 진행하며, 이 과정에서 소비자는 정기적으로 현지 에이전시 사무실을 방문할 수밖에 없도록 프로세스를 만들고, 진료에 대한 비용을 낼 수 있도록 시스템을 구축하면, 현지 에이전시에게는 지속적 이익을 보장해 줄 수 있으며, 국내 의료 기관은 유헬스케어를 이용한 원격 진료를 통하여 의약품의 공급할 수 있고, 현지 에이전시와 지속적인 네트워크를 유지할 수 있어, 현지 에이전시들이 의료관광의 선진국이며, 경쟁국인 싱가포르, 태국 등보다도 우선적이며, 지속적으로 한국을 선택할 수 있도록 하는 중요한 마케팅의 수단으로 활용이 가능하다.

③ 새로운 성장 동력의 발굴

현재 세계의 유헬스케어 관련 시장은 의료 기기 메이저 기업들이 모두 뛰어들어, 지역사회 커뮤니티 중심의 만성 질환 관리 네트워크 및 의료 사각지대 중심의 원격 진료 시스템을 만들어 가는 데 많은 노력을 기울이고 있으며, 각국의 정부에서도 국민 의료비 부담의 절감을 위하여 이를 적극적으로 검토하고 있는 현실이다. 우리나라에서도 이것이 이미 시범 사업으로 전개가 되고 있으며, 관련된 장비들도 계속 개발되어 의료 기기 분야에서는 이미 새로운 성장 동력으로 인식되어 있다. 우리나라도 이러한 흐름에 발맞추어 한국의 뛰어난 IT 기술 및 개발 능력을 접목한다면 새로운 성장 동력을 만들어 갈 수 있다.

글로벌 헬스케어를 활용해서, 단순히 해외 환자 유치를 위한 원격 진료의 수준을 뛰어넘고, 시범 사업의 수준을 넘어, 글로벌 헬스케어를 통한 넓은 지역에 적용할 수 있는 상용화된 유헬스케어의 모델을 완성하면, 이를 한국의 글로벌 헬스케어 주 대상국인 러시아, 중앙아시아, 몽골, 아랍 국가 등의 국가에 각국 내 공공 의료의 사각지대를 해소할 수 있도록 하는 국가 단위의 프로젝트로 수출도 검토가 가능할 것으로 본다. 이것은 한국의 뛰어난 기술 간의 컨버전스 역량 및 기초 기술의 상용화 능력이 발휘될 때 세계의 어느 국가보다도 빠르게 경쟁력을 확보하여 진행할 수 있는 영역으로 판단된다.

④ 기대 효과

a. 소비자 측면

진단에서 치료에 이르는 전체의 과정들을 하나의 집적된 정보로 관리하게 되면서 한국 내 어떠한 의료 기관과 연결되어도 본인의 정확한 질환 및 과거 치료 이력에 대한 공유를 통해 정확한 진료 및 관리가 가능하며, 주기적인 상담 서비스와 건강 상태에 따르는 다양한 예방 프로그램(식이 처방, 운동 처방 등)을 제공받는 등 평생 한국의 높은 의료 수준을 소비자가 지속적으로 제공받을 수 있다는 내용이다. 현재까지 외국인 환자에 대하여 어느 국가의 어느 병원에서도 외국인 환자의 퇴원 이후의 사후 관리까지는 엄두를 못 내고 있다. 한국의 병원도 국내 환자에 대하여 환자가 자발적으로 병원을 방문하기 이전에는 사후 관리를 할 수 있는 방법이 없다. 최근 몇 년 내 방문 간호, 재가 요양 등의 프로그램들을 통하여 일부 시행은 하고 있으나, 이것이 의사의 직접적 진료를 보장하지는 않는다. 물론 유헬스케어가 소비자들을 강제적으로 병원으로 이끌어 낼 수 있도록 보장하는 것은 아니다. 다만, 내국인 소비자들이 본인의 의지에 따라 언제든지 의료 기관을 방문하여 사후 관리가 가능한 것처럼 한국에서 치료를 마치고 귀국한 소비자들이 언제든지 한국의 의료진에게 사후 관리를 받을 수 있는 창구를 마련해 둠으로써, 소비자들에게 한국의 의료 기관에 쉽게 접근할 수 있도록 하는 권리를 보장해 주자는 것이다.

소비자들은 우리나라의 유헬스케어를 통해, 새로운 가치를 추구하는 유비쿼터스의 목적을 충실히 확인할 수 있을 것이며, 이러한 새로운 가치는 인간 삶의 질적 향상을 위한 또 다른 새로운 계기가 되어 발전할 수 있을 것이다.

b. 에이전시 측면

한 번 방문한 고객을 평생 본인의 고객으로 확보할 수 있어서 지속적 수익 창출의 바탕을 만들어 갈 수 있다. 에이전시에게 많은 수의 소비자 및 소비자 정보, 특히 소비자 개개인의 건강 상태까지 관리되고 있는 의료 정보를 가지고 있다는 것은 에이전시로 하여금 지속적 수익 확보가 보장되는 아주 중요한 분야이다. 다만, 이 경우에 에이전시가 소비자를 좌지우지하면서 국내 의료 기관들이 에이전시에 끌려 다니는 것을 막을 수 있는 기술적 장치가 필요할 것이다. 이 부분은 의료 정보의 데이터 하우스를 어디에서 보관하도록 만들 것이냐가 중요한 문제이다. 결국 소비자 정보는 에이전시, 국내 의료 기관 등의 가장 탐내는 수익 창출의 원천이 될 것이다. 더불어 에이전시들에게 경쟁국보다 더욱 정확하고 빠른 의료 관련 정보 및 견적 자료를 제공함으로써, 한국의 의료 기관에 대한 신뢰도를 증가시켜 소비자의 최종 의사 결정에 결정적인 영향을 끼치도록 할 수 있는 차별화된 요소를 제공할 수 있다.

c. 의료 기관 측면

환자의 사전 정확한 상담과 사후 지속적 관리를 통하여 한 번 의료 기관을 방문한 소비자를 평생 고객화할 수 있다. 소비자들은 방문한 의료 기관에서 만족할 경우 잘 바꾸지 않으려는 속성을 가지고 있다. 이를 적극 활용하여 소비자를 유치한 의료 기관의 경우 치료 과정에서 소비자가 만족할 수 있도록 하고, 평생 고객화되도록 한다면 의료관광 선진국들과 이제 의료관광을 시작하고 있는 우리나라와의 격차를 줄이는 데 드는 자원을 절약할 수 있을 것이며, 더불어 새로운 사업 기회를 다양하게 창출할 수 있을 것이다. 더불어 환자들은 공간을 뛰어넘어 언제든지 한국의 의료 기관에 자신이 원할 때 직접 방문은 아니더라도, 네트워크상으로라도 한국의 의료진과 접촉할 수 있는 기회를 제공함으로써, 소비자에게는 본인의 질병에 대하여 의료진과 만날 수 있는 권리를 보장하고, 의료 기관은 지속적으로 소비자와 만날 수 있는 채널을 확보함으로써 글로벌 헬스케어의 지속성을 확보해 나갈 수 있는 기본적 시스템을 완성할 수 있다.

d. 정부/지자체 측면

한국이 유헬스케어를 글로벌 헬스케어에 접목하여 전 세계에서 가장 먼저 적극적으로 활용하고 발전시켜 나갈 수 있다면 현재까지 세계 각국들의 자국 내에서만 구축하려고 노력하는 유헬스케어 산업에서 전 세계적으로 선도자적 위치와 글로벌 헬스케어의 허브의 위치를 만들 수 있을 것이다. 이는 곧 최초로 지역 커뮤니티를 뛰어넘어, 의료 사각지대에 적용할 수 있는, 시범 사업 수준을 넘어서는 상용화된 모델을 운영하는 것으로, 의료 수준이 낙후된 국가에 국가적 의료 시스템을 제안하고, 판매할 수 있는 신 성장 동력으로 발전시킬 수도 있을 것이다.

지자체들은 킬러 서비스를 활용한 지식 기반의 유헬스케어 의료 서비스의 허브 도시로의 발전과 함께 신 성장 동력 산업의 발굴과 의료관광 산업의 발전으로 지역 경제의 활성화를 동시에 꾀하며, 의료 서비스의 허브 도시를 실현함으로써, 지역 경제 활성화를 꾀할 수 있는 중요한 분야가 유헬스케어는 될 수 있다.

3. 향후 전망과 발전 방향

1) 유헬스케어의 미래

전 세계가 이미 하나의 네트워크로 통합되어 움직이고 있음은 분명한 사실이다. 18세기부터 진행되어 온 산업 혁명보다 20세기 후반부터 진행되어 온 정보 혁명이 세계에 끼친 영향이 더 높다는 것도 부인할 수 없는 사실이다. 21세기는 정보와 지식이 부가가치 창출의 가장 근간을 이루는 요소이며, 결국 정보를 많이 보유하고, 효율적으로 잘 활용하며, 관리를 하는 곳에서 더 많은 부가가치를 창출해 낼 수 있다. 이는 곧 앨빈 토플러(Alvin Toffler)의 『제3의 물결』에서도 언급한 사항이며, 블루칼라(blue collar), 화이트칼라(white collar)를 넘어서는 골드칼라(gold collar)의 시대에서는, 생산에 대한 전통적 3요소인 토지, 노동, 자본에 이제는 정보의 영역이 추가되고, 노하우(know-how)에서 노웨어(know-where)가 더욱 중요한 시대를 지나면서 정보는 곧 힘이며, 돈이라는 논리가 형성되었다.

21세기에 정보의 중요성은 의료 분야에서도 마찬가지이다. 의학 및 의료 산업의 발전 과정을 살펴보면 수많은 사람들을 치료하는 과정에서 나온 축적된 자료에 기반하여 새로운 치료법을 만들어 가고, 발전시켜 왔으며, 보다 정확한 진단을 위하여 수많은 진단 방법과 의료 기기들이 발전해 왔다. 그렇게 발전해 온 의료 분야에서 최고의 결정판은 확보된 정보를 어떻게 효율적으로 관리하고 사용할 수 있는가를 고민하며 만들어진, 의료 기관 내부에서 활용되는 의료 정보 전달 시스템, 전자 차트 시스템, 의료 영상 정보 전달 시스템 등이다. 이러한 정보들을 가지고 새로운 질병들을 발견해 나가고, 질병에 대한 치료법을 만들어 가는 현재 시대에서는, 의료 서비스 시장에서도 누가 소비자의 정보를 더 많이 확보하고, 활용하느냐에 따라서 미래의 의료 산업에서 승자가 결정될 것으로 생각한다. 이것에 대한 단적인 예는 2009년 여름부터 전 세계를 강타한 신종 인플루엔자의 유행 속에서도 찾을 수 있을 것이다. 의료 선진국들은 보유하고 있는 정보를 적극 활용하여 유행에 대비하고 이를 사업 기회로 활용하는 반면에 그렇지 못한 국가들은 치료제 확보에도 어려움을 겪으며, 국민들의 죽어 가는 모습을 지켜볼 수밖에 없었다.

이러한 21세기의 패러다임의 변화 속에서 유헬스케어의 미래는 한국 의료 산업의 경쟁력을 확보하는 데 있어서 매우 중요한 요소로 자리매김을 할 것이다.

2) 유헬스케어의 발전 방향

유비쿼터스는 이미 거스를 수 없는 대세이다. 20세기를 이끌어 온 정보 혁명의 결정판으로써, 21세기 초반을 이끌어 나갈 것이다. 이미 원격 진료가 시행되고 있는 상황에 더해, 유헬스케어를 활용하여 의료 서비스의 새로운 전기를 마련할 수도 있을 것이다. 현재 유헬스케어를 활용한 모델로 제시되고 있는 부분은, 지역 커뮤니티 내에서의 유비쿼터스 컴퓨팅 기술을 활용한 센싱, 정보의 취합, 진단, 대응 단계들인데, 이는 수십 년 전만 하더라고 전혀 예상하지 못했던 새로운 변화이다. 유헬스케어는 헬스케어적 측면에서 현재 사람이 이동하면서 의료 행위를 하는 근본을 바꿀 것으로 생각한다.

이러한 움직임은 이미 우리의 생활 속에서 변화를 낳고 있다. 과거 사람이 직접 하지 않으면 안 되었던 업무들, 예들 들어 수도나 전기 계량기의 검침은 검침원이 직접 검침을 하든가, 아니면 거주자가 스스로 검침하여 숫자를 적든가 입력하는 방식으로 진행되었다, 그러나 이제는 발달된 센싱 기술과 네트워크 기술의 결합을 통하여 원격 검침이라는 시스템으로 전환되어 시행되고 있다. 또한 군사 기술에서도 무인 항공기를 네트워킹 기술을 활용해 원격에서 조종하여, 정밀 폭격이나 정찰 활동을 수행하고, 조기 경보기나 전투 로봇들을 앞세워서 무인 전투 환경을 만들어 가고 있는데, 이때 쓰이는 센싱 · 정보 수집 · 분석 · 데이터 제공 · 임무 수행의 기술들이 유비쿼터스 컴퓨팅 환경에서 기술 간 융합을 통하여 발전해 온 것들이다.

이러한 기술들이 의료 서비스에 적용될 경우를 가상해 본다면 유헬스케어의 발전 방향을 얼마간이라도 가시적으로 짐작해 볼 수 있을 것이다. 단순히 센싱된 생체 정보를 가지고 원격 진료를 통하여 처방전을 발행해 주는 수준이 아니라, 네트워킹 기술을 활용해 무인 전투기를 조종하는 것처럼 다빈치 수술 로봇도 수술장이 아닌 원격지에서 화면을 통하여 모니터링하면서 현지 스태프의 약간의 도움만으로 원격 수술을 시행하는 것과 같은 진료 환경도 구축이 가능할 것이다.

이러한 유비쿼터스 컴퓨팅의 발전은 국가 간의 경계를 허물고 있다. 지역 커뮤니티 중심으로 초기 구성 및 발전되는 유헬스케어의 모델은 향후 전 세계를 하나의 의료 네트워크로 연결하여 현재 의료 기관 내에 머물러 있는 의료 정보 소통의 한계를 허물어 별도의 저장 매체 없이 소비자의 의사에 따라 자유롭게 이동하며, 인류의 복지 발전에 기여하는 하나의 의료 서비스 패러다임으로 변환될 것이다.

IV. 글로벌 헬스케어 코디네이터 실무 과정

1. 해외 환자 관련 업무 프로세스 실무

1) 의료관광 코디네이터의 이해

(1) 의료관광 코디네이터의 정의, 개념 이해

① 의료관광 코디네이터의 정의

의료관광 코디네이터란 국내 병원에서 진료와 치료를 받고자 하는 외국인 환자에게 유능한 의료진을 연결시켜 주고 환자와 동반 가족들의 국내 체류·관광을 지원하는 전문 직종이다. 의료관광 코디네이터가 되기 위해서는 의료 및 관광 분야의 지식과 어학 실력은 물론 세련된 매너가 필수이다. 그동안 쇄국 산업의 울타리에 갇혀 있던 의료 서비스 산업의 경쟁력을 키우고자 하는 논의가 활발해지면서 의료관광 산업의 '엔지니어' 역할인 의료관광 코디네이터에 대한 관심이 높아졌다. 이에 정부는 의료법 개정을 통해 해외 외국인 환자의 국내 병원 유치 활동을 허용하고, 의료관광 유치 업체와 병원에서의 의료관광 전문 코디네이터 고용제를 도입했다.

통상 해외 환자 유치 관련 인력 양성에 대해 이야기하자면 가장 먼저 떠오르는 직종이 의통상 해외 환자 유치 관련 인력 양성에 대해 이야기하자면 가장 먼저 떠오르는 직종이 의료관광 코디네이터라는 인력이라 할 수 있다. 의료관광 코디네이터의 업무란 위에서 밝힌 바와 같이 사전 질병 상담에서부터 견적 산출, 입국 비자를 위한 서류 발급 업무 그리고 입국에서부터 출국까지 환자를 위한 비용, 의료 관련 상담, 개별 고충 상담 등을 포괄하며, 더불어 의료 전문 상식을 기반으로 한 전문 통역을 겸하고, 다양한 문화에 대한 이해가 수반되어야 하는 일이다. 그리고 의료 사고 발생 시 환자와의 최접점에서 모든 처리를 해야 하는 위험 관리까지가 가능한 사람이어야 하기 때문에, 다재다능한 인재가 양성되어야 하는 것이다. 업무 범위가 넓고 의사소통의 작은 오류에도 리스크가 큰 업무이기 때문에 좀 더 명확하고 세분화된 전문가가 필요하다.

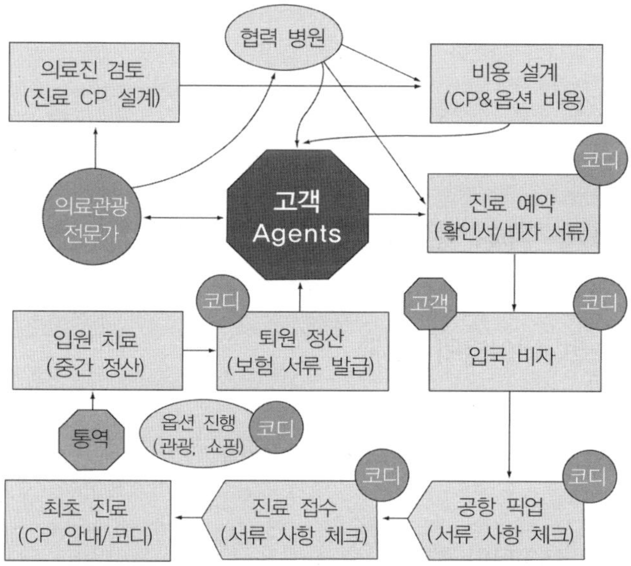

[그림 IV-1] 의료관광 코디네이터의 역할 프로세스

② 역할과 중요성-전문화된 분야별 인력에 대한 역할

a. 마케팅 지원 활동 '의료관광 코디네이터의 가장 큰 업무'

코디네이터의 업무 중 마케팅 지원 활동이 매우 중요하다. 이는 해외 환자를 직접 유치하는 마케팅 활동이 아닌 이미 유치된 환자의 니즈와 성향을 정확히 파악하여 적정한 치료에 대한 코디를 하고 기타 수익 발생을 이끌어 내는 모든 활동이라 할 수 있다. 다시 말해 적절한 코디를 통해 병원의 매출을 최대한 보장하고 환자에게는 양질의 의료 서비스를 제공해 줄 수 있는 역량이 바로 마케팅 능력이라 할 수 있겠다. 그러나 현실은 코디네이터의 업무를 극히 한정시키거나 또는 너무 많은 역할을 부여하여 집중력과 전문성을 제대로 발휘할 수 없게 만든다. 따라서 사용자(병원, 유치 업체) 측의 적정한 업무 분장의 필요하며, 전문적이고 적극적인 개인의 노력이 뒷받침되어야 한다.

이해를 돕기 위해 다음의 예를 들어 보도록 한다.

> 러시아에서 두 모녀가 종합 건강 검진과 휴식을 위해 7일간의 일정으로 한국의 한 병원을 찾았다. 검진은 2일에 걸쳐 모두 완료되었고, 남은 5일간의 일정에 대해 관광을 권유했으나, 모처럼 두 모녀가 조용히 휴식을 한다며 병원에 체류하기를 원하여, 코디네이터는 원내에서 할 수 있는 휴양 패키지(뷰티 테라피, 마사지)를 권유하였고, 두 모녀는 러시아와 가격, 서비스 수준을 비교한 후 그 자리에서 각 10회 뷰티 테라피 서비스를 선택하였다. 귀국 날짜가 5일 남은 상황에서 10회를 선택했다면 하루에 두 번을 해야 한다는 결론이다. 바로 이러한 서비스 판매를 적절히 유도하는 것이 코디네이터의 역량이다. 이 상품을 권유한 코디네이터는 10회의 서비스 이용에 1회 무료 서비스를 더해 주겠다는 제안을 하고 선택을 유도했던 것이다. 결국 두 모녀가 지불한 비용을 계산해 보면 종합 검진으로 지출한 비용보다 부대 비용(뷰티 테라피)으로 지출한 돈이 훨씬 컸다.

이 사례를 통해 알 수 있듯이 의료관광이 환자를 해외에서 유치하는 것만으로 끝나는 것이 아니며, 적극적인 코디를 통해 고객의 만족과 병원의 수익을 창출할 수 있는 코디네이터의 역량이 무엇보다 중요시되는 업무라고 할 수 있겠다.

b. 의료 사고 사전 예방을 위한 리스크 매니저의 역할

해외 환자 유치 사업에서 가장 먼저 걱정하고 준비되어야 할 사항은 바로 의료 사고와 관련된 부분이다. 앞으로 해외 환자는 계속 증가할 것이다. 따라서 의료 사고라는 부분은 국내외를 막론하고 발생할 수밖에 없는 위험 요소이다.

국내와 외국의 의료 분쟁에 대한 기존의 해결 절차와 방법에 대하여 비교 분석하고 외국인 환자의 진료 프로세스 하나하나에 내재되어 있는 리스크를 예상하여 그 관리를 어떻게 해야 하는지 대안을 준비해야 한다.

예를 들어 환자의 모든 동선을 다시 한 번 체크하고 일어날 수 있는 모든 사안에 대해 매뉴얼화하여 고객과 보호자에게(반드시 보호자에게도 여러 위험성에 대해 고지하고 서약을 받아야 한다) 고지하고 서약을 받아야 한다. 필요하다면 상세한 기록과 녹취, 녹화 등을 사전 양해를 구하여 준비해야 한다. 따라서 코디네이터에게는 리스크 매니저로서의 전문 영역이 확보되어야 한다.

c. **의료 전문 통역자로서의 역할**

각 의료 기관의 현실로 보아 아직까지 많지 않은 외국인 환자를 위해 별도의 전문 의료 통역사를 고용하기란 쉽지 않다. 그렇다고 외국어만 되는 비전문가를 쓰기에는 검증되지 않은 위험을 생각하지 않을 수 없다. 우선 각 기관마다 장기적인 관점에서 외국어가 가능한 전문 의료인을 양성 또는 고용하는 게 가장 바람직하다고 생각한다. 현실적으로 재정 부담을 느낄 수밖에 없지만 역시 장기적인 관점에서 보면 기관이 직접 고용해 적절한 교육과 훈련을 통해 최적의 전문가로 양성해야 한다는 의견이 지배적이다.

그러나 현실적인 여건으로 보면 이 또한 쉽지 않기 때문에 다른 방법을 제안해 본다. 가장 좋은 방법은 역시 의료인이 전문 통역사의 역할을 해야 한다는 것이다. 하지만 고액의 연봉자인 의사를 통역사로 활용할 수는 없으므로 간호사 등과 같은 의료인들이 통역사의 역할을 담당해야 한다는 것이다. 그러나 의료인이 외국어까지 능통하기는 어렵다는 문제점에 또 직면하게 된다. 그래서 의료인이면서, 해당 국가 언어와 한국어가 가능한 전문가 중에서 대안을 찾아야 하는데, 바로 국내에 거주하고 있는 다문화 가정의 의료인 출신이 해결 방안이 될 수 있다고 본다.

이미 7년 전부터 한국에 거주하는 다문화 가정 의료인 출신을 발굴, 교육하여 훈련을 거친 지금, 최정예 인력으로 양성한 청심국제병원이 매우 좋은 사례라고 할 수 있겠다.

청심국제병원은 전국에 분포되어 있는 다문화 의료인들을 찾아 전국을 돌며 설명회를 갖고 필요 인력에 대한 교육을 통해 약 300여 명의 의료인 전문가를 배출하였다. 이렇게 배출된 인력은 청심국제병원과 각 지역별로 필요로 하는 의료 기관에 정규 취업자, 파트타이머, 간병인 등으로 활동할 수 있도록 정보를 제공하였고 별도 조직을 구축하여 활용하고 있다. 또한 이러한 성과를 꾸준히 정부와 각 의료 기관과 그리고 연관 기관들에게 전파하여 지금은 모든 지자체와 정부에서 다문화 가정을 활용한 의료 통역사 등의 교육 과정을 개설하게 이르렀다.

물론 최선의 선택은 바로 한국 의료인이면서 외국어가 능통한 사람이겠지만 그렇지 않다면 차선으로 생각해 볼 수 있다는 것이다. 그러나 반드시 적절한 교육과 훈련이 뒷받침되어야 한다. 한국의 의료 기관은 자신들이 근무하던 자국과는 문화, 환경 등에서 상당한 차이가 있기 때문이다.

이와 관련된 사례를 소개한다.

> 한 외국인 환자가 종합 검진을 받고자 내원하여 통역사와 함께 사전 문진을 하는 과정에서 직장 내시경 검사에 대한 설명을 따로 하지 않고 수면 내시경을 시행 중 수면이 채 되지 않은 상태에서 직장 내시경을 시행하다 내시경에 대한 이해가 부족한 환자가 놀라서 뒷부분이 터져 있는 가운만을 입고 원내를 뛰어다닌 우스꽝스러운 사례가 있었다. 당시 검사 진행 중 의사가 여러 가지 검사 방법을 안내했으나 통역사가 적절히 통역하지 못해 일어난 해프닝으로서 결국은 정확한 통역 설명과 사전에 다국어로 작성된 안내 설명서에 대한 고지와 서약을 받아야 한다는 교훈을 주고 있다.

d. 의료 전문 상담사(설계사)의 역할

해외 환자 유치의 경로를 보면 대략 다음과 같다.

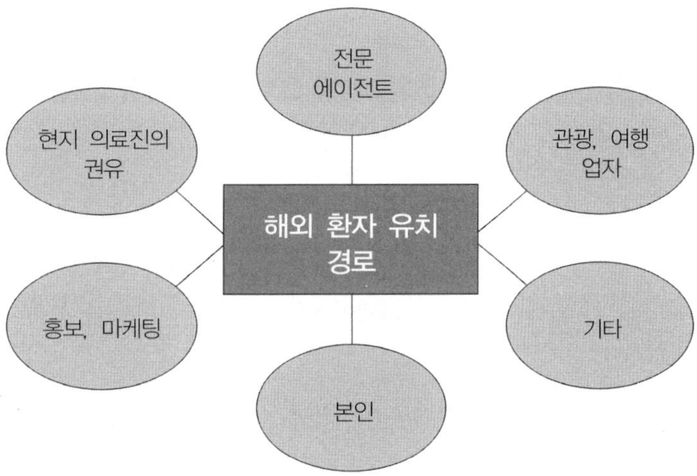

[그림 IV-2] 해외 환자 유치 경로

또한 유입 경로를 살펴보면 다음과 같다.

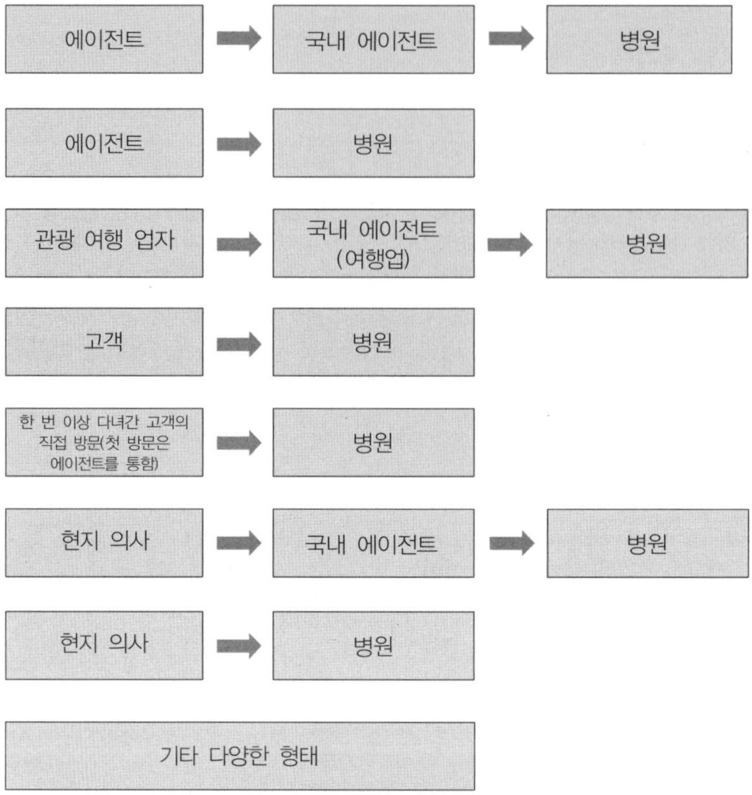

[그림 IV-3] 의료관광 경로별 프로세스

위와 같이 다양한 형태로 한국이란 목적지에 의료관광을 오게 된다.

유치 형태는 다양하지만 상담자의 역할은 위와 같은 복잡한 구조에 비해 의외로 프로세스가 간단한다. 외국인 환자가 상담을 의뢰할 때는 전화와 e-mail을 통해 하게 된다. 물론 최초의 상담 내용으로는 부족한 정보와 한정된 내용을 기초로 좀 더 구체화하는 작업을 진행하게 된다. 먼저 가족의 병력 확인하고, 현지 의사 진료 및 검사 내역 등을 통해 기초 자료를 완성한다. 이렇게 작성된 자료는 한국어로 번역하여 담당 주치의와 상의 후 검사 내용과 수술, 치료 방법에 대한 설계를 하게 된다.

다음은 비용 산정이다. 이렇게 설계된 내용을 담당 원무팀과 보험 심사과의 결과 그리고 기타 옵션을 포함한 비용을 모두 합친 후에 최종 견적이 산출되며 이 모든 자료를 다시 고객이 쉽게 이해할 수 있는 정형화된 문서(견적 설계서)로 번역하여 제공하게 된다.

이런 일련의 수고를 통해 유치되는 환자의 확률은 약 8% 내외로 매우 낮은 편이다. 환자 유치 성공 확률을 높일 수 있는 방법이 의료관광 산업의 발전과 직결됨에 따라 해외 환자 유치 현장의 최전방에서의 코디네이터 능력과 역량이 높이 평가될 수밖에 없는 것이다.

다음은 전문 상담사의 역할이 얼마나 중요한지를 알 수 있는 사례를 소개한다.

> 극동러시아 에이전트로부터 급한 연락이 왔다. 지금 자신의 고객이 싱가포르 모 병원으로 예약을 한 상태인데 한국의 당신 병원으로 보내고 싶다. 빠른 견적서(설계서)를 보내 달라고 하였다. 그러나 이미 퇴근시간이 지났고 견적서를 만들기에는 시간이 촉박하여 포기하려 하였으나 이 코디네이터는 재치를 발휘하여 즉시 보내온 환자의 히스토리를 해외의 국제 병원으로 견적 문의하였고 다음날 아침 이 환자에 대한 견적서가 도착하였다. 코디네이터는 이 견적 내용을 참고로 즉시 설계서를 작성하여 비교 견적을 만들어 에이전트에게 즉시 송부하였고, 에이전트는 자신의 고객으로부터 이 정도의 견적 시스템이 갖추어져 있는 병원이라면 신뢰감을 갖고 본인의 건강을 맡길 수 있겠다는 결정을 유도하여 환자를 유치한 사례이다.

e. 고객의 신뢰를 받을 수 있는 대상자의 역할과 일반 안내 업무

현재 한국 병원들이 가장 먼저 개선해야 될 내용은 바로 의료진과 직원들의 서비스 마인드 제고를 위한 체질의 변화이다. 앞에서도 언급한 바와 같이 그 동안 한국 의료 기관은 상대적으로 보수적인 울타리 안에서 안주하며 지내 왔다. 그러나 이제는 모든 산업의 동향이 고객 중심의 서비스를 최우선으로 하고 있다. 따라서 한국 고객뿐 아니라 외국인 고객을 진료하는 데 있어 가장 중요한 부분이 서비스 정신을 바탕으로 형성된 신뢰라고 할 수 있다. 예를 들어 처음 상담했을 당시의 비용과 정산 시 금액의 차이가 생길 수 있는 작은 사례조차 포함된다. 외국 환자의 경우 말과 문화가 다른 낯선 타국에서의 의료 서비스를 경험한다는 것이 얼마나 두려운지는 미루어 짐작하고도 남는다. 이런 두려움을 없애기 위해서는 세심한 배려와 친절한 말투, 행동 그리고 시스템화되어 있는 각종 서비스 및 진료 환경을 제공해야 한다. 고객 중심의 사고와 진료 서비스를 개발하고 정기적인 교육을 통해 지속적인 서비스 개선 활동을 전개해야 한다.

이와 같이 제반 서비스에 만족한 고객에게서 코디네이터는 한층 손쉽게 모든 목표를 달성하게 되는 것이다. 좀 더 쉽게 말하자면, 서비스의 만족한 고객은 코디네이터의 마케팅 활동에 적극적으로 따르며, 서비스에 만족한 고객은 의료 사고에 대해 원활한 해결을 원하게 되고, 서비스에 만족한 고객은 다소 불편한 통역 서비스에도 양해를 해준다. 따라서 가장 기본이 되는 친절과 시스템화된 서비스는 위와 같은 모든 문제를 한 번에 해결할 수 있는 가장 효과적이고 쉬운 방법인 것이다.

f. 문화 전도사의 역할

세계는 끊임없이 변화하고 있고, 그만큼이나 세계의 문화적 교류는 활발하게 이뤄지고 있다. 또한 빠른 속도로 발전하고 있는 의료관광 시장도 마찬가지이다. 해당 문화의 차이에 대한 깊은 이해와 수용이 없다면, 이로 인해 일어날 수 있는 부정적인 영향에서 벗어날 수 없을 것이다. 따라서 변화하는 글로벌 사회를 반영한 공통적인 에티켓과 문화 정도는 충분히 인지하고 준비해야 한다. 이는 한국의 글로벌화를 통해 한국 브랜드 가치를 높이고 나아가 해외 환자 유치에 중요한 역할을 할 것이다.

얼마 전 국내 한 병원에서 코디네이터가 미국인 환자를 안내하여 검사실로 향하던 중 엉뚱한 방향으로 가는 환자를 순간적으로 팔을 낚아채듯이 반대 방향으로 끌어당겨 환자로 하여 큰 불쾌감을 주었다며 화를 내고, 소송까지 진행될 뻔한 사례가 있었다.

여기에 또 다른 사례를 소개해 본다.

> 한국의 유명 어학원에서 근무하는 한 미국인 여강사가 병원을 찾은 일이다. 환자를 안내하던 한국 코디네이터가 상담 중 계속 가슴을 쳐다보며 이야기했다는 것이다. 바로 이어서 진료를 보던 의사 역시 진료를 보면서 자신은 쳐다보지도 않고 모니터만 보면서 이야기하고 통역을 하던 코디네이터는 계속 자기 가슴을 쳐다보면서 말하는데 도저히 불쾌해서 다시는 한국에 오지 않겠다며 책임자와의 면담을 요청하였다. 그런데 그 한국 코디네이터의 습관적으로 눈을 마주치지 못하고 시선을 약 30cm 정도 아래를 보고 이야기 하는 버릇이 외국인의 문화로는 도저히 이해하지 못했던 것이다. 더욱이 불쾌한 상태에서 진행된 의사의 무시하는 태도의 행동에서 결국 폭발하고 만 것이다.

외국인과 대화할 때는 눈을 쳐다보고 대화해야 한다. 눈을 떨어뜨리면 오해를 받을 수 있으며 반대로 상대편을 너무 뚫어지게 쳐다보지 말아야 한다는 극히 상식적이고 간단한 에티켓을 지키지 못한 결과가 얼마나 큰 결과를 낳을 수 있는지를 보여 주는 좋은 사례이다.

이어서 또 다른 사례를 더 소개하고자 한다.

미국의 한 환자가 위암 수술을 위해 한국의 모 병원에 예약하였다. 드디어 입국 날짜에 맞춰 입국한 이 환자는 공항에서 황당한 경험을 하게 된다. 당연히 마중 나올 줄 알고 있었던 병원 직원이 아무리 기다려도 나타나질 않고, 연락처조차 알지 못했던 환자는 공항에서 두렵고 불안한 시간을 보내다 겨우 물어물어 예약된 병원과 통화를 했으나 전혀 예약이 확인되지 않았다고 한다. 병원 측에서도 즉시 사고의 경위를 알아본 결과, 이 환자에 대한 상담과 예약을 담당했던 직원이 사직하며 업무 인수인계가 정확하게 되지 않아 일어났던 어이없는 사건이 있었다. 이후 이 환자는 병원 측의 사죄와 함께 약간의 보상을 받는 조건으로 수술과 치료를 받기로 하였는데, 문제는 이미 이 병원에 대한 신뢰를 잃은 환자에게 아무리 좋은 치료 방법에 대한 안내를 해도 믿지 못하고 병원에 대한 계속된 불신으로 결국 치료를 거부하고 다른 나라로 떠나 버리고 말았다는 사실이다. 이와 같이 쉽게 생각할 수 있는 서비스에 대한 실수로 결국은 환자가 떠나 버려 그 동안의 모든 노력이 헛수고가 된 것을 물론이고 나아가 국가 신뢰도에마저 나쁜 영향을 주었던 사례이다.

한국 사람들은 대화하는 사람 사이를 가로질러 가는 것을 꺼려한다. 대신 한 사람을 살짝 밀쳐 내며 그 사람의 뒤로 지나간다. 이런 행동은 대화의 사이를 빨리 지나가는 것이 밀치고 가는 것보다 낫다고 생각하는 서양인들에게 이상하게 비춰진다. 서양인들은 대화하는 사람들을 밀쳐서 방해하는 대신 그 사이를 그냥 빨리 지나갈 것이다. 단, "실례합니다"라는 인사는 절대 잊지 않을 것이다.

또 하나는 병원 현관에서 자주 보는 장면이다. 한국인은 뒤따라 오는 사람이 있는 것을 알아도 본인만 빨리 현관문을 열고 통과한다. 이런 경우 외국인들은 당연히 손으로 잡아 줄 거라고 기대하고 문을 통과하다가 봉변을 당하고 만다. 그 장면을 봐도 어깨만 으쓱하고 가는 게 한국 사람이다. 따라서 코디네이터는 이런 다양한 문화까지도 이해할 수 있고 공부해야 하는 중요하면서도 어려운 직업인 것이다.

2) 의료관광 전문 인력의 원활한 공급과 과제

(1) 의료관광 전문 인력의 필요성

최근 세계적 글로벌 산업 환경이 치열한 경쟁 구도를 만들어 가고 있으며, 이미 레드오션이 되어 버린 굴뚝 산업을 비롯해 선진국의 금융 산업마저 신뢰를 잃어 가는 추세이다. 우리나라도 급속한 경제 성장을 거듭해 온 결과, 국가의 성장을 지속시킬 새로운 분야가 필요해졌으며, 이에 이제는 21세기 국가 신 성장 동력으로서 의료관광 분야를 개척하고 활성화하고자 정부와 의료 기관, 기업 및 학교 등을 비롯한 연관된 모든 기관의 협력을 도모하는 중이다.

그러나 아직 국내 의료관광 시장은 현안에 대한 인식 부족과 경험 부족 등으로 걸음마 단계라 할 수 있다. 의료관광(medical tourism), 헬스 투어리즘(health tourism), 글로벌 헬스 서비스(global health service) 등 다양한 용어들이 혼재되어 통용되는 현실은 마치 복잡하고 혼란스런 국내 의료관광 실태를 그대로 반영하고 있는 듯하다.

의료관광은 환자가 치료를 목적으로 자국의 의료 기관을 대신하여 자국의 영토를 벗어나 해외의 의료 서비스를 받는 것과 기타 관련 상품 등을 구매, 방문 대상 국가의 의료, 문화, 사회, 관광 상품 등을 체험하는 행위를 모두 포함하는 광범위한 활동을 뜻한다. 이때, 환자들이 다급하거나 중대한 시술을 위해 방문하는 경우도 있고, 휴식을 위한 관광 중심의 방문을 할 경우도 있다. 또는 단순히 구전에 의해 소개된 저렴한 의료 비용의 매력 때문에 방문하는 경우도 있다.

특히, 국내에서의 의료관광은 신 성장 동력의 한 분야로서 고부가가치 산업으로 선정, 분류되어 있으며 해당 서비스 자체만으로 창출할 수 있는 가치와 더불어 관광, 쇼핑, 문화 콘텐츠, 숙 · 식업 등 실로 다양한 산업 분야에 걸쳐 시너지 효과를 창출할 수 있다는 점에서, 여러 산업 전반에 걸쳐 고용 창출의 효과가 높고 미래 산업으로서 성장 잠재력을 가지고 있다는 기대로 주목받고 있는 새로운 산업의 영역이다.

2010년 1월 6일 기준으로 보면 해외 환자를 유치하겠다는 의료 기관과 유치 업체가 1,552개로서 최초 등록 신고를 받은 시점으로부터 채 1년도 되지 않았다는 사실을 감안하면, 가히 폭발적인 현상이라 할 수 있겠다. 결국 '외국인 환자 유치 사업 기관'으로 등록을 마친 병원이나 업체에서는 최소 1명 이상씩 의료관광 관련 전문가를 고용한다고 가정할 수 있을 것이고, 이에 따라 약 2,000여 명 이상의 전문가가 필요하다는 예상을 하는 것은 그리 어렵지 않다. 따라서 이러한 측면에서 본다면 인력 고용 효과와 파생되는 산업 전반적인 파급 효과는 새로운 수익원 창출에 목마른 의료 서비스 산업에 블루오션이 될 수 있을 것이다. 이러한 근거로 많은 신규 인력과 기존의 의료, 관광 업계 종사자들에게는 희망적인 전문 직종으로 각광받고 있는 것이다.

그러나 현장에서 보는 시각은 다소 현실과는 차이가 있다. 우선 의료관광 산업이 활성화되기 위해서는 반드시 기관별로 철저하게 준비되어야 할 사항들이 있다는 것이다. 각 의료 기관 또는 관련 업체가 성공적으로 해외 환자를 유치하기 위해서는 아래와 같이 준비해야 할 구성 요소들을 빈틈없이 다룰 수 있는 전문 인력이 양성되어야 한다.

① 명확한 타깃 국가를 선정할 수 있는 전문 인력이 필요

현실적으로 모든 국가를 대상으로 환자를 유치하기란 사실상 불가능하다고 할 수 있다. 그렇다면 최선의 방법은 효율성이 높은 타깃 국가를 선정해야 한다는 것인데 역시 쉽지 않다. 능숙한 언어적 능력이 있다고 어설픈 상식으로 대상 국가를 선정한다면 더욱더 실패할 확률이 높아지는 것이다. 따라서 훈련된 전문 인력을 통해서 이와 같은 문제를 해결할 수 있어야 한다. 그럼 타깃 국가 선정을 위해 반드시 선행되어야 할 필수 조건을 알아보도록 한다.

(2) 과제

① 타깃 국가의 의료 환경 분석

해당 국가의 전반적인 의료 수준과 서비스의 질보다, 유치하고자 하는 의료 기관이 비교에 있어 앞서 있다고 판단할 수 있어야 한다. 러시아, 몽골, 중국, 일본, 아랍 등의 국가에서는 이미 많은 사람들로부터 한국이 높은 의학 수준에 대하여 좋은 평가를 받고 있다.

현지의 열악한 의료 시설이나 서비스, 장시간의 대기 시간, 시술 범위가 자국의 수준을 넘어설 때 해외로의 치료를 생각하게 된다.

② 전반적 사회 · 문화 형태에 대한 조사

해외 원정 치료에 대한 전반적 사회적 분위기가 중요하다. 예를 들어 우리가 쉽게 생각하는 타깃 국가 중 모든 환경적 요인으로 보면 정말 좋은 대상 국가임에는 틀림없지만 사회 전반에 깔려 있는 문화적 배경을 보면 해외 진료에 대한 거부감이나 또는 사회적 비판의 대상이 될 수 있는 국민적 정서가 강하다면 이 국가를 대상으로 마케팅 활동은 어렵다는 것이다.

또한 국내 입국을 위한 비자 발급의 원활함, 특히 전반적인 국가 호감도 등이 경쟁 국가에 비해서 앞서야 한다. 최근 중국, 일본, 동남아에서 일고 있는 '한류' 열풍도 해외 환자 유치에 빼놓을 수 없는 일등 공신이다. 국내 유명 연예인과 자국의 유명인들의 한국에서의 성형, 피부 질환 치료 등이 알려지면서 서울과 부산 일대의 성형외과나 피부과 등에는 해외 고객들이 줄을 잇고 있다.

③ 주요 질병에 대한 사전 조사

국가별 다빈도 질병에 대한 사전 조사와 분석을 통해 유치 기관과 비교해 볼 수 있는 객관적인 자료를 제시해야 한다. 예를 들어 러시아의 경우 심혈관 질환과 고관절 등의 질병군들이 많이 발생한다고 했을 때 이런 데이터를 근거로 상품을 구성해야 된다. 참고로 아래 표는 러시아 국민들이 특정 질병으로 병원을 찾는 통계이다.

〈표 IV-1〉 러시아 국민의 특정 질병 내원 총계

(단위: 천 명)

질환 및 질병	2000	2001	2002	2003	2004	2005
전염성 질병 및 기생충에 의한 질환	6,448	6,350	5,939	5,414	5,505	5,312
혈액, 조혈관 질환	1,226	1,239	1,295	1,287	1,375	1,357
면역체계 이상 질병	551	563	731	626	648	647
내분비체계 질병, 소화불량, 신진대사 장애	1,234	1,297	1,546	1,373	1,407	1,361
신경계 질환	2,227	2,179	2,246	2,174	2,228	2,178
안과 질환	4,638	4,701	4,836	4,722	4,871	4,778
이비인후과 질환	3,191	3,234	3,305	3,231	3,415	3,425
혈액순환 장애	2,483	2,605	2,805	2,954	3,146	3,278
호흡기 질환	46,170	43,012	43,005	44,560	41,946	41,915
소화기 질환	4,698	4,841	5,149	5,063	5,079	5,034
피부 및 피하 세포조직 질환	6,407	6,561	6,763	6,763	6,993	7,073
근골격계 질환 및 결체조직 질환	4,452	4,583	5,059	4,818	4,875	4,746
비뇨기 질환	5,470	5,627	5,880	6,035	6,523	6,560
산부인과 질환	2,085	2,181	2,386	2,512	2,468	2,471
장애 관련 질병	214	211	241	236	236	243
외과 질환	12,544	12,716	12,866	12,903	12,846	12,808

④ 직항로 등의 교통 편의

항공편상으로 약 4~8시간 이내의 근접 국가(항로가 있다면 최적의 조건)가 유리하다. 아무래도 몸이 불편한 환자들이 직접 이동하기 때문이다. 물론 국가 특성에 따라 예외 상황이 있을 수 있다. 예를 들어 러시아의 경우 워낙 넓은 땅과 지역으로 분포되어 있어 10시간 내외의 이동 시간을 그리 크게 생각지 않는 문화적 환경의 국가도 있다. 그러나 너무 많은 시간의 이동은 환자에게 부담이 될 수밖에 없으며 피로도가 적고 쾌적한 이동 시간이 환자 유치에 중요한 요인으로 작용한다.

⑤ 사회 보장 제도(보험 제도 등)

각 국가들은 자국민의 의료 정책에 막대한 예산을 투입하고 있다. 따라서 각 국가들은 의료 보험의 다양한 형태를 구축하고 있으며 이런 국가별 의료 보험을 활용하여 치료 비용을 보존할 수 있는 방법을 찾아 주는 것도 필요하다. 또한 좋은 사회 의료 보험 체계를 갖추고 있는 일부 국가의 경우라 하더라도 많은 대기 시간으로 치료 시기를 놓칠 수 있다는 불안감으로 해외 치료를 선택하기도 한다. 따라서 긍정적인 생각으로 면밀히 조사하고 분석한다면 모든 가능성은 항상 열려 있기도 하다.

〈표 IV-2〉 국가별 의료 보험 시스템의 특징

국가	주 특징	의료비 지출 GDP %	공기관 자금	사회 · 경제 문제
미국	사보험, 회사 보험	15%	45%	16%의 국민이 비보험인 결과 가격이 더 높아진다.
영국	국민이 모두 NHS 공보험	7.7%	83%	정부가 통제하기 때문에 국민이 원하는 만큼의 제공 못하는 부분이 있다. 자원의 배분, 진료의 거절, 긴 대기 시간
캐나다	모든 국민이 피보험	9.9%	70%	정부가 증가하는 의료비 때문에 부담. 긴 대기 시간
독일	회사와 회사원이 거의 모든 국민을 위해 보험을 낸다.	11.1%	78%	개인의 소득과 고용률에 과도하게 의존
스위스	사보험 가입이 의무, 비용이 너무 비쌀 경우 지원	11.5%	58.5%	중앙에서 정해지는 최소 패키지, 사회 평가 제도, 중앙에서 정해진 가격들이 융통성을 억제하고 미국과 반대의 결과를 유래할 수 있다.

〈일본의 보험〉

일본에서 사는 모든 사람들은 의료 보험에 가입하는 것이 법으로 제정되어 있다. 특히, 관광이나 단기 체류 이외의 90일 이상의 장기 유학생에 대한 의료 보험과 보상 제도가 잘 구축되어 있는데, 건강 보험 등 다른 의료 보험에 가입하지 않은 유학생으로서, 외국인 등록을 하고 1년 이상 일본에 머무를 사람은 국민건강보험의 적용 대상이 된다.

ㅁ 유학생이 이용 가능한 보험 제도

- 국민건강보험

90일 이상의 체류 자격을 가진 유학생이 대상이 되는데, 병이나 상해에 대한 치료비의 30%가 본인 부담, 70%는 일본 정부가 지불한다. 가입 방법은 외국인 등록을 한 구청에 신청한다.

〈환자 부담과 자기 부담 한도액〉

<table>
<tr><td>75세 이상</td><td rowspan="2">10%
현역 수준 소득자: 30%</td></tr>
<tr><td>후기 고령자</td></tr>
<tr><td>70~74세</td><td rowspan="2">20%(경과 조치로 2009년 3월 말까지는 10%로 유지함) 현역수준소득자: 30%</td></tr>
<tr><td>고령 수급자</td></tr>
<tr><td>6세 4월(의무 교육 취학)이후~69세</td><td>30%</td></tr>
<tr><td>6세 3월 말 이전(의무 교육 취학 전)</td><td>20%</td></tr>
</table>

(1) 후기 고령자: 고령자의료법에 있는 급부 대상자
(2) 고령 수급자: 건강 보험으로 급부받음
(3) 현역 수준 소득자:
　1) 표준 보수 월액 28만 엔 이상인 자
　2) 과세 소득 145만 엔 이상인 자 등(예외 규정 있음)

<table>
<tr><th>대상자</th><th>자기 부담 한도액(월액)</th><th>다수 해당</th></tr>
<tr><td>상위 소득자</td><td>150,000엔+(의료비－500,000엔)×1%</td><td>83,400엔</td></tr>
<tr><td>일반</td><td>80,100엔+(의료비－267,000엔)×1%</td><td>44,400엔</td></tr>
<tr><td>저소득자</td><td>35,400엔</td><td>24,600엔</td></tr>
<tr><td colspan="3">고액 장기 질병 환자의 자기 부담 한도액(월액) 1만 엔. 다만, 인공 투석이 필요한 상위 소득자(월 소득 53만 엔 이상)에 대해서는 자기 부담 한도액 2만 엔.</td></tr>
</table>

(1) 70세 미만의 자기 부담 한도액은
　1) 의료 기관마다 2) 진료과, 치과별 3) 입원, 외래별 적용
(2) 상위 소득자: 월 소득 53만 엔 이상인 자

(3) 다수 해당: 최근 1년간에 있어 4회째부터의 자기 부담 한도액(월액)
(4) 고액 장기 질병 환자: 만성신부전, HIV, 혈우병 환자
(5) 동일 세대의 같은 달에 자기 부담액이 21,000엔 이상이 된 피보험자나 피부양자가 2명 이상 있는 경우 자기 부담액을 합산해서 다수 해당의 자기 부담 한도액을 넘은 경우도 환급

대상자	자기 부담 한도액(월액)		다수 해당
	세대 단위 (입원, 외래)	개인 단위 (외래만)	
현역 수준 소득자	80,100엔+ (의료비−267,000엔)×1%	44,000엔	44,000엔
일반	44,400엔	12,000엔	44,000엔
저소득자 2	24,600엔	8,000엔	
저소득자 1	15,000엔	8,000엔	
고액 장기 질병 환자의 자기 부담 한도액(월액): 1만 엔			

(1) 저소득자 2: 세대원 전원이 1) 시정촌민세 비과세자, 또는 2) 치료받은 월에 생활보호법의 보호를 필요로 하는 자이고, 자기 부담 한도액. 식사 표준 부담액의 감액으로 보호가 필요하지 않은 자
(2) 저소득자 1: 세대원 전원이 '저소득자 2'에 해당되고, 그 세대 소득이 일정 기준 이하
(3) 70세 이상의 자기 부담 한도액은, 1) 의료 기관마다 2) 진료과, 치과별 3) 세대 단위(입원, 외래 포함), 개인 단위(외래만)별−적용

※ 70~74세의 일반 소득자의 일부 부담 비율의 인상(10%→20%). 2009년 3월 말까지 1년간 동결하는 경과 조치로, 고액 요양비의 자기 부담 한도액의 인상도 동결함

⑥ 경쟁 국가에 대한 면밀한 조사

우리보다 앞서 해외 환자 유치 사업을 시작한 국가들에 대한 사전 조사와 분석은 후발 주자인 우리의 입장에서 보면 지극히 당연한 일이라 할 수 있다. 그러나 표면적인 성공 요인 분석이나, 공식 방문을 통해 얻은 극히 적은 정보만을 갖고 사업을 시작한다면 그만큼 리스크 발생 요인도 크다고 할 수 있다. 따라서 정확한 정보와 분석을 통해 경쟁력을 확보해야 한다. 다음은 해외 환자 유치 시 경쟁 국가에 대해 반드시 파악해야 할 내용을 정리해 보았다.

a. 경쟁 국가의 의료관광 상품의 특징과 장점을 충분히 분석하여 경쟁력 있는 상품을

개발해야 한다. 예를 들어 태국, 싱가포르의 특정 수술의 경우 입원 기간, 수술, 치료 등의 비용 같은 것들을 한국과 비교하여 경쟁력 있는 상품을 출시해야 한다.

b. 주요 의료 기관의 시술 가격을 파트별로 조사하여 경쟁력 있는 적정한 수가를 개발해야 한다.

c. 의료 외 기타 서비스 즉, 원내에서 제공할 수 있는 부분(스파, 마사지, 건강 보조제 등)에 연구하고 분석하여 경쟁력 있는 부가 서비스를 개발해야 한다.

d. 기타 매출을 올릴 수 있는 모든 형태와 원내 다양한 서비스 제공에 대한 분석과 경쟁할 수 있는 상품을 개발해야 한다.

〈표 IV-3〉 주요 국가 수술 비용 비교

수술	인도($)	태국($)
골수이식술	30,000	62,500
간이식	40,000	75,000
심장 수술 open surgery	4,400	14,250
엉덩이 치환술	4,500	6,900
무릎 수술	4,500	7,000
자궁절제술	511	2,012
담낭절제술	555	1,755

⑦ 의료 기관의 시설 및 인프라 구축

- 원내 다국어 안내 표지류 설치(정확한 용어 사용)
- 명확한 상품의 구성(가격, 경쟁력, 우수한 의료진)
- 해외 환자에 대한 적정 수가(가격) 확정
- 타깃 국가별 주요 환자군 유치를 위한 정보 자료 구축
- 외국인 체형에 맞는 각종 시설류(침대, 시트, 의자 등)
- 각종 시설 사용을 위한 다국어 안내문

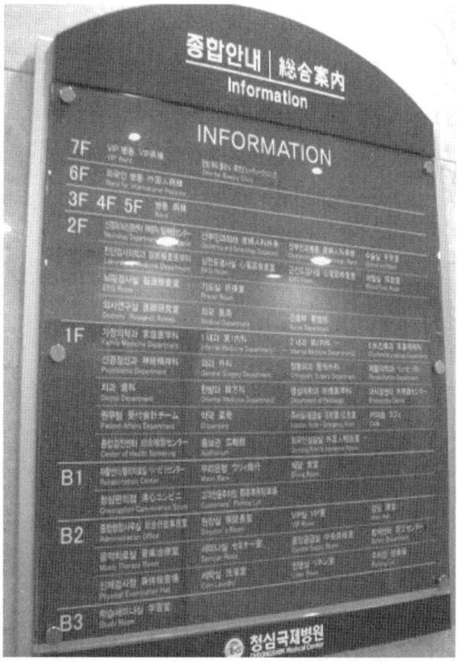

[그림 Ⅳ-4] 청심국제병원 다국어 종합 안내 표지판

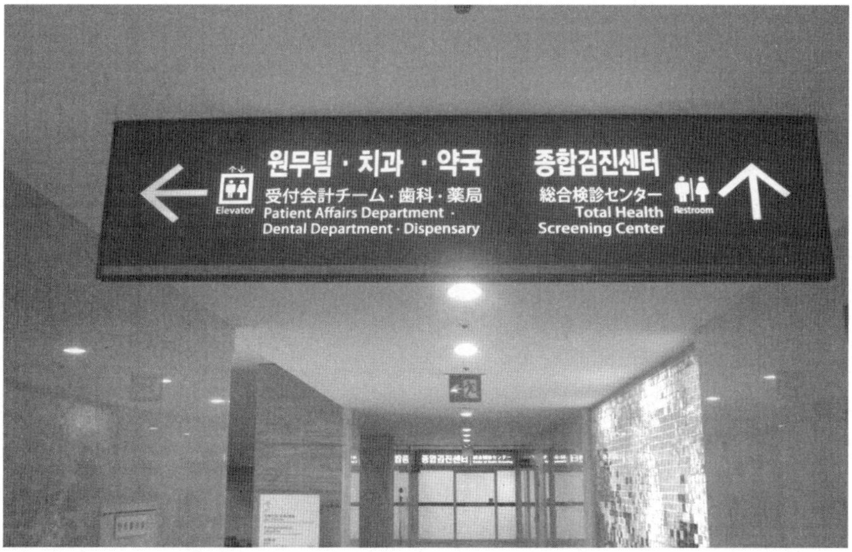

[그림 Ⅳ-5] 청심국제병원 위치 안내 LED 표지판

타깃 국가가 결정되고 제반 인프라가 구축되었다면 언어와 기획력이 뛰어난 전문가가 양성되어야 한다. 일반적인 해외 환자 코디네이터의 역할보다는 좀 더 세분화되고 전문화된 인력을 뜻한다. 즉 언어와 문화 그리고 의료 등 전반적인 환경의 정보를 파악하고 분석한 후 즉시 홍보, 마케팅을 가능하게 할 수 있는 기획가적인 능력을 갖춘 인력을 말한다. 그럼 다음은 좀 더 세분화된 의료관광 코디네이터의 업무에 대해서 알아보도록 한다.

3) 의료관광 업무별 프로세스의 실제

현재 세계는 국제 교류가 활발해짐에 따라 국경, 인종, 민족 등의 장벽은 점점 허물어지고, 무한 경쟁 체제로 들어서면서 FTA(자유무역협정)라는 울타리 안의 영역은 점점 확대되어 가고 있다. 특히 단순 무역의 개념을 넘어 이제 새로운 서비스 영역이 부각되고 있는 현 시점에 '의료'라는 서비스 영역은 고도의 기술과 인적 · 물적 자원의 집약체로, 최고의 부가가치를 창출할 수 있는 산업이라고 할 수 있다. 싱가포르, 태국, 인도 등 다른 동남아 국가들은 이미 해외 환자 유치를 통해 의료 산업을 차세대 국가 성장 동력 산업으로 삼아 발전하고 있다. 이에 우리나라도 뒤늦게나마 해외 환자에 한해 환자 유치 · 알선 행위를 허락하는 의료법 개정과 관련 사항 정비를 통해 의료 산업을 국가의 신 성장 동력 산업으로 육성하고자 노력하고 있다.

싱가포르의 경우 해외 환자 유치 사업 전담 기구(Singapore Medicine)를 설치하여 2003년 23만 명의 해외 환자를 유치하였고, 태국의 경우에는 해외 환자를 유치하는 병원의 품질 관리 및 JCI와 같은 인증 제도를 도입하여 의료 서비스의 위상을 높이는 활동을 전개해 왔다. 이런 철저한 준비를 갖추고 진행하는 덕에 의료관광을 선두에서 이끄는 두 나라로 평가받고 있다. 이에 반해 국내 의료 서비스 산업은 우수한 의료 기술과 가격 경쟁력을 갖추고 있음에도 불구하고 해외 환자를 유치하기 위한 기본 인프라가 만들어지지 않고 자리를 잡지 못한 상황이다.

최근 의료관광 유치에 각 병원 및 관련 단체가 너나 할 것 없이 뛰어들고 있으나, 일관성 없는 업무 대응으로 환자들로부터 각종 민원이 제기되고 있는 상황이다. 또한 같은 질환과 치료 절차에도 진료 수가가 각 병원마다 다르고, 경쟁 국가와의 비교 절차를 거치지 않아 경쟁력 없는 수가를 제시하여 환자 유치에 있어 일선에서 일하는 유치 업자들 간에 혼선이 빚어지고 있다. 이와 같은 문제점이 나타나고 있는 현 상황에서 한국 의료관광 사업을 빠른 시간 내에 정착시키기 위해서는 각 병원과 유관 기관의 업무를 명확히 정의하고, 서로의 업무에 대해 효율적 조정을 할 수 있어야 한다.

또한 해외 환자 유치를 위해서는 해외 환자의 유치 업무에 필요한 환자 관리 업무를 체계적으로 정리하고 매뉴얼화함으로써, 실제 해외 환자 관리 업무를 행하는 현장에서 시행착오를 줄이고, 보다 효율적으로 해외 환자 관리 업무를 진행할 수 있는 프로세스의 표준을 제시하고자 한다.

다음은 최초 해외 환자와의 만남에서부터 상담, 입국 그리고 출국과 사망 시 처리 규정까지의 일련의 과정에 대해 상세히 알아보도록 하자.

(1) 외국인 환자와의 접촉

① 해외 환자와의 접근 경로는 앞에서도 밝혔듯이 여러 형태로 나타난다. 메일에 의한 문의, 홈페이지를 통한 접근, 현지 에이전트를 통한 문의, 전화를 통한 문의 등이 모든 복잡한 과정의 체계적 관리가 이뤄지려면 각 항목별로 정리, 체크를 해 혼란과 혼선을 막아야 한다.

〈표 IV-4〉 예약 확인 체크리스트

항 목 내 용		상	중	하	비고
전화 예약	친절한 목소리와 신뢰를 줄 수 있는 대화가 되었는가				자동 녹음 기능 이상 여부 확인
	고객에게 녹취에 대한 안내를 정확히 공지하였는가				
	고객에게 기본 예약 정보를 제공하고 예약 현황을 전달하였는가				
	고객에게 필요한 정보 및 공지 사항을 정확히 전달했는가				
	고객에게 전체 예약 사항을 재확인한 후 확답은 받았는가				
팩스 예약	수신된 예약 내용을 정확히 확인하였나(정확한 번역 필수)				발신·수신 서류 관리 철저
	고객이 선택한 상품에 대해 정확한 설계가 되었는가				
	예약 확인서 및 기타 정보와 함께 감사 인사를 전송하였는가				
	발신 후 해당 담당자와 수신 여부를 확인하였는가				
단체 예약	친절하고 정중한 태도로 고객에게 응대하는가				인솔자 및 대표자
	단체 예약 정보를 접수하고 예약 현황을 확인하는가				

	단체 고객의 인솔자에게 전체 예약 사항을 재확인했는가				인적 확인
	예약 파일 작성을 마감한 후 관련 부서에 공지했는가				
인터넷 예약	접수된 예약 내용을 확인하고 해당 부서에 정확히 전달되었는가				정확한 통역과 번역
	고객이 설계에 필요한 정보를 충분히 제공·확보되었는가				
	고객의 유선(전화) 통화를 위해 정보를 요청하였는가				
	사전·사후 데이터 관리가 되고 있는가				
병실 현황 관리	정확한 병실 현황을 확인하여 유지하고 있는가				병실 현황 관리 철저
	예약 변경 및 취소 사항을 확인하고 관련 부서에 공지하는가				
	현재 적정 예약률을 유지하고 있는가				
	청소, 위생 상태 및 관리 담당자와는 항상 연락이 가능한가				
예약 변경	예약 변경이 요청된 고객의 기존 예약 사항을 확인하는가				변경 내용 상호 공지 확인
	예약 변경 사항 및 병실 이용 가능 여부를 고객에게 알리는가				
	변경된 예약 정보를 확인하고 추가 정보를 제공하는가				
	예약 변경에 따른 기록 정정과 관련 부서 공지를 하는가				
예약 취소	기존 예약 정보를 확인하였는가				취소 내역 확인 및 사후 관리
	예약 취소 사항을 접수하고 예약 취소 사유를 확인하였는가				
	고객에게 예약 취소 여부를 확인하고 처리 결과를 통보하는가				
	예약 파일 삭제 및 예약 현황을 정정하는가				

원내 대표 전화 또는 홍보, 공지된 언어 영역별 코디 직통전화를 통해 최초 상담이 이뤄지기 위해 먼저 확인해야 할 항목은 다음과 같다.

i) 언어 영역별 코디 연락처는 정확하게 공지되었나?

ii) 변경되었다면, 수정은 올바르게 되었나?

(단, 고정된 회사 번호 권장, 개인 전화 사용 시 직원 교체마다 변경 우려)

iii) 대표 번호 수신 시 안내 멘트에 대한 매뉴얼은 구축되어 있는가?

(최소 3개어 이상 간단한 시나리오 구성)

예) "죄송합니다. 지금 즉시 상담이 가능한 직원과 연결시켜 드리겠습니다."

iv) 업무 시간 외 ARS를 통해 안내 또는 개인 전화로 연결될 수 있도록 조치

② 이메일 문의 시 반드시 확인되어야 할 점

이메일을 통해 온 구체적이지 않은 정보를 빠른 시간 내에 구체화하는 것이 가장 중요한 일이다. 그러나 이메일의 특성상 실시간 답변이 어려움으로 다소 시간이 걸린다는 단점이 있다. 따라서 이메일로 최초 문의가 들어왔을 때에는 네 시간 이내에 기초 답변서를 보내 주는 것이 가장 바람직하다. 여기서 기초 답변서란, 고객에게 수신 여부를 확인시켜 주고 감사의 인사를 담은 내용을 기초 답변서라 한다. 다음은 상세한 치료 설계가 나오기 위해 구체적 질병에 대한 질의를 해야 한다. 예를 들어 현지 의사의 진단서, 각종 검사 결과서 등을 첨부한 자료를 다시 받아야 한다. 왜냐하면 환자에 대한 정확한 정보만이 구체적인 설계, 답변서를 만들 수 있기 때문이다.

다음은 실제 외국인 환자가 보내온 현지 의사의 소견서 및 검사 기록지이다.

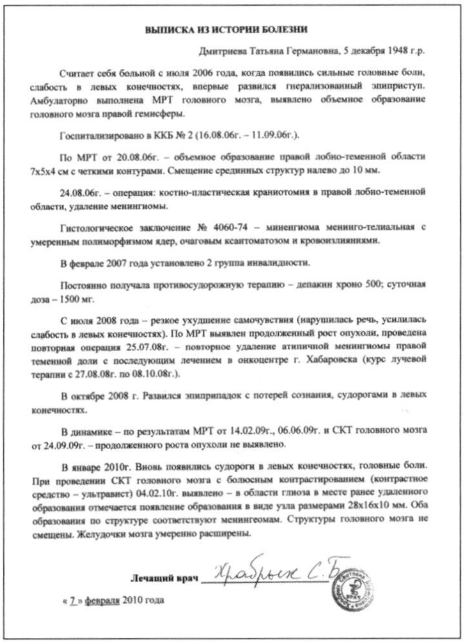

ВЫПИСКА ИЗ ИСТОРИИ БОЛЕЗНИ

Дмитриева Татьяна Германовна, 5 декабря 1948 г.р.

Считает себя больной с июля 2006 года, когда появились сильные головные боли, слабость в левых конечностях, впервые развился гнерализованный эпиприступ. Амбулаторно выполнена МРТ головного мозга, выявлено объемное образование головного мозга правой гемисферы.

Госпитализировано в ККБ № 2 (16.08.06г. – 11.09.06г.).

По МРТ от 20.08.06г. – объемное образование правой лобно-теменной области 7x5x4 см с четкими контурами. Смещение срединных структур налево до 10 мм.

24.08.06г. – операция: костно-пластическая краниотомия в правой лобно-теменной области, удаление менингиомы.

Гистологическое заключение № 4060-74 – миненгиома менинго-телиальная с умеренным полиморфизмом ядер, очаговым ксантоматозом и кровоизлияниями.

В феврале 2007 года установлено 2 группа инвалидности.

Постоянно получала противосудорожную терапию – депакин хроно 500; суточная доза – 1500 мг.

С июля 2008 года – резкое ухудшение самочувствия (нарушилась речь, усилилась слабость в левых конечностях). По МРТ выявлен продолженный рост опухоли, проведена повторная операция 25.07.08г. – повторное удаление атипичной менингиомы правой теменной доли с последующим лечением в онкоцентре г. Хабаровска (курс лучевой терапии с 27.08.08г. по 08.10.08г.).

В октябре 2008 г. Развился эпиприпадок с потерей сознания, судорогами в левых конечностях.

В динамике – по результатам МРТ от 14.02.09г., 06.06.09г. и СКТ головного мозга от 24.09.09г. – продолженного роста опухоли не выявлено.

В январе 2010г. Вновь появились судороги в левых конечностях, головные боли. При проведении СКТ головного мозга с болюсным контрастированием (контрастное средство – ультравист) 04.02.10г. выявлено – в области глиоза в месте ранее удаленного образования отмечается появление образования в виде узла размерами 28x16x10 мм. Оба образования по структуре соответствуют менингеомам. Структуры головного мозга не смещены. Желудочки мозга умеренно расширены.

Лечащий врач Храбрых С.Б.

« 7 » февраля 2010 года

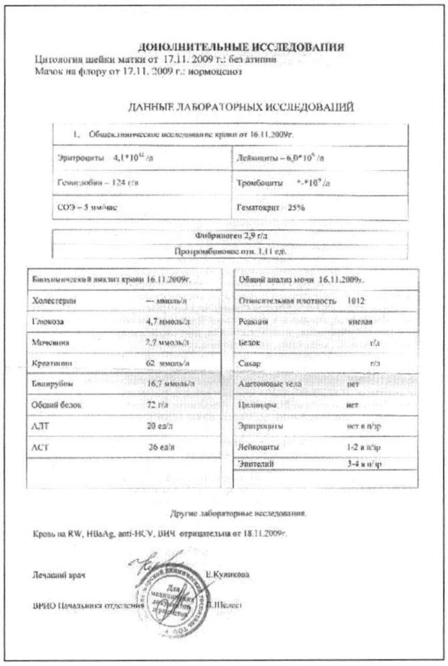

ДОПОЛНИТЕЛЬНЫЕ ИССЛЕДОВАНИЯ

Цитология шейки матки от 17.11. 2009 г.: без атипии
Мазок на флору от 17.11. 2009 г.: нормоценоз

ДАННЫЕ ЛАБОРАТОРНЫХ ИССЛЕДОВАНИЙ

1. Общеклинические исследования крови от 16.11.2009г.	
Эритроциты 4,1*10^12 /л	Лейкоциты – 6,0*10^9 /л
Гемоглобин – 124 г/л	Тромбоциты *-*10^9 /л
СОЭ – 5 мм/час	Гематокрит 25%

Фибриноген 2,9 г/л
Протромбиновое отн. 1,11 ед.

Биохимический анализ крови 16.11.2009г.	
Холестерин	--- ммоль/л
Глюкоза	4,7 ммоль/л
Мочевина	2,7 ммоль/л
Креатинин	62 ммоль/л
Билирубин	16,7 ммоль/л
Общий белок	72 г/л
АЛТ	20 ед/л
АСТ	26 ед/л

Общий анализ мочи 16.11.2009г.	
Относительная плотность	1012
Реакция	кислая
Белок	г/л
Сахар	г/л
Ацетоновые тела	нет
Цилиндры	нет
Эритроциты	нет в п/зр
Лейкоциты	1-2 в п/зр
Эпителий	3-4 в п/зр

Другие лабораторные исследования.

Кровь на RW, HBsAg, anti-HCV, ВИЧ отрицательна от 18.11.2009г.

Лечащий врач Е.Куликова

ВРИО Начальника отделения

[그림 IV-6] 러시아 환자의 현지 소견서 및 검사 기록지

③ 위와 같은 과정을 통해 치료 설계도가 완성되었다면 다음은 옵션 선택에 따른 구체적 견적서가 나와야 한다. 일반적으로 병원에서 생각하는 의료 견적서(수술, 치료 등에 대한 대략적 가격)와는 상당한 차이가 있다. 예를 들어 입원실의 경우 특실, 1인실, 다인실 등의 선택 유무, 보호자에 대한 숙소와 식사 문제, 공항 픽업 서비스 유무 등 각각의 별도

비용 산출을 위한 구체화된 체크리스트를 고객이 직접 작성하게 해야 한다. 이런 체크의 과정이 없다면 향후 병원비 정산 시 논쟁의 소지가 있을 수 있다.

〈표 IV-5〉 병원 이용 선택 사항 체크리스트

예약 번호 (Reservation Number):
환자 성명 (Patient's Name):
국적 (Nationality):
생년월일 (Month/Date/Year):
진료 과목 (Medical Department):
담당 의사 (Physician in Charge):

<table>
<tr><th colspan="2">항목</th><th colspan="3">CHECK</th><th>금액
(만 원)</th><th>사진</th><th>비고</th></tr>
<tr><td rowspan="8">입원실
(식사
제외)</td><td>특실</td><td colspan="3"></td><td></td><td></td><td>보호자 extra bed 포함
입원 세트 A 무상 제공</td></tr>
<tr><td>1인실</td><td colspan="3"></td><td></td><td></td><td>보호자 extra bed 포함
입원 세트 B 무상 제공</td></tr>
<tr><td>2인실</td><td colspan="3"></td><td></td><td></td><td></td></tr>
<tr><td>다인실 (5인실)</td><td colspan="3"></td><td></td><td></td><td></td></tr>
<tr><td>○○○ ○○○ 호텔 (★★★★★): 서울(조식 포함)</td><td colspan="3"></td><td></td><td></td><td>2인 기준</td></tr>
<tr><td>○○빌리지(콘도식)
1 Room: 가평</td><td colspan="3"></td><td></td><td></td><td>2인 기준</td></tr>
<tr><td>○○빌리지(콘도식)
2 Room: 가평</td><td colspan="3"></td><td></td><td></td><td>4인 기준</td></tr>
<tr><td>○○○ 리조트
2 Room: 속초</td><td colspan="3"></td><td></td><td></td><td>4인 기준</td></tr>
<tr><td rowspan="6">식사</td><td>선택</td><td>조</td><td>중</td><td>석</td><td></td><td></td><td></td></tr>
<tr><td>한식 환자식</td><td></td><td></td><td></td><td></td><td></td><td></td></tr>
<tr><td>한식 일반식</td><td></td><td></td><td></td><td></td><td></td><td></td></tr>
<tr><td>일본식(식사 메뉴 참조)</td><td></td><td></td><td></td><td></td><td></td><td></td></tr>
<tr><td>서양식(식사 메뉴 참조)</td><td></td><td></td><td></td><td></td><td></td><td></td></tr>
<tr><td>특식(국가별 맞춤)</td><td></td><td></td><td></td><td></td><td></td><td></td></tr>
</table>

선택	입원 세트 A: (실내화/비누/칫솔/치약/면도기/샴푸/린스/다이닝 세트)				
	입원 세트 B: (비누/칫솔/치약/면도기/샴푸/린스/다이닝 세트)				
	항공 티켓 예약 서비스				아시아나 항공 해당
	ㅁ 공항-병원 간 픽업 서비스				편도 요금임
	가. 병원 차량(4인승 지프)				
	나. 병원 승용차(4인승)				
	다. 병원 승합차(11인승)				
	라. 리무진 서비스(4인승)				
	마. 스타크래프트(7인승)				
	보트 투어				남이섬 일주 (약 2시간 소요) ※ 12인승 2팀 이상 신청 시 경비 분담 가능
	ㅁ 뷰티 테라피				
	가. A코스				
	나. B코스				
	간병 서비스				시간 협의, 외국인 선택
	마사지 서비스				전신 1시간
	인터넷 서비스				24시간 기준 특실 무료
	노트북 렌탈				특실 PC 설치 완료
	팩스 서비스				국가별 가격 적용
	우편 서비스				국가별 가격 적용
	환전 서비스(원내 은행)				무료

※ 참고 사항(NOTE)

1. 입원실 선택은 기본적으로 환자의 선택을 따르나, 환자 치료를 위해 격리 등의 조치가 필요한 경우 담당 의사의 권고에 따릅니다.
2. 식사는 한식을 기본으로 하며, 각 국가별 식사를 원할 경우, 사전에 식사 메뉴를 참조하여 선택, 요청하실 수 있습니다.
3. 기타 옵션 사항은 입원 치료 기간 중 언제라도 선택하여 이용하실 수 있으며, 옵션 상품의 자세한 내용, 가격 등은 1층 안내 데스크나 각 층의 간호사실에 문의하여 안내받으실 수 있습니다.

(2) 입국 관련 서류 준비

① 입국 비자 발급

의료관광을 목적으로 한국을 찾은 외국인들의 편의를 돕기 위해 사증(비자) 발급이 간소화되었다. 해외 환자 유치 및 알선 행위가 허용된 데 맞춰 2009년 5월 11일부터 해외 환자들을 위한 '메디컬 비자'가 신설되었다. 새로 도입된 비자는 기존의 단기 종합(C3: 90일), 일반(G1: 1년) 비자에 치료 목적의 입국을 의미하는 메디컬(M) 표기를 더해 C3(M), G1(M)으로 표기된다. 성형을 비롯한 미용 치료 등 간단한 진료에는 단기, 장기 치료와 재활을 요하는 경우라면 1년짜리 비자를 발급받으면 된다. 외국인이 메디컬 비자를 받으려면 해당 국가의 진료 기록, 국내에서 치료비를 낼 수 있다는 재산 증명, 국내 병원의 예약 확인증 등을 제출하면 된다. 비자 발급은 한국보건산업진흥원에 외국인 환자 유치를 위해 등록한 기관 가운데 법무부에서 비자 업무 대행 허가를 받은 곳이 할 수 있다. 의료 기관들은 그동안 해외 환자들이 치료를 위해 우리나라를 찾을 때 비자 발급에 시간이 오래 걸려 치료 시기를 놓칠 수 있다며 계속 관련 제도를 개선해 줄 것을 요구했었고 이를 받아들여 어려운 여건 끝에 의료관광 비자가 신설되었다. 하지만 아직도 입국 비자와 관련해서는 우리와 경쟁하고 있는 국가에 비해 월등히 불리한 것이 사실이다.

〈표 IV-6〉 싱가포르와 비교한 입국 비자

구분	싱가포르	한국
의료 전문 비자	· 없음 · 단, 병원을 통해 1~2년 복수 비자	· 일부 있음(G-1) · M(메디컬) 비자 · 대다수 관광 비자(C-3)→30~90일
필요 서류	· 여권 사본 · 수수료 약 3만 원	· 현지 의사의 진단서 · 병원 예약 확인서 · 지불 능력 확인서
발급 방법	· 병원에서 직접 외무부에 신청 대행	· 현지에서 본인 또는 대행사가 현지 영사관에서 발급
발급 기간	· 3~5일	· 3~5일
특이 사항	· 입국 시 사증허가서 전달→ 도착 비자	· 재입국 시 다시 발급 · 연장 신청 시 별도 수수료

a. 외국인 환자 유치 사증 제도 개선 방안

· 개정 의료법 시행(2009. 5. 1)－영리 목적으로 외국인 환자 유치 가능
· 보건복지가족부 장관에게 외국인 환자 유치 의료 기관 또는 유치 업자로 등록한 자 중
- 법무부 장관이 정하는 요건에 해당하는 자(지정 업체)에게 사증 발급 인정서 신청 자격(초청 자격)을 부여하여,
- 외국인 환자의 초청 절차를 간소화하고 체류 편의를 제공하되 지정 업체의 관리 감독을 통해 불법 체류 등 부작용 최소화

⇩

국가 의료 산업 활성화 지원 ＋ *불법 입국, 불법 체류 방지 시스템*

구분		단기 체류(90일 이하)				장기 체류(91일 이상)
		사증이 필요하지 않는 국가		반드시 사증을 받아야 하는 국가		
체류 자격		B-1	B-2	C-3	C-3-M	G-1-M
외국인 등록		불요	불요	불요	불요	불요
건강 보험		불가	불가	불가	불가	불가
간병인 동반		-	-	불가	(제한적) 가능	가능
기간 연장	단기	가능	가능	가능	가능	해당 없음
	장기	G-1-M 자격으로 변경	G-1-M 자격으로 변경	G-1-M 자격으로 변경	G-1-M 자격으로 변경	체류 기간 연장
기간 연장 신청		지정 업체, 외국인	지정 업체, 외국인	지정 업체, 외국인	지정 업체, 외국인	지정 업체, 외국인
신청 등 대리		불가	불가	불가	출입국 민원 대리인	출입국 민원 대리인
유치 업자 알선		가능	가능	가능	가능	가능

i) '지정 업체'의 요건, 혜택, 의무, 감독 방안(법무부)

구분	내용
지정 요건(안)	· 의료법 제27조의2에 의해 유효하게 등록된 의료 기관 또는 유치 업자일 것 · 월별 유치 실적 보고, 소재 불명 발생 시 신고 의무 이행 동의 각서 제출 · 소속 직원 중 '출입국 관련 법령 등에 대한 교육을 이수한 자'(출입국 민원 대리인)을 1명 이상 둘 것(6개월 유예)
지정 업체 혜택	· 사증 발급 인정서 발급을 통한 외국인 환자(C-3-M, G-1-M에 한함) 초청 절차 간소화: 재외 공관별 심사 기준 차이에 따른 장애 사유 해소 · 초청 외국인 환자의 경우 재외 공관 제출 서류 간소화 - (현행) 사증 발급 신청서, 체류 목적 입증 서류 등→ (개선) 사증 발급 신청서 · 출입국 민원 대리인에 의한 각종 신청 및 수령대리 허용 - 사증 발급 인정서 발급, 체류 기간 연장, 체류 자격 변경, 재입국 허가 등을 대리

지정 업체 의무	· 외국인 환자 유치 실적 보고 의무: 매월 관할 사무소장 등에게 보고 · 소재 불명 발생 시 신고 의무: 7일 이내 관할 출입국관리사무소에 신고 · 출입국 민원 대리인 직무 교육 이수: 최초 8시간, 매년 보수 교육 4시간
지정 업체 관리 감독	· 자격 정지 - 최근 2개월간 벌점 3~10점: 2개월 정지 - 최근 2개월간 벌점 11~20점: 4개월 정지 ※ 외국인 환자 소재 불명, 불법 체류 발생시 1점, 신고 의무 위반 시 3점, 보고 의무 지연/불이행 시 5점 · 지정 취소 등 - 최근 2개월간 벌점 21점 이상 또는 최근 1년간 자격 정지 기간이 6개월 이상 - 초청 외국인의 불법 체류율이 1% 이상인 경우 ※ 2008년도 중국 단체 관광객 이탈률은 0.51%임 - 최근 3개월간 사증 발급 인정서 신청 실적이 없는 경우 - 고의로 소재 불명 또는 불법 체류하게 하거나 공모한 경우 (필요 시 형사 고발)

ii) 의료 목적 비자 발급 절차

발급 방안	· 기존 체류 자격(C-3, G-1)에 의료 목적 코드를 부여하여 발급 - 체류 기간 90일 이하: 의료 목적 단기 종합(C-3-M) - 체류 기간 91일 이상: 의료 목적 기타(G-1-M) · 간병인 등 동반 입국이 필요한 자: 외국인 환자와 동일 사증 발급 · 비자는 원칙적으로 유효 기간 1년의 복수 사증을 발급 - 다만, 불법 체류 등의 우려가 있는 경우 최초 발급 시 단수 사증 발급
C-3-M 발급 절차	사증 발급 인정서 신청 〈지정 업체→ 관할 사무소〉 ⇨ 인정서 수령 및 교부 〈관할 사무소→ (지정 업체)→ 피초청인, 공관〉 ⇨ 사증 신청 〈피신청인→ 재외 공관〉 (사증 발급 인정서 신청) 심사 기관: 1주일 이내 (목표: 95% 이상) (인정서 수령 및 교부) 위·변조 방지 및 사증 신청 서류 간소화를 위해 원칙적으로 e-consul(외교부)을 통해 통보 (사증 신청) e-consul 통보 시 신청서만 제출

iii) 의료 목적 활동이 가능한 체류 자격(비자) 유형

구분	단기 체류(90일 이하)				장기 체류(91일 이상)
	사증이 필요하지 않는 국가		반드시 사증을 받아야 하는 국가		
체류 자격	B-1	B-2	C-3	C-3-M	G-1-M
주된 목적	관광, 의료	관광, 의료	관광>의료	의료>관광	치료
사증 종류	-	-	단수(복수)	복수(단수)	단수(복수)
체류 기관	90일(3개월)	30일, 90일	30일, 90일	30일, 90일	6개월, 1년
발급 기관	입국 심사관	입국 심사관	재외 공관	출입국관리사무소 재외 공관	
심사 기준	일반 관광객 심사와 동일 (불법 체류 다발 국가는 엄격 심사)			의료 목적 심사	치료 목적 심사
신청자	외국인	외국인	외국인	지정 업체, 외국인	지정 업체, 외국인
심사 기간	-	-	없음	7일 이내	7일 이내
사증 수수료	무	무	유	유	유

iv) 사증 없이 의료관광 입국이 가능한 경우

B-1(사증 면제) B-2(관광 통과)	· B-1 국가 및 B-2 허용 국가 국민은 사증 없이 입국하여 국내 의료 기관에서 진료를 받을 수 있음 - B-1(사증 면제 국가): 말레이시아 등 88개국(일반 여권 65개국) - B-2(관광 통과 국가): 카타르 등 50개국 · 사증 없이 입국한 외국인이 부여된 체류 기간 이상 체류하며 진료를 받기 위해서는 체류 자격 변경 또는 체류 기간 연장 후 체류 가능
불법 체류 다발 국가	· 법무부 고시(제2007-150호) · 가나, 나이지리아, 네팔, 러시아, 몽골, 미얀마, 방글라데시, 베트남, 스리랑카, 우즈베키스탄, 우크라이나, 이란, 이집트, 인도, 인도네시아, 중국, 카자흐스탄, 키르키스스탄, 태국, 파키스탄, 페루, 필리핀(총 22개국)

v) 중국 단체 관광객에 대한 특례

중국 단체의 특례 사항	· 단체 관광 전담 여행사 제도를 운영 중인 중국인에 대해서는 원칙적으로 전담 여행사를 통하여 의료관광객 유치 · 입국 후 건강 검진 결과 등에 따라 체류 기간의 연장이 필요한 경우, 지정 업체를 통하여 체류 자격 변경(C-3→G-1-M) 또는 체류 기간 연장(C-3→C-3-M) 신청 · 입국 후 건강 검진 결과에 따라 재입국의 필요성이 있는 것으로 인정될 경우 지정 업체를 통하여 사증 발급 인정서를 발급받아 출국
중국 단체 외 허용 여부	· 여행 일정 중 건강 검진, 진료 목적이 50%를 초과하는 것으로 인정될 경우에는 전담 여행사 제도와 무관하게 지정 업체의 신청에 따라 의료 목적 사증 발급 인정서 발급 가능(이 경우 C-3-M, G-1-M 발급)

외국인이 메디컬 비자를 발급받으려면 반드시 국내 병원의 예약 확인증이 필요하며 아래의 표와 같다.

〈표 IV-7〉 외국인 진료 예약 확인서

<table>
<tr><td colspan="4">외국인 진료 예약 확인서
Confirmation of Treatment Reservation Made by International Patient</td></tr>
<tr><td>예약 번호
Reservation Number</td><td></td><td>환자 성명
Patient's Name*</td><td></td></tr>
<tr><td>국적
Nationality</td><td></td><td>생년월일
Year, Month and Date of Birth</td><td></td></tr>
<tr><td>여권 번호
Passport Number</td><td></td><td>여권 만료일
Passport Expiration Date</td><td></td></tr>
<tr><td>보호자 성명
Name of the Accompanying Person*</td><td></td><td>환자와의 관계
Relation to the Patient</td><td></td></tr>
<tr><td>국적
Nationality</td><td></td><td>생년월일
Year, Month and Date of Birth</td><td></td></tr>
<tr><td>여권 번호
Passport Number</td><td></td><td>여권 만료일
Passport Expiration Date</td><td></td></tr>
<tr><td>주소
Home Address</td><td colspan="3"></td></tr>
<tr><td>전화 번호
Home Telephone Number</td><td></td><td>휴대폰 번호
Mobile Phone Number</td><td></td></tr>
<tr><td>진료 과목 1
Medical Department 1</td><td></td><td>진료 과목 2
Medical Department 2</td><td></td></tr>
<tr><td>선택 의사 1
Physician in Charge 1</td><td></td><td>선택 의사 2
Physician in Charge 2</td><td></td></tr>
<tr><td>진단명
Diagnosis</td><td colspan="3"></td></tr>
</table>

통상 해외에 나갈 때 입국 심사에 대한 두려움은 누구에게 있을 것이다. 환자의 경우는 더욱 심할 것이다. 특히 언어가 통하지 않고 몸도 불편하기 때문에 이런 고객을 위한 서비스도 제공되어야 한다. 다음은 입국 심사 시 제출할 입국 목적 사실 확인서이다.

입국 목적 사실 확인서

상기인은 한국의 우수한 의료관광을 목적으로 방문하신 분으로 신체적 · 정신적으로 또는 언어 소통에 어려움이 있으실 수 있는 분입니다. 따라서 원활한 입국 심사 및 통관 절차를 위해 세심한 배려와 협조를 당부 드리며 입국 목적에 대해 다음과 같이 확인합니다.

- 다 음 -

가. 입국 예정일(Expected Date of Entry):
나. 예약 병원: ○○○병원(서울 강남구 ○○○)
다. 담당자 연락처: 02) ○○○-○○○, 011-○○○-○○○ (홍길동)

※ 위 확인서는 환자 및 보호자의 입국 심사 편의를 위한 것으로, 비자 취득과는 무관합니다.
※ This certificate is only to help for entry, so this is not concerned with visa.

병원명 (직인)

② 체류 기간 연장 시 행정 절차

외국인 환자의 경우 의료관광으로 단기 입국할 시에는 체류 기간 연장 사유가 발생하기 어렵지만, 상병 치료를 목적으로 들어오는 경우에는 허가를 받은 체류 기간(보통 90일 기준, 최장 1년)을 넘기는 경우가 발생하기도 한다. 이때 외국 환자 본인 및 대리인이 체류 기간 연장 신청을 하여 국내 체류 기간을 재허가받아야만 한다. 체류 기간 연장 신청 절차는 다음과 같다.

a. 체류 기간 연장 시 행정 절차

〈표 IV-8〉 체류 기간 연장 시 행정 절차

구분	내용
구비 서류	본인 방문 처리 시: 여권 대리인이 대행: 환자 진단서, 여권, 대리인 위임장 →체류 기간 연장 민원 신청서 작성
수수료	3만 원, 정상적으로 접수된 처리된 민원의 수수료는 반환하지 않음
처리 과정	〈전자 민원〉 http://www.immigration.go.kr/ ① 온라인 신청 → ② 수수료 결재 → ③ 접수 → ④ 처리 〈방문 예약〉 ① 방문 예약 → ② 예약 일에 관할 출입국관리사무소 또는 출장소 방문 → ③ 신청 → ④ 접수 → ⑤ 처리 ※ 단, 당일 처리되지 않은 민원 처리 결과는 홈페이지 민원 신청 현황에서 확인 가능
접수 시간	전자 민원: 평일 7:00~18:00(토/일/공휴일 제외) 방문 예약: 연중 무휴
처리 시간	전자 민원: 3일 이내(72시간) 방문 처리 시: 즉시
처리 기관	관할 출입국관리사무소 또는 출장소
소관 부처	법무부 출입국 외국인정책본부 체류정책팀 02-2650-6399
기타	전자 민원은 토/일/공휴일을 포함하지 않은 체류 기간 만료 3일 이전까지 신청 가능하며, 방문 예약은 체류 기간 만료일 1일 전까지 신청 가능

b. 전국 출입국관리사무소 및 출장소 현황

[서울 / 인천 / 경기]

기관명	관할 구역	주소	전화 / 팩스
서울출입국 관리사무소	서울특별시 (세종로 출장소관할 제외) 광명시, 성남시, 안양시, 하남시, 과천시	서울 양천구 목동 동로 121	T.02-2650-6212 F.02-2650-6295
서울출입국 관리사무소 세종로출장소	종로구, 중구, 은평구, 동대문구, 중랑구, 도봉구, 성북구, 강북구, 노원구	서울시 종로구 삼일로 12 운현궁 SK허브 빌딩 2층	T.02-732-6214 F.02-732-6216
서울출입국 관리사무소 시청분소	기업투자 체류 자격 등에 대한 체류 기간 연장허가, 각종 사실증명 업무만 처리	서울 프레스센터 3층	T.02-723-3207
의정부출입국 관리사무소	경기도 의정부시, 동두천시, 구리시, 고양시, 남양주시, 파주시, 양주군, 연천군, 포천군, 강원도 철원군	경기도 의정부시 신흥으로 172, 서영빌딩 동관 2,3,4층	T.031-828-9499 F.031-828-9461
인천출입국 관리사무소	인천광역시 (인천 국제공항 제외), 경기도 안산시, 부천시, 시흥시, 김포시	인천광역시 중구 항동 7가 1-31번지 (서해로 213)	T.032-890-6300 F.032-890-6400
수원출입국 관리사무소	경기도 군포시, 의왕시, 수원시, 용인시, 오산시, 이천시, 안성시, 화성시, 평택시 (평택항과 오산 군용 비행장 제외), 광주시, 양평군, 여주군	수원시 권선구 일월초등 2길 18	T.031-278-3316~7 F.031-278-3326 ※출입국 사실 증명 발급 T.031-278-3311~2 F.031-278-3325

[부산 / 경남]

기관명	관할 구역	주소	전화 / 팩스
부산출입국 관리사무소	부산광역시 (김해국제공항, 감천항, 다대포항 제외), 경상남도 김해시, 양산시	밀양시 부산시 중구 충장로 14	T.051-461-3030~4 F.051-461-3081
부산출입국 관리사무소 울산출장소	울산광역시	울산시 남구 장생포고래길 534	T.052-261-7545 F.052-261-0903
부산출입국 관리사무소 감천출장소	부산광역시 감천항, 다대포항	부산광역시 서구 암남동 761번지 제수산물도매시장 회관동	T.051-254-3917 F.051-254-3919
마산출입국 관리사무소	경상남도 (김해시, 밀양시, 양산시, 통영시, 사천시, 거제시, 남해군, 하동군 제외)	경상남도 마산시 월포동 2-6	T.055-222-9272 F.055-223-0748
마산출입국 관리사무소 거제출장소	경상남도 거제시	경상남도 거제시 장승포 1로 214	T.055-681-2433 F.055-682-2433
마산출입국 관리사무소 사천출장소	경상남도 사천시, 남해군, 하동군	경상남도 사천시 동림동 181-29	T.055-835-4088 F.055-835-4087
마산출입국 관리사무소 통영출장소	경상남도 통영시	경상남도 통영시 동호동 171-10	T.055-645-3494 F.055-645-3441
김해출입국 관리사무소	김해국제공항 출입국심사 전담	부산광역시 강서구 공항진입로 108	T.051-979-1321 F.051-972-1614

[광주 / 전라 / 제주]

기관명	관할 구역	주소	전화 / 팩스
광주출입국 관리사무소	광주광역시, 전라남도 (목포시, 완도군, 신안군, 무안군, 진도군, 영암군, 해남군, 여수시, 순천시, 광양시 제외)	광주광역시 서구 화정로 196	T.062-381-0015 F.062-381-0018
광주출입국 관리사무소 목포출장소	전라남도 목포시, 완도군, 신안군, 무안군, 진도군, 영암군, 해남군	전라남도 목포시 옥암동 982-2	T.061-282-7294 F.061-282-7293
전주출입국 관리사무소	전라북도 (군산시 제외)	전라북도 전주시 덕진구 호성로 213	T.063-245-6161 F.063-245-6165
전주출입국 관리사무소 군산출장소	전라북도 군산시, 장항항, 군산 미 공군 비행장	전라북도 군산시 해망로 500	T.063-445-2581 F.063-446-8998
여수출입국 관리사무소	전라남도 여수시, 순천시	전라남도 여수시 무선로 267	T.061-684-6971 F.061-684-6974
여수출입국 관리사무소 광양출장소	전라남도 광양시	전라남도 광양시 농협길 13	T.061-792-1139 F.061-792-9928
제주출입국 관리사무소	제주도	제주특별자치도 제주시 임항로 277	T.064-722-3494 F.064-722-4045

[대구 / 경북 / 강원]

기관명	관할 구역	주소	전화 / 팩스
대구출입국 관리사무소	대구광역시, 경상북도 (포항시, 울진군, 영덕군, 울릉군 제외)	대구광역시 동구 안심로 117	T.053-980-3505 F.053-980-3580
대구출입국 관리사무소 포항출장소	경상북도 포항시, 울진군, 영덕군, 울릉군	경상북도 포항시 북구 중로 1-1	T.054-247-2971 F.054-247-5352
춘천출입국 관리사무소	강원도(동해시, 강릉시, 삼척시, 태백시, 정선군, 속초시, 양양군, 고성군, 철원군 제외), 경기도 가평군	강원도 춘천시 공지로 230	T.033-244-7351 F.033-244-7350
춘천출입국 관리사무소 고성출장소	고성터미널 남북왕래 출입국심사전담	강원도 고성군 현내면 사천리	T.033-680-5100 F.033-680-5102
춘천출입국 관리사무소 동해출장소	강원도 동해시, 강릉시, 삼척시, 태백시, 정선군	강원도 동해시 천곡로 80 동진빌딩4층	T.033-535-5721 F.033-535-8153
춘천출입국 관리사무소 속초출장소	강원도 속초시, 양양군, 고성군	강원도 속초시 동명항길 42 속초항만지원센터	T.033-636-8613 F.033-636-8615

[대전 / 충청]

기관명	관할 구역	주소	전화 / 팩스
대전출입국 관리사무소	대전광역시, 충청남도 (서산시, 태안군, 당진군, 홍성군, 장항항, 보령항 제외), 충청북도 영동군, 옥천군	대전광역시 중구 목동길 150	T.042-254-8811 F.042-256-0496 ※ 체류 관련 팩스 →042-255-0496
대전출입국 관리사무소 대산출장소	충청남도 서산시, 태안군, 홍성군, 당진군(평택항 제외), 보령항	충청남도 서산시 대산읍 대산리 197-8 한성빌딩 3층	T.041-681-6181 F.041-681-6182
청주출입국 관리사무소	충청북도(영동군, 옥천군 제외), 청주국제공항	충청북도 청주시 흥덕구 새터1길 23	T.043-236-4901 F.043-236-4907

(3) 입국부터 치료와 퇴원까지

① 공항 접견

a. 공항 마중 및 픽업 서비스

공항 마중 서비스는 대부분 고객의 선택으로 원하는 경우에 한해 제공하는 게 보통이다. 따라서 격식을 갖춘 서비스를 통해 국제적 예의를 갖춰야 한다.

공항 마중에도 여러 가지의 리스크가 있을 수 있다. 예를 들어 지독한 도로 트래픽에 따라 늦을 수도 있고 또는 환자가 출국장에 나오지 않은 경우 등 원하지 않는 예외의 상황이 발생하기도 한다. 이럴 경우 상황별 대처 요령에 대해 알아보도록 한다.

i) 첫째, 공항 마중이 늦을 경우에 대하여

사전 준비가 필요하다. 우선 제공된 매뉴얼(입국 목적 사실 확인서 또는 예약 확인서)에 담당 연락처를 반드시 기재해야 하며 인천 국제공항으로 입국할 경우 한국관광공사에서 운영하고 있는 '의료관광 원스톱 서비스 센터'의 연락처를 알려 주거나 또는 센터를 만나는 장소로 지정하는 것도 좋은 방법이다.

한국관광공사 '의료관광 원스톱 서비스센터'는 의료관광객 대상으로 비자 발급을 지원하고 출입국 병·의원 정보 및 관광, 숙박 등을 의료 기관의 코디네이터와 연계, 의료관광객의 만족도 제고와 잠재 의료관광객 발굴을 위해 설치되었다. 서울 한국관광공사 지하 1층에 '의료관광 홍보 센터'가 있고 인천 국제공항 입국장(2개소)에 설치 운영되고 있다.

구체적 업무 내용은 다음과 같다.

〈표 IV-9〉 의료관광 홍보 센터

구 분	의료관광 안내 지원 센터	의료관광 홍보 센터
위치	인천 국제공항 2개소(A, C 출구)	종로 관광공사 지하1층
안내 언어	영어, 일본어(의료인 배치)	영어, 일본어, 중국어(의료인 배치)
기능	- 의료관광객의 공항 내 미팅 포인트 - 잠재 고객 대상 상담 코너, 휴게 공간	- 의료관광 홍보관 및 체험 코너
운영 시간	09:00~18:00 (365일)	
연락 정보	- 전화: +82-2-1330 - 이메일: medicaltourism@knto.or.kr	
비고	1330 관광 안내 직원이 24시간 전화 안내	

ii) 환자가 출국장을 나오지 않을 경우

고객이 출국장을 나오지 않은 경우는 크게 두 가지로 볼 수 있다. 첫 번째는 비행기를 타지 않았을 경우인데, 이 상황은 사실 별다른 확인 방법이 없다. 해당 항공사에 탑승 여부를 확인하는 게 불가능하기 때문이다. 따라서 약 1~2시간 이내에 출국장을 나오지 않는다면, 바로 두 번째 원인인 입국 심사에 문제가 있는 경우이다. 이때는 즉시 확인이 가능한데 공항에 나와 있는 출입국관리사무소에 연락해 보면 바로 확인 가능하다.

〈표 IV-10〉 공항 내 출입국관리소 연락처

기관명	관할 구역	주소	연락처
인천공항출입국 관리사무소	인천국제공항 출입국심사전담	인천광역시 중구 운서동 2172-1	출국: 032-740-7391~3 입국: 032-740-7263, 65 증명 발급: 032-740-7393
인천공항출입국 관리사무소 김포출장소	김포공항 출입국심사전담	서울시 강서구 하늘길 38	T.02-2664-6202 F.02-2666-0533
인천공항출입국 관리사무소 도심공항출장소	한국도심공항터미널 출입국심사전담	서울 강남구 아셈길 53	T.02-551-6922 F.02-551-6934

b. 인천국제공항 입국자 환영 안내

인천공항에는 A, B, C, D, E, F 6개의 도착장이 있다. 항공기가 예정된 도착 시간보다 일찍 도착할 수 있어 충분한 여유를 갖고 공항에 도착하여야 한다. 한국관광공사 의료관광 안내 센터는 A, C 출구 앞에 각각 있다.

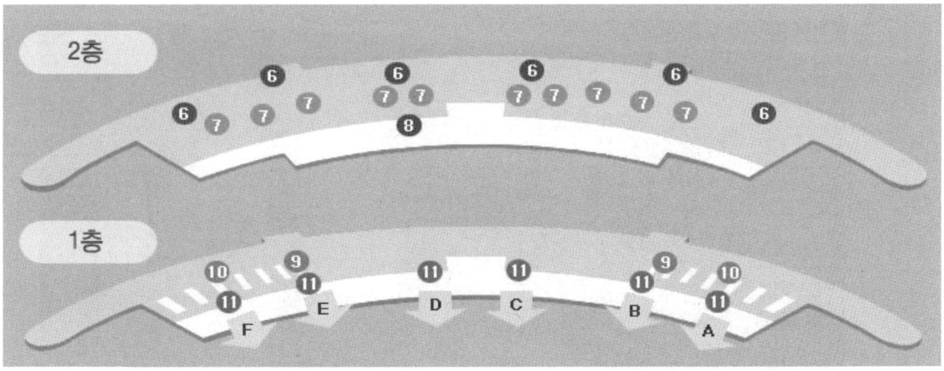

① 병무 신고
② 영사 민원 서비스 센터
③ 출국장
④ 대형 수하물 수속 카운터
⑤ 출입국관리사무소
A~M 체크인 카운터
⑥ 검역 심사대
⑦ 입국 심사대
⑧ 동 · 식물 검역소
⑨ 대형 수하물 수취대
⑩ 분실 수하물 안내 카운터
⑪ 세관 검사대
A~F 도착장 출구

[그림 IV-7] 인천 공항 내부 안내도

c. **공항 대기 시 확인 사항**

코디네이터들은 입국장 앞 도착 안내 대형 전광판을 통해 항공기 편명과 도착 시각 및 지정 출구를 확인하여야 하며, 도착 예정 환자가 지정된 출구가 아닌 다른 출구를 이용하여 1층 환영홀로 입장할 경우, 환영객과 만나지 못할 수도 있어 반드시 미팅 포인트를 지정해야 한다(한국관광공사 의료관광 안내 센터 활용).

d. **무료 피켓 대여 안내**

코디네이터 또는 공항 마중 담당자는 반드시 환자 식별을 위한 피켓을 제작하여 가져와야 하나 피치 못할 사정(파손, 오자 등)에 의해 현장 제작이 필요할 시에는 1층 환영 홀 3번, 12번 게이트 부근에 위치한 종합 안내 데스크를 통해 서비스를 제공받을 수 있다.

e. **피켓 작성 요령**

- 가장 큰 글씨로 환자의 이름은 적는다(가급적 해당 국가 언어로 표기).
- 항공 편명(예: KE603)
- 병원명 또는 초청자명(해당 국가 언어로 표기)

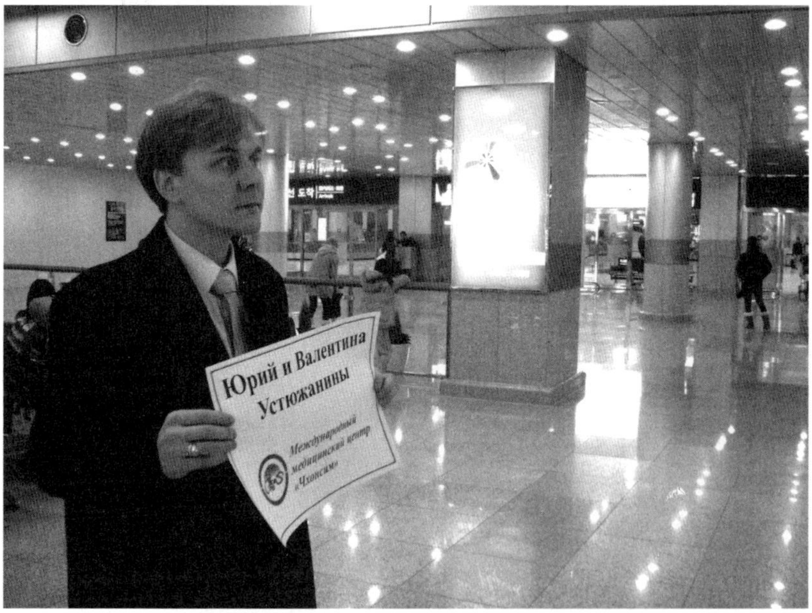

[그림 IV-8] 공항 마중 모습: 청심국제병원 국제 매니저 알렉산더 예르쇼프

② 접수

a. 인사

공항에서 병원에 도착한 환자를 위해 코디네이터 등은 각 병원에서 정한 환영 이벤트를 제공하는 것도 좋은 방법이다. 물론 따뜻한 인사와 웃는 얼굴, 친절한 행동은 당연히 수반되어야 한다.

특히 한국 전통 인사법인 허리 숙여 하는 인사에 대해 처음 대하는 외국인들은 다소 어색해 하기도 하지만 사전에 통역을 통해 최대한 존중하는 전통 인사법임을 알려 주면 오히려 더 좋아하기도 한다(예: 태국의 전통 손 모음 인사).

b. 접수

환자가 입원실로 이동하기 전에 접수와 수납을 (선불)하게 되는데 반드시 확인해야 할 사항을 정리해 보자.

- 환자 확인을 위한 예약 확인서, 현지 의사 진단서 확인
- 환자 여권 확인
  : 입국 날짜, 비자 종류, 체류 기간 등 꼼꼼히 확인
  (체류 기간 연장 시 약 7일 전 관련 서류를 작성해 해당 출입국관리소에 연장 신청)
- 여행자 보험 및 각 사보험, 공보험에 대한 가입 여부 확인

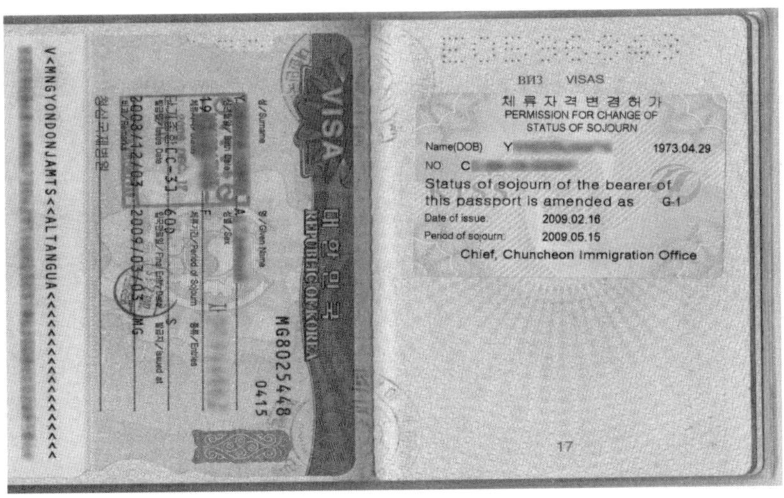

[그림 IV-9] 해외 환자 비자 발급증(좌) 및 연장 신청 후 발급받은 체류 허가서(우)

- 귀중품 및 현금 보관에 관한 확인
- 병원 이용 서약서에 대한 고지 및 서약(반드시 보호자도 동의받을 것)
- 사전 약속된 보증금 납부 및 영수증 발급

③ 진료, 입원, 검사

a. 진료, 입원, 심사

다음은 진료, 검사, 입원 등 일반적인 한국 환자의 병원 동선과 같은 프로세스로 진행된다. 단, 상황별로 해외 환자를 위한 세심한 주의가 필요하다.

- 환자와의 충분한 상담과 병력에 대한 충분한 검토에 의해 주치의 배정은 정확한지와 주치의 진료 일정을 확인했는지 다시 한 번 사전에 검토해 봐야 한다. 예를 들어 환자가 주치의를 만나기 위해 2~3일을 기다려야 한다든가 하면 코디네이터와의 신뢰에 심각한 영향을 줄 수 있기 때문이다(통상 대학병원의 경우 진료 일자에 맞는 스케줄 조정이 반드시 필요).
- 진료과에 맞는 코디네이터 또는 통역자가 준비하고 있는지도 살펴봐야 한다. 전문 상식이 없는 통역의 경우 자칫 의료 사고로도 연결될 수 있기 때문이다.
- 검사, 시술 및 수술 및 각종 주의 사항에 대하여 사전 고지를 충분히 하였고 설명되었는지 환자가 이해하고 동의했는지 확인해야 한다.
- 특히 특정 식품, 약에 대한 알레르기에 대해 충분히 설명, 고지되었는지도 확인해야 한다.
- 검사, 시술 및 수술 동의서 등에 대해서도 충분한 설명을 해주고, 동의서를 모두 받아야 한다(가급적 동의서 등은 언어별로 준비하는 게 좋다).
- 기타 병원 생활 안내, 그리고 안전사고에 대한 주의 사항에 대하여 환자와 보호자에게 모두에게 설명해야 한다.
- 고가의 비용이 추가될 때는 반드시 환자와 보호자에게 동의를 구하고 시행해야 한다.
- 병원 비용은 3~4일 중간 진료비를 고지하고 약 7일 간격으로 중간 수납하는 것이 효율적이다.

b. 체류 기간 연장 신청

체류 기간 연장 신청은 3개월(G-1-M 비자 제외) 이상의 체류 기간 연장이 필요할 경우에 국적과 관계없이 외국인이라면 누구나 적정 양식을 구비해 체류 기간 연장을 신청해야 한다.

체류 기간 연장에 필요한 서류

- 주치의의 소견서
- 진단서
- 신원 보증서
- 여권 사진 2매
- 여권

이상의 서류를 구비하여 관할 출입국관리소에 제출하면 된다. 환자의 경우 대리인이 신청할 경우에는 위임장도 함께 제출해야 한다.

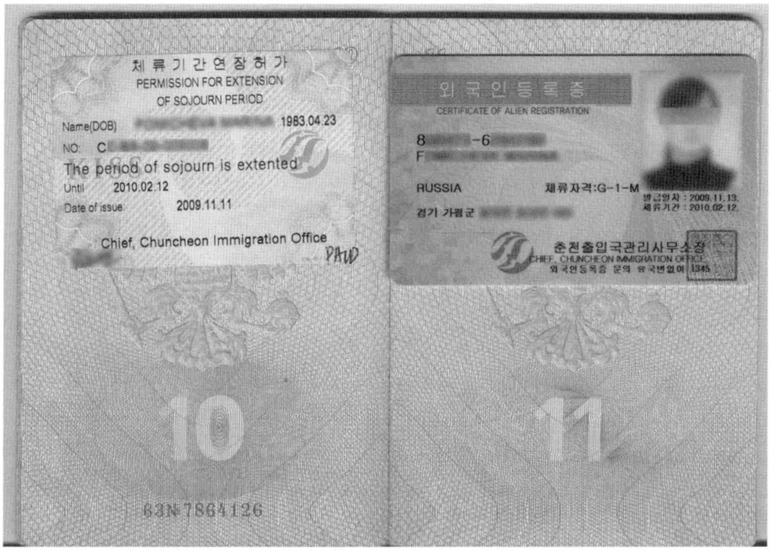

[그림 IV-10] 체류 기간 연장 허가증과 외국인 등록증 발급 모습

〈표 IV-11〉 신원 보증서 샘플

신 원 보 증 서

1. 피보증 외국인

<table>
<tr><td rowspan="2">성
명</td><td colspan="2">FOMICH○○○</td><td colspan="2" rowspan="2">漢字</td><td rowspan="2">성
별</td><td>남</td></tr>
<tr><td colspan="2">MA○○○</td><td>여</td></tr>
<tr><td colspan="2">생년월일</td><td>1984. 4. 23.</td><td>국적</td><td>러시아</td><td>여권 번호</td><td>63No7800000</td></tr>
<tr><td colspan="2">대한민국 내 주소</td><td colspan="3">○○○ ○○○○ ○○○○○</td><td>전화 번호</td><td>010-86000</td></tr>
<tr><td colspan="2">체류 목적</td><td colspan="5">유방암 수술에 따른 장기간의 정기적 항암 치료 필요</td></tr>
</table>

2. 신원 보증인

가. 인적 사항

<table>
<tr><td rowspan="2">성명</td><td rowspan="2">○○○</td><td rowspan="2">(漢字) ○○○</td><td rowspan="2">성
별</td><td>남</td></tr>
<tr><td>여</td></tr>
<tr><td rowspan="2">여권 번호
또는
주민 등록 번호</td><td rowspan="2">6108○○○-○○○○○</td><td>국적</td><td colspan="2">대한민국</td></tr>
<tr><td>전화 번호</td><td colspan="2"></td></tr>
<tr><td>주소</td><td colspan="4">○○○ ○○○○</td></tr>
<tr><td>근무처</td><td colspan="4">○○○ ○○○○</td></tr>
<tr><td>피보증 외국인과 관계</td><td>치료 의료 기관의 병원장</td><td>직위</td><td colspan="2">병원장</td></tr>
<tr><td>비 고</td><td colspan="4"></td></tr>
</table>

나. 보증 기간

- 2009. 10. 28.부터 2010. 10. 28.까지

다. 보증 내용

(1) 체류 중 제반 법규를 준수하도록 한다.
(2) 출국 여비 및 이와 관련된 비용에 대한 지불 책임을 부담한다.
(3) 체류 또는 보호 중 발생되는 비용에 대한 지불 책임을 부담한다.

위 신원 보증인은 피보증 외국인이 대한민국에 체류함에 있어서 그 신원에 이상이 없음을 확인하고 위 사항을 보증합니다.

2009 년 10 월 29 일

○○○○ (서명 또는 인)

210㎜×297㎜
(일반용지 60g/㎡)

(4) 입원 및 퇴원

① 안전한 병실 생활을 위한 주의 사항

해외 환자의 경우 언어 소통이 어렵고 한국어로 된 안내에 익숙지 않기 때문에 상세한 안내 또는 매뉴얼을 제공하는 게 좋다. 다음은 일반적 병실 생활에 대한 안내 예시이다.

(1) 환자의 건강과 쾌적한 환경을 위하여 병원 건물 내에는 금연 구역입니다. 지정된 흡연 장소는 ○○입니다. 반드시 지켜 주시기 바랍니다.

(2) 주무실 때에는 침대에서 떨어질 우려가 있으니 침대 옆 보조 난간을 올리고 계십시오. (고지 의무/또는 다국어로 된 낙상 주의 안내 문구 부착).

(3) 환자의 안전을 위하여 1인실과 특실의 병실 문을 안에서 잠그는 일이 있어서는 절대 안 됩니다. (단, 직원에게 행방을 알려 준 후 검사 및 외출 시에는 그렇지 않다).

(4) 간호사 호출 벨은 도움이 필요할 때 사용할 수 있으며, 침대 머리와 화장실 내, 목욕실 내에 설치되어 있습니다. 혹시 통역이나 코디네이터를 찾으실 경우(퇴근 후)는 전화로 연결해 드리겠습니다.

(5) 화재 방지를 위해 병실 내에서는 전열기 및 취사 도구 사용이 일체 금지되어 있습니다.

(6) 샤워실 사용 시에는, 보호자를 동반하시고 바닥이 미끄러우니 주의하십시오(반드시 고지와 위험안내 사인물을 부착할 것).

(7) 만 7세 이하 어린이는 감염의 위험이 높고, 항암제 노출로 해로울 수 있으며, 질병으로 힘든 환자들의 안정을 방해하므로 출입을 금합니다.

(8) 환자의 안정에 저해되는 행동(고성방가, 취사, 음주, 집단 종교 행사 등)은 금지되어 있습니다.

(9) 귀중품 관리: 귀중품이나 현금은 분실의 위험이 있으니 병실에 두지 마십시오. (본인의 부주의로 인한 분실 발생 시는 병원에서 책임지지 않습니다. 따라서 귀중품은 절차를 거쳐 병원 측에 맡겨 주시기 바랍니다.)

(10) 병실 침대는 임의로 이동할 수 없으며, 꼭 필요하신 경우는 간호사에게 말씀해 주십시오.

② 식사 배식 시간 안내

(1) 조식 07:30~8:00, 중식 12:30~13:00, 석식 18:00~18:30

(2) 식사 후 식판은 배선 카에 넣어 주십시오(특실의 경우 직접 수거).

(3) 메뉴에 대한 변경 및 요구 사항이 있으시면 간호 스테이션에 알려 주세요.

③ 원내 편의 시설에 대한 안내

(1) 병원동 지하 1층에는 편의점(원내 ☏ ○○○○) 및 뷰티 테라피실(원내 ☏ ○○○○) 기타 서비스에 대한 안내는 (원내 ☏ ○○○○)입니다.

(2) 병원 본관 지하 1층에 ○○은행이 있습니다. 업무 시간은 09:30~16:30입니다. 현금 인출기 24시간 사용하실 수 있습니다. (원내 ☏ ○○○○)/영어 및 일본어로 된 현금 인출기 사용법은 기계 상단에 부착되어 있습니다.

(3) 귀 국가로의 우편, 소포, 기타 물품 발송은 지하 1층 행정 사무실로 접수해 주시면 됩니다. (원내 ☏ ○○○○)

(4) 본관 지하 1층에는 고객을 위한 무료 노래방(가라오케)을 운영합니다.

(운영 시간 19:00~23:00까지 운영됩니다.)

(5) 매주 수, 금, 일요일은 본관 1층 홍보관에서 무료 영화관을 운영합니다. 프로그램 및 상영 시간은 병실에 비치된 안내문을 참조하세요.

(6) 관광 안내 및 렌터카 등의 문의는 본관 1층 인포메이션으로 해주세요.(원내 ☏ ○○○○)

(7) 배선실은 ○○○ ○○○○ 옆에 있습니다.

- 배선실은 여러분들의 공동 공간입니다. 깨끗이 사용해 주십시오.
- 배선실 내에는 공용 냉장고, 정수기, 전자레인지가 있습니다.
  (전자레인지는 음식을 데우는 용도로만 사용하십시오.)
- 냉장고에 음식을 보관할 경우에는 뚜껑이 있는 용기를 사용하고, 퇴원 시에는 음식물을 수거해 주십시오.
- 제빙기는 의료용으로 사용하는 얼음이므로, 먹지 마십시오.

④ 분리 수거 협조 사항 안내

감염 예방과 환경 보호를 위해 분리 수거를 실시하고 있습니다. 협조하여 주시기 바랍니다.

(1) 사용한 시트와 환의는 오물 처리실에 있는 세탁물 통에 일반 세탁물과 오염 세탁물(혈액, 대변 등)을 구분하여 넣어 주십시오.

(2) 분비물이나 피가 묻은 패드나 기저귀는 오물 처리실에 따로 마련된 쓰레기통에 버려 주십시오.

(3) 이불은 한 장씩 제공하며 교환 또는 더 필요하신 분은 담당 간호사에게 말씀해 주십시오.

⑤ 진단서 발급 안내

(1) 진단서와 계산서는 고객님께서 퇴원 수속 및 수납이 완료되면 무료로 발급됩니다(입·퇴원 확인서 역시 무료 발급됩니다).

(2) 제 증명 서류 및 조직 검사 결과지 등이 필요하신 분은 퇴원 수속 하루 전 미리 병동 간호사실(또는 담당 코디네이터에게)에 신청하십시오.

⑥ 퇴원 수속 안내

(1) 담당 의사 선생님이 퇴원을 결정합니다.

(2) 담당 간호사는 담당 코디네이터 또는 통역사와 함께 퇴원 계획지를 작성하여 환자분께 교육해 드립니다(외래 예약, 검사 예약, 퇴원 후 주의 사항 등).

(3) 간호사실에서는 환자의 의무 기록 및 퇴원 결정서를 퇴원 수속 관련 부서로 보냅니다.

(4) 보험 심사팀에서 퇴원 심사가 완료되면, 원무팀에서 환자분의 병실로 전화 연락을 합니다. 환자분께서는 담당 코디에게 의뢰하거나 또는 본인이 원무팀에 직접 방문하셔도 됩니다.

(5) 퇴원 수속이 완료되면, 담당 코디가 다음 일정을 진행합니다(또는 본인이 직접 수납 영수증을 가지고 1층 약국에서 퇴원 약을 수령하십시오).

(6) 감사합니다. 안녕히 가십시오

4) 국가별 문화적 환경 및 특성의 이해

(1) 일본

① 인사법

일본인의 인사법은 우리와 비슷한 점이 있으나 표현 방법에 있어서는 다른 점이 많으므로 주의해야 한다. 말로만 인사를 할 때는 상대방이 친밀감을 느낄 수 있도록 밝고 친절한 목소리로 말해야 하며, 이 때 밝은 미소를 지으면 더욱 좋다. 말과 동작을 동시에 사용할 때는 고개와 허리를 굽히는데, 이때 허리를 굽히는 정도를 상대방과 비슷하게 하는 것이 좋으며, 상대방보다 먼저 허리를 펴면 실례가 된다.

② 소개법

자기를 소개할 때는 공손한 말씨와 태도로 성(姓)만을 말하는 것이 일반적이며, 우리처럼 악수를 하는 일은 드물다. 남을 소개할 때는 자기와 친한 사람을 먼저 소개하며, 둘 다 자기와 친하지 않을 경우에는 아랫사람을 먼저 소개한다.

* 명함 교환법

일본에서는 직장인뿐만 아니라 대학생과 중·고등학생까지도 명함을 주고받는 것이 일상화되어 있으므로 일본인을 만날 때는 명함을 준비하는 것이 좋다. 일본인들은 명함을 인격 차원 정도로 여기기 때문에, 명함을 받게 되면 상대방이 보는 앞에서 직함을 읽어 보고 소중한 물건을 다루듯이 지갑 속에 넣는 것이 예의이다.

* 맞장구치는 법

일본인과 대화를 나눌 때는 대화 도중에 적당한 곳에서 "はい(예)", "ええ(예)", "うん(응)", "そうですか(그렇습니까?)", "そうですね(그렇군요)", "なるほど(과연, 정말)" 등을 연발하여, 상대방의 말에 관심을 갖고 열심히 듣고 있음을 표시하여야 한다. 대화 도중에 맞장구를 치지 않으면, 일본인들은 상대방이 자기의 말에 관심이나 흥미가 없지 않은가 불안해한다. 일본어 표현에서 맞장구는 중요하다. "일본인의 맞장구는 열심히 듣고 있으니 이야기를 계속하세요" 는 신호 같은 것이다.

한편 한국인은 일본인보다 맞장구를 중요시하지 않는다. 그것은 말하는 사람의 이야기가 끝날 때까지 묵묵히 잘 들어 주는 것이 예의라고 생각하는 사람이 많다.

* 거절하는 법

일본인들은 상대방의 부탁이나 제안에 대해, 아무리 싫더라도 직설적으로 "いいえ(아니오)", "いやです(싫습니다)", "できません(할 수 없습니다)", "だめです(안 됩니다)" 등의 말들을 사용하지 않는다. 이런 말들을 사용하는 대신 조심스럽게 자기가 거절할 수밖에 없는 이유를 설명하면, 대부분의 일본인들은 상대의 거절 의사를 눈치 채고 부탁이나 제안을 스스로 거두어들인다.

* 아주 친한 경우에만 초대

아무리 친한 친구라 하더라도 집에까지 초대하지는 않는다는 일본인도 많다. 집이 좁기 때문일지도 모르지만 대개 일본인들은 자기 집안을 남에게 보이는 것을 꺼리기 때문이기도 하다. 그러므로 일본인 집에 손님으로 초대받는 것은 친구 관계가 상당히 깊어졌거나 대단한 호의에 의한 것이라 생각해도 좋다. 최근 일본에서는 형식적이고 딱딱한 인사 등을 중요시하는 가정이 점점 줄어들고 있다. 친구나 보증인 집에 초대받았을 때, 관습이 다르기 때문에 내심 긴장을 하게 되나 편안하고 즐거운 마음으로 임하면 좋을 것이다. 단, 다음 사항에 주의한다.

* 현관에서의 인사와 예의

"ごめんください(계십니까?)"라고 말한 뒤 집주인이 나올 때까지 기다린다. 아무 말 없이 들어가지 말 것. 주인이 "どちらさまですか?(누구십니까?)"라면서 나오면, "こんにちは。きょうはお招(まね)きくださってありがとうございます(오늘 초대해 주셔서 감사합니다)", "お世話(せわ)になります(폐를 좀 끼치겠습니다)" 등 인사말을 한다. 연장자에 대한 예의에 있어서는 한국의 가정이 몇 배 엄격하므로 어렵게 생각하지 않아도 된다. 많은 일본인은 손님 특히 외국에게 필요 이상 긴장하고 정중히 대접하려고 한다. 그것에 따라 태도가 굳어 버리지 않도록 현관에서의 인사가 끝나면 "遠(とお)い所(ところ)をわざわざいらっゃって……。さあ、おあがりください(먼데 일부러 와주셔서……. 자 안으로 들어오십시오)"라 말하면서 집 안으로 안내한다. 구두는 현관에서 벗은 채 그대로 들어가지 말고 반대 방향으로 놓아둘 것. 돌아갈 때 신기 편리하고 보기 좋기 때문이다.

* 방에 들어가면

다다미방일 경우는 방석(ざぶとん)에 정좌하지만 대개 "どうぞ足(あし)をくずしてください(편히 앉으세요)"라 하면 남자일 경우는 책상다리로 앉고, 여자일 경우는 다리를 옆으로 내밀고 앉으면 된다. 주인이 차를 가지고 오면 "いただきます(잘 먹겠습니다)"라고 하고 마신다. 식사를 할 때 도저히 입에 맞지 않으면 "すみません、はしめて 食べるのであまり口(くち)にあいません(미안합니다. 처음이라 입에 안 맞는 것 같습니다)"라고 하면 된다. 아무 말도 하지 않고 있으면, 주인이 "どうぞ遠慮(えんりょ)なさらずに(자, 사양하지 마시고)"라며 자꾸 권한다.

* 일본식 욕실의 사용 방법

일본 가정의 욕실은 대중목욕탕과 달리 한 사람씩 순서대로 들어간다. 가정에 따라 사용법은 조금씩 다르지만, 주의할 것은 모두가 기분 좋게 목욕할 수 있도록 뜨거운 물은 깨끗하게 사용해야 한다는 점이다. 더러운 상태로 그대로 욕조에 들어가지 말고, 밖에서 몸을 씻은 후 욕조에 들어가자. 욕실을 쓴 후 욕조의 뜨거운 물은 빼지 말도록 한다.

* 일본인은 절대 'No'라는 말을 하지 않는다.

남의 생각이나 부탁을 거절하는 일에 대해 일본인은 강한 심리적 저항을 느낀다. 어떤 사람의 의견이나 의뢰에 대해 'No'라고 말하는 것은 그 사람 인격을 부정하는 것이며, 결과적으로 그 사람과의 인간관계를 손상시키는 것이라고 느끼기 때문이다 그래서 일본인들은 거절할 일이 있을 때 "ちょっと", "かもしれない", "かんがえておく", "いきたいんだけど" 등 애매한 표현 형식을 쓰고 있다. 이러한 첨가 표현이나 중립적인 표현은 부정을 암시하며 화자의 거절 의사를 완곡한 표현으로 바꿔 주는 것이다.

* 친한 사이에서의 노크

한국에서는 친한 사이라면 노크를 하자마자 들어가도 된다. 여기서 노크는 '나 들어간다'라는 표시기 때문이다. 물론 윗사람의 방에 들어갈 때에는 노크를 한 후 상대방의 반응을 듣고 들어간다. 그러나 일본에서는 친한 사이나 윗사람에게도 우선 노크를 하고 충분히 기다렸다가 상대방의 대답을 듣고서야 들어간다. 만약에 상대방이 대답을 안 한 경우에는 절대 들어가서는 안 된다. 친한 사이에서도 절대 안 된다는 것을 염두에 두어야 한다.

* 감사의 인사

한국인은 "감사해요"라고 간단히 말로 표현해 버리면 마음속에 가지고 있던 감사의 마음이 줄어드는 느낌이라고 한다. 한편 일본인은 윗사람에게나 친하지 않은 사이, 친구 사이 혹은 가족 간에도 감사하는 마음을 확실히 '말'로 전달하고자 무척이나 노력한다. 또한 일본인들은 자신에게 무엇인가를 해준 사람에게는 불만스러운 점이 있어도 가만히 있는 것이 예의라고 생각한다. 만약 식사 초대를 받아서 음식을 먹을 경우 상대방이 만들어 준 음식 맛은 함부로 평가하지 않는 것이 예의라고 생각한다.

* 식사할 때의 예절

한국인들은 가족과 친척 간에는 물론 친한 친구 사이거나 조금 아는 사이까지 같은 접시의 음식을 함께 먹어도 아무런 문제가 없다. 한편 일본인들이 같은 접시의 음식을 나눠 먹을 수 있는 범위는 한국인들보다 매우 한정되어 있다. 가족(특히 어머니와 아이)이나 매우 친한 친구, 애인 정도이다. 이 습관은 일본 날씨와 밀접한 관계를 갖는다. 일본은 습기가 아주 많아서 조금이라도 균이 들어가면 음식이 금방 상한다. 균은 남의 젓가락에서부터 옮아온다. 이 균을 서로 피하기 위해서 각자의 접시와 식기에 따로 덜어 먹는 습관이 확립되었다고 할 수 있다.

* 선물 교환 방식

한국과 일본은 선물을 주고받는 방식이 서로 다르다. 한국인은 현관 가까이에 아무 말 없이 놔둔다. 상대방이 알지 못하는 경우도 가끔 있을 수 있다. 이것은 상대방에게 부담감을 느끼지 않게 하려는 배려이다. 그러나 일본인은 선물을 갖고 가면 꼭 상대방에게 명확히 전해 준다. 말은 "별거 아니지만"이라고 하지만, 먹는 방법이나 쓰는 방법을 자세히 일러 주는 것이 예의라고 생각한다. 또한 일본인은 "해준다와 받는다" 관계를 항상 "플러스 마이너스 제로"가 되길 바란다. 따라서 물건을 받게 되면 가까운 시일 안에 이에 대한 보답으로 선물을 한다. 선물을 돌려주지 않는 경우라도 말로 인사를 해서 '0'으로 한다. 관혼상제의 경우에도 일본에서는 받은 액수의 30～50%를 다시 돌려주어야 하는 것이 상식이다.

* 눈 맞춤의 차이

한국과 일본은 같은 아시아권의 나라로서 눈 맞춤에 대한 습관은 비슷한 것들이 많다. 그러나 한국에선 윗사람이 아랫사람의 존재를 인지하면서도 아랫사람에게 시선을 주지 않는 경우가 많다. 그렇기 때문에 아랫사람은 윗사람의 시선 방향에 상관없이 인사를 해야 하는 경우도 있다. 그러나 일본인들은 반드시 윗사람의 시선을 받고 나서야 인사를 한다. 즉 윗사람에게 방해가 된다고 판단될 때에는 인사를 안 할 수도 있는 것이다.

* 식비를 각자 부담하는 와리캉

일본인들은 대부분 자기가 먹은 밥값은 자기가 낸다. 왜 일본인들은 와리캉을 하는가? 와리캉이 보급화된 이유는 "대접을 하는 사람이 실제적으로 돈을 부담해야 하고 대접을 받은 사람은 대접받았다는 정신적 부담을 갖게 되므로 서로 불편해서 와리캉하는 습관이 발전했다"라고 한다. 와리캉하는 방법에는 두 가지가 있다. 첫째는 각자 자기가 먹은 음식에 대한 것만 지불하는 방법이고, 둘째는 음식 값의 합계를 모인 사람 수로 나누어 동등하게 할당된 금액을 지불하는 방법이다. 주로 술을 많이 마시는 경우 술을 누가 얼마만큼 마셨는지 정확히 모르므로 이런 방식을 많이 쓴다.

* 칭찬

일본인은 외국인이 일본어를 한 마디만 해도 잘한다고 칭찬해 준다. 하지만 일본인이 한국인을 처음 만나자마자 일본어를 잘한다고 칭찬해도 그것은 한국인을 놀리는 것이 결코 아니다. 일본인은 일정한 대화를 주고받은 후가 아니면 외국인과 마음을 터놓고 이야기하지 않는다. 이 일정한 대화에는 어느 정도의 질문과 대답, 찬사와 그 반응 같은 것이 포함된다.

* 음식에 젓가락을 꽂아 두는 것은 금물

한국에서는 제사나 차례를 지낼 때 숟가락을 밥에 꽂아 놓는다. 이에 연유되어 한국에서는 밥에 숟가락을 꽂아 놓는 것은 같이 밥 먹는 사람들을 죽은 사람으로 취급하게 되어, 무례한 행동으로 해석한다. 일본에서는 이에 해당되는 경우가 음식에 젓가락을 꽂아 두는 행동이다. 물론 일본에서는 숟가락이 범용적이지 않기 때문에 젓가락인 것이다.

한국에서는 선의의 예의로서 과일에 포크나 이쑤시개를 꽂아 세워서 손님에게 내지만, 이도 일본에서는 삼가는 것이 좋다. 젓가락을 놓을 경우에는 전용 젓가락 받침 또는 식기 위에 놓는 것이 좋다. 덮밥은 비벼 먹는 것이 아니라 떠먹는 것. 비빔밥의 영향인지 한국인은 밥 위에 뭐가 얹혀 있으면 자주 비벼 먹는다. 한국 음식이라면 물론 먹는 방법의 하나가 될 수 있지만, 일본에는 그런 것이 없다. 생선 덮밥, 고기 덮밥 등 많은 덮밥이 일본에 있지만, 하나같이 비벼 먹는 것이 아니라 밥과 함께 떠먹는 것이다. 생선 덮밥을 비벼 먹어 놀랬다는 일본인의 증언을 기사로 읽은 적이 있다. 한국의 비빔밥이 일본에 정착되어 많은 사람들이 비벼 먹지만, 개중에는 떠먹는 사람들도 목격했다. 서로 간의 욕이 될 일이 아닌, 단순한 문화적 차이에 불과하지만, 일본에서 덮밥을 비벼 먹으면 아마 주목받게 될지도 모른다.

* 국물에 밥을 말아 먹지 말 것

이유는 모르겠으나, 일본에서는 국물에 밥을 넣어 말아 먹는 행위, 특히 일본의 된장국에 밥을 말아 먹는 행위를 무례한 행위로 생각한다. 외국 음식이 정착되어 가며, 육개장 같은 음식은 밥을 말아 먹기도 하지만 그래도 따로따로 먹는 것이 지배적이다. 예를 들어, 라멘 집에 가서 밥을 시켜도 따로 따로 먹는다. 면을 다 먹고서 남은 국물에 밥을 넣어 먹으면 안 된다. 물론 일본식 전골을 먹고 남은 국물에 밥을 볶아 먹는 풍습도 있다. 하지만, 밥을 넣기보다는 우동을 넣는 경우도 많다.

* 음식을 많이 남기는 것은 맛이 없다는 뜻

한국에 비해 나오는 양이 적다(오사카는 그나마 양이 있다). 그렇기 때문에 웬만한 사람이라면 다 먹을 수 있는 양이지만, 요리의 중심이 되는 부분을 많이 남겼다는 것은 맛이 없어 못 먹겠다는 것으로 요리사들은 인식한다. 특히 일본의 라멘 중에서도 돈코쓰(돼지

뼈를 압력 가마에서 장시간 달여서 만든 라멘 국물. 우유 빛을 띠며, 조리법에 따라 고형 지방이 둥둥 떠 있기도 하며, 조금 냄새가 난다. 규슈 지방의 라멘 국물은 돈코쓰가 주류) 베이스의 라멘은 한국인의 식성에 잘 안 맞아 많이 남기는 사람들이 많으므로 주의.

* 손님들이 공유하는 반찬 종류는 전용 집게나 젓가락 뒷부분을 이용

남이 먹던 젓가락을 사용하여 음식의 일부를 집고는 남은 음식을 남에게 먹으라는 것은 지저분한 행동으로 생각한다. 요즘에는 가족, 친구 등 일행 사이에서는 많이 허용하고 있지만, 전혀 알지도 못하는 사람과는 여전히 이런 인식이 남아 있다. 오히려 뒤에 그런 음식을 먹는 사람이 기분 나빠 한다. 그렇게 공유하는 음식인 경우에는 대부분 전용 집게나 숟가락이 있지만, 만일 없을 경우에는 새 젓가락을 사용하거나, 자신의 젓가락 뒷부분을 사용하는 것이 좋다.

* 식기 또는 바닥에 담뱃재를 털고, 꽁초를 버리는 행위는 몰상식

식기는 입에 닿는 음식을 담는 신성한 도구이다. 이런 도구에 담뱃재를 털고, 꽁초를 버린다는 것은 일본에서는 상상도 못할 일이다. 심지어는 고무장갑으로 식기를 닦는 것조차 싫어하여 맨손으로 그릇을 씻는다. 식당 바닥에 꽁초를 버리는 것은 보기에도 안 좋고 종업원의 일만 만들어 내는 행위로 싫어한다. 재떨이가 없을 경우에는 달라고 한다.

(2) 싱가포르

① 도로 문화

우리는 주변에서 운전 중 차창 밖으로 쓰레기를 내던지는 비양심적인 사람들을 볼 수 있다. 우리나라나 동양의 국가들은 그저 과태료만 부과하면 되기 때문이다. 그러나 미국의 경우 차를 타고 달리다 보면 프리웨이(준 고속도로) 도로변에 "LITTER REMOVAL 2MILES"와 같은 문구를 종종 발견하게 되는데 웬만한 영어 실력으로도 문화를 이해하지 못하면 잘 인지하기 어렵다. 이는 운전 중 쓰레기를 차창 밖으로 버릴 경우 정해진 구역부터 2마일의 구간을 사회봉사 명령으로 쓰레기를 줍도록 일종의 벌을 부과하는 것이다. 동남아 중 유일하게 강도를 높이고 있는 싱가포르의 경우 약 100만 원에 가까운 벌금까지 부과시키고 있다.

② 휴대폰

공공장소에서의 휴대폰 통화를 개인 에티켓에만 맡겨 두기에 '간접 통화'의 폐해는 너무 심각한 지경에 이르렀다. 뉴욕만 해도 작년부터 극장, 박물관, 도서관, 강연장, 화랑들에서 휴대폰을 쓸 수 없게 했다. 통화는 물론이고 벨이 한 차례 울리기만 해도 50달러까지 벌금을 물린다. 대만은 5년 징역형까지 내리고, 싱가포르는 두 번째 걸리면 휴대폰을 몰수한다.

싱가포르에서는 운전 중 휴대폰을 사용하면 최고 6개월 징역형과 1,000싱가포르달러(약 70만 원) 벌금을 물게 된다.

③ 식사 예절

물 잔은 도자기로 된 것이 사용하기에 편리하다. 일반적으로 마시는 물은 음식 먹기 전에 차가운 물을 따라 놓는 것이 손님을 맞는 방법이겠으나 중국이나 싱가포르 그 외 동남아 사람들은 일 년 내내 뜨거운 물을 마시므로 뜨거운 물도 준비하면 좋다.

④ 공공질서

싱가포르에서는 버스, 택시에서 줄을 서지 않으면 망신당하기 쉽고, 거리에 침을 뱉거나 쓰레기를 버리면 많은 벌금을 물게 된다.

(3) 러시아

① 호칭

러시아인의 이름에는 소위 부칭(Father's name)이란 것이 이름 중간에 들어간다. 예를 들자면 전 러시아 대통령 푸틴(뿌찐)의 이름은 블라지미르 블라지미르비치 뿌찐이다. 이는 이름과 부칭과 성의 순으로 된 구조이다. 다시 말해 푸틴의 부칭은 블라지미르비치이다.

러시아에서의 존칭은 이름과 부칭을 순서대로 불러 주는 것이다. 예를 들어 푸틴 대통령이 매년 연초에 대국민 TV 화상 담화를 나눌 때 전화가 연결된 러시아 국민의 대부분이 푸틴을 부를 때 블라지미르 블라지미르비치라고 부른다. 물론 푸틴 대통령도 상대방을 같은 방식으로 부른다. 이것이 러시아에서의 상대방에 대한 존칭이 된다. 러시아에서 상대방이 나보다 나이가 많거나 사업상 만나는 사이라면 존칭을 써야 한다. 더불어 그리 친하지 않은 동료 사이에서도 이는 적용된다. 물론 친한 사이가 되면 단순히 이름을 부르거나 애칭으로 부르면 된다. 물론 우리는 외국인이기에 Mr. President 푸틴이라고 불러도 그다지

흠이 되지는 않지만 러시아의 예법에는 맞지 않는다. 그리고 러시아 인들은 자신들의 문화나 예법에 관심을 갖는 외국인을 만나면 매우 반가워한다. 사업상 혹은 여행을 할 때 해당 국가 국민의 환심을 사는 것은 손해 보는 일을 아닐 것이다.

② 초대 및 선물

만약에 러시아인의 초대를 받고 초대한 사람의 집, 혹은 아파트를 방문하게 된다면 일반적이고 정석적인 선물은 꽃과 초콜릿, 디저트용 음식이다. 꽃을 선물하려고 한다면 꽃송이가 홀수인지 짝수인지만 구분해야 한다. 선물용 꽃은 꽃송이를 홀수로 해서 선물해야 한다. 짝수의 꽃은 죽은 이에게 헌화하는 장례식에만 사용된다. 더불어 선물용 꽃으로 노란색 꽃과 흰색 꽃 역시 금기시된다. 역시나 장례식에서나 볼 수 있는 꽃 색깔이다.

선물을 할 때 주관적으로 판단해서 고급 선물(향수와 같은)이라고 판단해서 선물을 준비해 가는 것은 피해야 한다. 단지 집안의 장식이 될 만한 소품(우리나라의 전통 색을 띠고 있는 기념품 정도)이나 방문하는 집에 어울리는 인테리어 장식품은 환영받을 수 있다.

러시아의 극장과 영화관 및 레스토랑, 박물관, 심지어는 일반 건물에도 외투 보관소(cloak room)가 있다. 이런 장소에 방문할 때는 외투나 모자 등을 맡기는 것이 일반적이다. 러시아인은 두꺼운 외투나 겉옷, 모자를 들고 실내로 들어가는 것이 예의가 아니라고 생각한다. 강제 사항은 없지만 대부분 러시아인들은 자신들의 겉옷을 이곳에 맡긴다. 자연스럽게 몸에 익은 습관인 것이다.

(4) 각 나라별 식문화

① 미국

a. 아침 식사

미국인들은 아침을 꼭 먹는 것 같다. 미국인들의 아침 식사는 간단하다. 아침에는 주로 시리얼을 먹는다. 그리고 과일도 먹고 머핀, 또는 토스트와 커피나 오렌지 주스 등을 먹는다. 주말에는 여유 있게 팬케이크나 와플, 오믈렛, 계란 프라이 등을 해먹기도 한다.

b. 점심 식사

다양한 점심 식사를 즐기지만 바쁜 미국인들은 햄버거, 샌드위치 등으로 점심을 먹는다.

영양의 균형은 부족하지만 바쁘기 때문에 패스트푸드를 많이 먹는다. 그 외에도 중식, 뷔페식 점심 식사를 즐기는 경우도 많다.

c. 저녁 식사

미국인들은 저녁을 잘 갖추고 먹으려 한다. 메뉴는 주로 파스타, 스테이크, 소시지 등을 샐러드와 함께 곁들인다. 퇴근 후 테이크아웃 메뉴를 잘 활용하며 저녁으로 외식을 하는 경우도 많다.

〈음식의 특색〉

미국은 패스트푸드가 유명하다. 사람들은 바쁜 생활 때문에 집에서 여유 있게 요리할 시간을 찾지 못한다. 패스트푸드의 종류에는 햄버거, 샌드위치, 빵 등 여러 가지가 있다. 미국 사람들은 알레르기 보유자가 아닌 이상 대부분 Peanut Butter를 좋아한다. Peanut는 땅콩인데 미국인들은 땅콩을 구운 후에 껍질을 벗기고 갈아서 Butter와 섞어서 Peanut Butter를 만든다. 땅콩은 육류보다도 단백질이 많고 풍부한 비타민을 함유하고 있다. 원래 땅콩은 남아메리카에서 건너온 작물이지만 Peanut Butter는 미국인들의 독특한 음식이다. Peanut Butter는 1890년 미국 남부 세인트루이스의 한 의사가 일반 음식을 못 먹는 환자에게 주기 위해 개발한 식품인데, 대중의 인기를 얻게 되어 인기 식품으로 자리를 잡았다. 한국 사람은 매운 것을 많이 먹지만 미국 사람은 짠 것, 싱거운 것, 단 것을 잘 먹는다. 미국 사람들이 맵다는 것은 싱거운 것이 많다.

콜라와 햄버거, 핫도그 등의 패스트푸드를 떠올리게 되는 미국. 미국에는 고유의 음식 문화가 없다고 생각하는 사람이 많다. 1492년 스페인의 콜럼버스가 신대륙을 발견하고 1565년 최초의 이주민이 정착하여 살게 되는 등 역사도 그리 길지 않다. 처음 이주해 온 스페인인을 비롯하여 유럽과 아시아 등 전 세계 다인종이 모여서 살고 있다. 그러나 이들은 나름대로 인디언, 유럽 등등의 음식 문화를 그대로 계승하거나 나름대로 변형시켜 특유의 음식 문화를 이루고 있다.

② 중국

a. 재료의 선택

재료의 선택과 맛이 매우 다양하여 상용되는 재료는 3천여 종이고, 총 재료 수는 1만 종 이상일 정도로 풍부하다. 사람이 먹을 수 있는 재료 모두가 음식의 재료로 이용되고 있으며, 맛도 단맛, 짠맛, 신맛, 매운맛, 쓴맛 등 다섯 가지 맛을 잘 조화시켜 다양한 음식을 발전시켜 왔다. 예를 들면 흔히 사용되는 재료들 외에 닭고기 같은 경우 살뿐만 아니라 껍질·날개 끝·벼슬·발까지 사용하며, 돼지의 신장, 오리의 혓바닥, 제비집, 상어 지느러미, 곰 발바닥, 원숭이 혀, 비둘기, 다람쥐를 비롯하여 심지어는 벌레까지 다 이용되었다.

이 다양성이 중국 음식이 세계적인 음식이 되는 데 기여하였다.

b. 다양한 조리법

조리법이 다양한데 반드시 불이나 뜨거운 물을 사용하여 익혀 먹는 숙식을 기본으로 한다. 동물성 식품이든, 또는 곡식, 채소든 익히지 않은 것은 먹지 않으며 일상적으로 마시는 물도 찻잎을 넣어 끓여 먹는다. 익히는 방법은 차오(중간 불에 기름을 넣고 볶는 것), 지엔(팬에 기름을 약간의 기름을 넣고 지져 내는 것), 따오(강한 불에 기름을 달구어 단시간에 볶아 내는 것), 짜(강한 불에 기름을 끓여 튀겨 내는 것), 싸오(중간 불로 기름에 볶은 후 다시 물을 약간 넣어 삶는 것), 뚠(약한 불에 장시간 끓이는 것), 쩡(쪄 내는 것), 먼(기름에 튀겨 반숙한 뒤, 여기에 탕을 넣어 오래 삶는 것), 쭈(뜨거운 물에 데친 후 약한 불로 삶아 내는 것), 쉰(훈제하는 것), 카오(불에 직접 굽는 것) 등 다양하다.

c. 조화와 균형

중국 음식은 조화와 균형이 매우 중요하다. 중국의 가치 사상은 음양오행 사상과 중용이다. 특히 인간의 정신적 · 신체적 모든 것을 물, 불, 금속, 나무, 흙에 오행구조와 음양의 구조로 파악하였으며 음식물 구조도 오복과 오축, 맛과 향도 오미 · 오향의 구조로 파악했으며, 음 또는 양의 성질을 갖는다고 보았다. 그러나 음양의 관계를 대립 관계로 본 것이 아니라 중용의 중요성을 강조하여 서로 보충해 주고 조화와 균형을 이루는 관계로 보았다. 이러한 가치관은 식생활에 그대로 적용되어 계절과 음식물의 관계를 중요시하였고, 음식을 만드는 기본 원리는 다섯 가지 맛이 조화되어야 하고 영양이 균형 잡히는 것을 중시하였다. 육류와 채소를, 어류와 탕을 식단에 올렸으며 많은 종류의 식품을 사용하는 것 자체가 영양적으로 이롭다. 즉 음식으로 몸을 보신하여 병을 예방하고 치료하고 장수한다는 것이다.

d. 심미적 기교

칼질이 정교하여 모양이 다양하며 크기, 굵기, 두께가 고르다. 어떤 재료는 칼질을 거쳐 살아 있는 것과 같은 새, 짐승, 화초 등 아름다운 도안과 형상을 만들어 중국 요리를 아름다운 예술의 경지의 수준까지 끌어 올렸다.

e. 지방색 있는 식습관

각 지방마다 기후와 토질이 다르고 사람들의 미각이 서로 달라 지역적으로 서로 다른 음식 습관이 형성되어 있다. 오래 전부터 황하강 이북과 양자강 이남으로 구분하고 있는데, 신석기 시대 때 황하 유역은 조를 중심으로 한 식생활 체계를 유지하였고, 양자강 유역은 조 대신 벼를 위주로 하는 식생활을 하였다. 그러나 춘추 전국 시대 이후, 가루 음식 특히 밀가루 음식이 개발되면서 점차 조를 대신하기 시작하였다. 현대 들어 교통 발달과 교류가 빈번해짐으로써 이러한 지역성이 많이 사라지고 있지만, 과거로부터 내려오는 전통적인 지역적 차이는 아직도 존재하고 있다.

f. 원탁형 만찬

우리나라에서의 반찬을 제외한 국과 밥은 개인별로 나누어 상을 차리는 것과는 달리 중국은 일반적으로 회전이 가능한 원탁에 한 가지 요리를 한 접시에 모두 담아 판을 돌려 가며 나누어 먹는 것이 외관상 눈에 띄는 습관의 차이 중의 하나다. 식당에서 음식을 주문할 경우 대개 채소(쑤차이: 素菜)와 육고기, 해산물 요리를 조합을 하고 냉채(량차이: 凉菜)와 더운 음식을 적절히 조절하고 간단히 밥이나 면을 곁들여 주문하면 무난한 편이다.

대개의 경우 기호에 따라 백주나 황주 혹은 콜라 등을 시켜 음료에 대신하거나 그냥 차를 요구할 수도 있다. 중국인들이 식당에서 식사를 할 때는 술을 주문하여 마시는 (혹 여자의 경우는 야자액이나 기타 음료를 마신다) 모습을 흔히 보게 되는데 일반 가정에서 자기들끼리 식사할 때는 술을 거의 마시지 않는다. 단지 외부에서 손님 접대 시는 체면(面子)을 위해 술을 마시는 경우가 많다. 중국 요리의 대단한 명성과 화려한 외양과는 대조적으로 실제 중국 인민들의 식생활은 그리 화려하거나 대단하지 않다.

〈식생활의 특색〉

아침에는 대개 만두(일반적으로 속에 아무것도 없는 찐빵)나 죽을 먹고, 점심 때는 딴웨이(직장) 주변 혹은 구내의 식당에서 한 끼를 해결하게 되는데, 양철 밥그릇과 숟가락 하나 달랑 들고 길게 줄지어 늘어섰다가 밥 한 그릇씩 받아들고 삼삼오오 길을 걸어가면서 밥을 떠먹는다. 저녁은 대개 각자의 가정에서 요리하여 먹게 되는데 맞벌이가 대부분인 중국 가정에서는 먼저 귀가한 쪽이 식사 준비를 한다(先來先作).

중국인들은 아침, 점심을 간단한 면이나 빵으로 먹는 반면, 저녁은 가족이나 친지들과 어울려 잘 먹는 경향이 있다. 여럿이 모여 식사할 때는 8, 12가지나 16가지 요리가 상에 오르기 마련인데, 차가운 요리가 먼저 나오며 저렴한 요리부터 시작해 고급 요리가 나오므로 먼저 몇 가지 코스인지 알아 두고 코스 중반부터 본격적으로 먹어야 한다. 이렇게 많은 요리를 내다보니 먹는 것보다 남기는 것이 많고, 또 남는 음식을 가지고 가는 습관이 있다. 메인 요리로는 생선찜이나 튀김이 많이 나오는데, 생선이 나오면 끝나 가는 것이라 볼 수 있다.

2. 해외 환자 관련 필요 서식 및 수가 조사

1) 의료 수가 조사, 비교

(1) 종합 건강 검진 항목 및 가격 조사, 비교

① 한국과 태국

검사 종목	검사 내용	한국		싱가포르			
		C병원 프리미엄 급 검진		A병원		B병원	
		남	여	남	여	남	여
일반 혈액 검사	콜레스테롤 (총클레스테롤, 중성지방, LDL, HDL)	○	○	○	○	○	○
	GOT	○	○	○	○	×	×
	GPT	○	○	○	○	×	×
	r-GPT	○	○	○	○	×	×
	Alkaline Phosphatase(ALP)	○	○	×	×	×	×
	Total Protain	○	○	×	×	×	×
	Albumin	○	○	×	×	×	×
	Total Bilirubin	○	○	×	×	×	×
	간염 검사(B형 간염, C형 간염)	○	○	○	○	○	○
	순환기(CPK)	○	○	×	×	×	×
	신장 질환(요소질소, 크레아티닌)	○	○	×	×	○	○
	통풍 질환(요산)	○	○	×	×	○	○
	췌장 질환(Amylase)	○	○	○	○	×	×
	당뇨(공복시 혈당)	○	○	○	○	○	○
	빈혈(CBC 10종, Fe, TIBC)	○	○	○	○	○	○
	전해질(Ca, P, Na, K, Cl)	○	○	×	×	×	×
	갑상선(T3, FT4, TSH)	○	○	×	×	○	○
	면역혈청(VDRL, HIV, CRP)	○	○	○	○	×	×
	류마티스(RA Factor)	○	○	×	×	×	×
특수 혈액 검사 (종양표지자)	AFP	○	○	×	×	×	×
	CEA	○	○	×	×	×	×
	PSA	○	×	×		×	
	CA125		○		×		×
대변 검사	기생충	○	○	×	×	×	×
	원충	○	○	×	×	×	×
	잠혈	○	○	○	○	○	○
소변 검사	소변 10종, 요침사 (뇨당, 단백뇨, 비중, PH 등)	○	○	○	○	○	○

신체 계측	신장, 체중, 비만도, 청력, 혈압, 색신	○	○	○	○	○	○
안과 검사	시력, 안압, 안저	○	○	○	○	×	×
심전도 검사(EKG)	심장 질환	○	○	○	○	○	○
폐기능 검사(PFT)	폐 기능	○	○	×	×	×	×
체성분 분석	근육량, 지방량, 수분량, 복부지방량	○	○	×	×	×	×
흉부 X-선 검사	기관지 질환, 폐 질환, 심장 질환	○	○	○	○	○	○
위장 검사	위장조영촬영, 위내시경 중 택일	○	○	×	×	×	×
복부초음파	간, 담도, 담낭, 췌장, 비장, 신장 질환	○	○	×	×	×	×
골다공증 검사(BMD)	골다공증, 골감소증	×	○	×	×	×	×
부인과 검사	자궁세포진(PAP)	×	○	×	○	×	○
	유방촬영(Mammo)	×	○	×	×	×	×
전립선 초음파	전립선비대, 전립선암	○					
골반 초음파	자궁근종, 난소암, 방광암, 자궁경부암		○				
HPV	인유두종 바이러스						
혈액 추가 검사	HBA1C, ESR, 혈액응고, TPHA, LDH, Mg, ferritine	○	○				
폐암정밀CT검사	폐근종,폐암	○	○				
갑상선 초음파	갑상선근종, 갑상선암	○	○				
유방 초음파	유방암	×	○				
대장내시경 검사	대장용종, 대장암	○	○				
복부 *정밀CT 검사	간 질환, 담도 질환, 췌장 질환, 비장 질환, 신장 질환	○	○				
동맥 경화 검사	VP-1000 (사지동맥협착도)	○	○				
심장 정밀 혈액 검사	심장 질환 정밀 검사	○	○				
뇌정밀 검사	MRI, MRA(자기 공명 영상, 뇌혈관)	○	○				
금액		1,500,000	1,550,000	278,436	368,254	224,545	224,545
검진 항목 수 비교		36종	40종	15종	16종	12종	13종
옵션 검진 가격표(별도 비용 부담)		*모두 포함되어 있음		위장내시경(수면) 898,120		위장내시경(수면) 538,872	
				대장내시경(수면) 449,090		대장내시경(수면) 449,090	
				MRI(뇌) 808,308		MRI(뇌) 673,590	
옵션 가격 총액				2,155,518	2,155,518	1,661,552	1,661,552
검진 항목+옵션 항목				18종	19종	15종	16종
총 금액				2,433,954	2,523,772	1,886,097	1,886,097

진찰료(Doctor's fee) 포함 가격

② 한국과 싱가포르

검사 종목	검사 내용	한국		태국		
		C병원 프리미엄 급 검진		A병원		B병원
		남	여	남	여	공통
일반 혈액 검사	콜레스테롤 (총콜레스테롤, 중성지방, LDL, HDL)	○	○	○	○	○
	GOT	○	○	○	○	○
	GPT	○	○	○	○	○
	r-GPT	○	○	×	×	○
	Alkaline Phosphatase(ALP)	○	○	○	○	○
	Total Protain	○	○	○	○	○
	Albumin	○	○	×	×	○
	Total Bilirubin	○	○	○	○	○
	간염 검사(B형간염, C형간염)	○	○	×	×	
	순환기(CPK)	○	○	×	×	○
	신장 질환(요소질소, 크레아티닌)	○	○	○	○	○
	통풍 질환(요산)	○	○	×	×	○
	췌장 질환(Amylase)	○	○	×	×	
	당뇨(공복시혈당)	○	○	○	○	○
	빈혈(CBC 10종, Fe, TIBC)	○	○	○	○	○
	전해질(Ca, P, Na, K, Cl)	○	○	○	×	
	갑상선(T3, FT4, TSH)	○	○		×	○
	면역혈청(VDRL, HIV, CRP)	○	○	○	○	
	류마티스(RA Factor)	○	○	○	○	
특수 혈액 검사 (종양표지자)	AFP	○	○	○	○	○
	CEA	○	○	○	○	○
	PSA	○	×	○	○	○
	CA125		○	×	×	
대변 검사	기생충	○	○	×	×	
	원충	○	○	×	×	
	잠혈	○	○	○	○	○
소변 검사	소변 10종, 요침사 (뇨당, 단백뇨, 비중, PH 등)	○	○	○	○	○
신체 계측	신장, 체중, 비만도, 청력, 혈압, 색신	○	○	○	○	○
안과 검사	시력, 안압, 안저	○	○	○	○	○
심전도 검사(EKG)	심장 질환	○	○	○	○	○
폐기능 검사(PFT)	폐기능	○	○	×	×	
체성분 분석	근육량, 지방량, 수분량, 복부지방량	○	○	×	×	

흉부 X-선 검사	기관지 질환, 폐 질환, 심장 질환	○	○	○	○	○
위장 검사	위장조영촬영, 위내시경 중 택일	○	○	×	×	
복부 초음파	간, 담도, 담낭, 췌장, 비장, 신장 질환	○	○	○	○	○
골다공증 검사 (BMD)	골다공증, 골감소증	×	○	×	×	
부인과 검사	자궁세포진(PAP)	×	○		○	○
	유방촬영(Mammo)	×	○		○	
전립선 초음파	전립선비대, 전립선암	○		×		
골반 초음파	자궁근종, 난소암, 방광암, 자궁경부암		○		×	
HPV	인유두종 바이러스			×	×	
혈액 추가 검사	HBA1C, ESR, 혈액응고, TPHA, LDH, Mg, ferritine	○	○	×	×	
폐암 정밀CT 검사	폐근종, 폐암	○	○	×	×	
갑상선 초음파	갑상선근종, 갑상선암	○	○	×	×	
유방 초음파	유방암	×	○	×	×	
대장내시경 검사	대장용종, 대장암	○	○	×	×	
복부 정밀 CT 검사	간 질환, 담도 질환, 췌장 질환, 비장 질환, 신장 질환	○	○	×	×	
동맥 경화 검사	VP-1000 (사지동맥협착도)	○	○	×	×	
심장 정밀 혈액 검사	심장 질환 정밀 검사	○	○	×	×	
뇌 정밀 검사	MRI, MRA(자기 공명 영상, 뇌혈관)	○	○	×	×	
금액		1,500,000	1,550,000	493,350	569,250	671,715
검진 항목 수 비교		36종	40종	15종	16종	25종
옵션 검진 가격표(별도 비용 부담)		*모두 포함되어 있음		위장내시경(수면) 570,000		
				대장내시경(수면) 950,000		
				MRI(뇌)570,000		
옵션 가격 총액				2,090,000	2,090,000	2,090,000
검진 항목+옵션 항목				18종	19종	28종
총 금액				2,583,350	2,659,250	2,761,715

진찰료(Doctor's fee) 포함 가격

③ 한국과 일본

검사 종목	검사 내용	한국		일본	
		C병원 프리미엄 급 검진		검진 전문 기관	
		남	여	남	여
일반 혈액 검사	콜레스테롤(총콜레스테롤, 중성지방, LDL, HDL)	○	○	○	○
	GOT	○	○	○	○
	GPT	○	○	○	○
	r-GPT	○	○	○	○
	Alkaline Phosphatase(ALP)	○	○	○	○
	Total Protain	○	○	○	○
	Albumin	○	○	○	○
	Total Bilirubin	○	○	○	○
	간염 검사(B형간염, C형간염)	○	○	○	○
	순환기(CPK)	○	○	×	×
	신장 질환(요소질소, 크레아티닌)	○	○	○	○
	통풍 질환(요산)	○	○	○	○
	췌장 질환(Amylase)	○	○	○	○
	당뇨(공복시 혈당)	○	○	○	○
	빈혈(CBC 10종, Fe, TIBC)	○	○	○	○
	전해질(Ca, P, Na, K, Cl)	○	○	○	○
	갑상선(T3, FT4, TSH)	○	○	○	○
	면역혈청(VDRL, HIV, CRP)	○	○	○	○
	류마티스(RA Factor)	○	○	×	×
특수 혈액 검사 (종양표지자)	AFP	○	○	○	○
	CEA	○	○	○	○
	PSA	○	×	○	
	CA125		○		○
대변 검사	기생충	○	○	×	×
	원충	○	○	×	×
	잠혈	○	○	○	○
소변 검사	소변 10종, 요침사(뇨당, 단백뇨, 비중, PH 등)	○	○	○	○
신체 계측	신장, 체중, 비만도, 청력, 혈압, 색신	○	○	○	○
안과 검사	시력, 안압, 안저	○	○	○	○
심전도 검사(EKG)	심장 질환	○	○	○	○

폐기능 검사(PFT)	폐기능	○	○	×	×
체성분 분석	근육량, 지방량, 수분량, 복부지방량	○	○	○	○
흉부 X-선 검사	기관지 질환, 폐 질환, 심장 질환	○	○	○	○
위장 검사	위장조영촬영, 위내시경 중 택일	○	○	○	○
복부 초음파	간, 담도, 담낭, 췌장, 비장, 신장 질환	○	○	○	○
골다공증 검사(BMD)	골다공증, 골감소증	×	○	×	○
부인과 검사	자궁세포진(PAP)	×	○	×	○
	유방촬영(Mammo)	×	○	×	○
전립선 초음파	전립선비대, 전립선암	○			
골반 초음파	자궁근종, 난소암, 방광암, 자궁경부암		○		
HPV	인유두종 바이러스				
혈액 추가 검사	HBA1C, ESR, 혈액응고, TPHA, LDH, Mg, ferritine	○	○		
폐암 정밀 CT 검사	폐근종, 폐암	○	○		
갑상선 초음파	갑상선근종, 갑상선암	○	○		
유방 초음파	유방암	×	○		
대장내시경 검사	대장용종, 대장암	○	○		
복부 정밀 CT 검사	간 질환, 담도 질환, 췌장 질환, 비장 질환, 신장 질환	○	○		
동맥 경화 검사	VP-1000 (사지동맥협착도)	○	○		
심장 정밀 혈액 검사	심장 질환 정밀 검사	○	○		
뇌 정밀 검사	MRI, MRA(자기 공명 영상, 뇌혈관)	○	○		
금액		1,500,000	1,550,000	1,012,610	1,157,268
검진 항목 수 비교		36종	40종	29종	32종
옵션 검진 가격표(별도 비용 부담)		*모두 포함되어 있음		위장내시경(수면)265,000	
				대장내시경(수면)331,250	
				MRI(뇌) 543,250	
옵션 가격 총액				1,139,500	1,139,500
검진 항목+옵션 항목				32종	35종
총 금액				2,152,110	2,296,768
진찰료(Doctor's fee) 포함 가격					

(2) 진단 검사(MRI, CT, PET, 초음파, 내시경) 가격 조사, 비교

① 초음파 검사

초음파 검사(Utrasonography)									
국가	싱가포르			태국			필리핀	인도	일본
병원명	A	B	C	A	B	C	A	A	A
Thyroid	110	115	126	2500	2400	2300	2412	2000	35000(10500)
Breast	200	224.7	150	2500	2000	1862	2354	2500	35000(10500)
Heart	320	300	280	5500	4000	5500	7354	3000	53000(15900)
Uterus	165	123	200	3300	2800	2500	2440	850	35000(10500)
Transrectal	165	200	120	3400	2800	2300	1475	-	35000(10500)
Abdomen	150	180	150	3750	4470	4200	3000	2500	53000(15900)

② PET

PET								
국가	싱가포르			태국			필리핀	인도	일본
병원명	A	B	C	A	B	C	A	A	A
PET	3000	1500	2000	60000(외부 병원 의뢰)			없음	없음	75000

③ 자기 공명 영상(MRI)

자기 공명 영상 검사(MRI, 1.5T 이상)									
국가	싱가포르			태국			필리핀	인도	일본
병원명	A	B	C	A	B	C	A	A	A
Brain	750	2000	800				14589	90918	25000(7500)
Brain (조영제 사용)	-	-	-	-	-	11186	-	-	41000(12300)
Heart	1000		950	30000	11186	25883	-	-	43000(12900)
Knee(1 side)	750	882	500	18650	15000	12000	14825	3657	26000(7800)
Knee(both)	1000	1100	1000						

④ 컴퓨터 단층 촬영(CT)

컴퓨터 단층 촬영(CT)									
국가	싱가포르			태국			필리핀	인도	일본
병원명	A	B	C	A	B	C	A	A	A
Chest CT	-	-	-	13400	16200	15000	12000	5000	21000(6300)
Calcium Score CT	-	1050	-	17900	15000～20000	18000	9648	-	21000(6300)
Abdomen CT	500	500～770	530	3750	-	12000	-	-	21000(6300)

⑤ 내시경

내시경(Endoscopy)									
국가	싱가포르			태국			필리핀	인도	일본
병원명	A	B	C	A	B	C	A	A	A
Colonscopy	1000	1200	1200	12500～15000	22000～25000	15000～18000	8000	-	25000(7500)
Gastroscopy	600	760	500	8300～13000	15000～18000	12000	9500	-	20000(6000)
Gastroscopy whit Polypectomy					27000				70000(21000)
ERCP					95965				180000(54000)

(3) 주요 시술별 수가 현황(한국, 태국, 싱가포르) 비교

① 난소 종양 수술(암이 아닌 경우)

구 분		진료 건당 입원 일수			진료 건당 진료비 (본인 부담금)			입원 일당 진료비		
		전체	경증	중증	전체	경증	중증	전체	경증	중증
종합전문	복강경을 이용한 난소 종양 수술	5.3	5.2	5.6	1,736 (358)	1,682 (345)	1,961 (413)	327	321	350
	개복에 의한 난소 종양 수술	8.0	7.7	8.8	1,367 (292)	1,268 (267)	1,648 (363)	172	165	187
종합병원	복강경을 이용한 난소 종양 수술	6.2	6.0	6.9	1,793 (375)	1,720 (357)	1,999 (427)	289	288	291

	개복에 의한 난소 종양 수술	8.8	8.1	9.9	1,401 (306)	1,236 (266)	1,672 (373)	160	153	169
병원	복강경을 이용한 난소 종양 수술	6.1	6.1	6.5	1,302 (264)	1,277 (259)	1,421 (290)	213	211	220
	개복에 의한 난소 종양 수술	7.3	7.2	7.5	903 (187)	859 (177)	1,037 (218)	124	119	138

② 백내장 수술

구 분		진료 건당 입원 일수			진료 건당 진료비 (본인 부담금)			입원 일당 진료비		
		전체	경증	중증	전체	경증	중증	전체	경증	중증
종합전문	백내장 수술 (특수 렌즈 사용, 한쪽)	1.8	1.7	2.5	916 (184)	909 (183)	1,039 (211)	517	525	418
	백내장 수술 (일반 렌즈 사용, 한쪽)	2.8	2.8	2.9	864 (176)	859 (175)	906 (185)	306	306	308
	백내장 수술 (특수 렌즈 사용, 양쪽)	4.4	4.3	5.6	1,928 (390)	1,906 (385)	2,125 (434)	436	444	383
	백내장 수술 (일반 렌즈 사용, 양쪽)	4.5	-	-	1,845 (373)	- (-)	- (-)	414	-	-
종합병원	백내장 수술 (특수 렌즈 사용, 한쪽)	1.9	1.8	2.9	900 (181)	892 (179)	1,031 (210)	472	485	350
	백내장 수술 (일반 렌즈 사용, 한쪽)	2.5	2.2	-	839 (170)	817 (165)	- (-)	340	364	-
	백내장 수술 (특수 렌즈 사용, 양쪽)	4.2	4.1	4.9	1,833 (371)	1,811 (366)	1,967 (400)	436	443	401
병원	백내장 수술 (특수 렌즈 사용, 한쪽)	1.3	1.3	-	782 (157)	775 (155)	- (-)	609	617	-
	백내장 수술 (일반 렌즈 사용, 한쪽)	2.1	2.2	-	494 (99)	493 (99)	- (-)	231	229	-

③ 서혜 및 대퇴부 탈장 수술

5구분			진료 건당 입원 일수			진료 건당 진료비 (본인 부담금)			입원 일당 진료비		
			전체	경증	중증	전체	경증	중증	전체	경증	중증
종합전문	서혜 및 대퇴부 탈장 수술, 편측	17세 이하	2.2	2.2	2.5	555 (112)	554 (112)	601 (122)	251	251	244
		18세 이상	4.5	4.1	6.2	1,067 (220)	1,004 (206)	1,337 (282)	236	242	217
	서혜 및 대퇴부 탈장 수술, 양측	17세 이하	2.1	2.1	-	806 (162)	809 (163)	- (-)	385	382	-
		18세 이상	4.6	4.2	5.7	1,622 (330)	1,562 (316)	1,783 (366)	350	369	312
종합병원	서혜 및 대퇴부 탈장 수술, 편측	17세 이하	3.2	3.2	-	638 (130)	636 (129)	- (-)	200	200	-
		18세 이상	5.5	5.2	6.8	1,038 (216)	992 (205)	1,247 (264)	188	189	184
	서혜 및 대퇴부 탈장 수술, 양측	17세 이하	2.8	2.7	-	877 (177)	855 (173)	- (-)	313	322	-
		18세 이상	6.4	6.1	7.3	1,589 (328)	1,554 (320)	1,706 (357)	248	253	235
병원	서혜 및 대퇴부 탈장 수술, 편측	17세 이하	4.5	4.5	6.5	711 (146)	705 (145)	901 (188)	157	158	139
		18세 이상	6.4	6.2	7.9	949 (197)	918 (190)	1,133 (237)	148	149	143
	서혜 및 대퇴부 탈장 수술, 양측	18세 이상	6.7	-	-	1,404 (289)	- (-)	- (-)	208	-	-

④ 유착 제거술을 동반하지 않은 자궁 적출술

구 분		진료 건당 입원 일수			진료 건당 진료비 (본인 부담금)			입원 일당 진료비		
		전체	경증	중증	전체	경증	중증	전체	경증	중증
종합전문	복강경을 이용한 자궁 적출술 (암이 아닌 경우)	6.3	6.3	6.2	2,294 (465)	2,272 (460)	2,451 (499)	365	361	394
	개복에 의한 자궁 적출술 (암이 아닌 경우)	8.1	7.8	9.4	1,530 (316)	1,485 (306)	1,811 (379)	190	189	193

구분		진료 건당 입원 일수 전체	경증	중증	진료 건당 진료비(본인 부담금) 전체	경증	중증	입원 일당 진료비 전체	경증	중증
종합병원	복강경을 이용한 자궁 적출술 (암이 아닌 경우)	7.0	6.8	8.0	2,199 (448)	2,153 (438)	2,437 (499)	313	314	304
	개복에 의한 자궁 적출술 (암이 아닌 경우)	8.6	8.3	9.9	1,505 (312)	1,441 (297)	1,760 (371)	175	174	178
병원	복강경을 이용한 자궁 적출술 (암이 아닌 경우)	7.2	7.2	7.1	1,799 (363)	1,784 (360)	1,873 (380)	249	246	263
	개복에 의한 자궁 적출술 (암이 아닌 경우)	8.0	7.7	9.3	1,175 (240)	1,139 (232)	1,376 (282)	147	148	147

⑤ 유착 제거술을 동반한 자궁 적출술

구 분		진료 건당 입원 일수			진료 건당 진료비(본인 부담금)			입원 일당 진료비		
		전체	경증	중증	전체	경증	중증	전체	경증	중증
종합전문	복강경을 이용한 자궁 적출술 (암이 아닌 경우)	6.4	6.3	6.9	2,413(489)	2,364(479)	2,611(531)	377	377	377
	개복에 의한 자궁 적출술 (암이 아닌 경우)	8.3	7.6	10.9	1,627(337)	1,516(313)	2,086(435)	197	199	191
종합병원	복강경을 이용한 자궁 적출술 (암이 아닌 경우)	7.1	6.7	8.4	2,174(442)	2,096(426)	2,480(506)	308	313	294
	개복에 의한 자궁 적출술 (암이 아닌 경우)	9.0	8.6	10.6	1,605(333)	1,515(313)	1,901(401)	178	177	180
병원	복강경을 이용한 자궁 적출술 (암이 아닌 경우)	7.9	7.4	8.7	2,022(409)	1,819(367)	2,284(462)	255	247	263
	개복에 의한 자궁 적출술 (암이 아닌 경우)	9.3	8.6	-	1,428(291)	1,333(271)	-(-)	153	155	-

⑥ 제왕 절개 분만

구분		진료 건당 입원 일수			진료 건당 진료비(본인 부담금)			입원 일당 진료비		
		전체	경증	중증	전체	경증	중증	전체	경증	중증
종합전문	제왕 절개 분만	7.1	6.8	7.5	1,231 (255)	1,138 (236)	1,356 (281)	174	168	181
종합병원	제왕 절개 분만	7.3	7.1	7.6	1,127 (234)	1,064 (221)	1,219 (253)	155	150	161
병원	제왕 절개 분만	7.0	7.0	7.2	890 (184)	875 (181)	927 (192)	126	125	128

⑦ 충수 절제술

구분		진료 건당 입원 일수			진료 건당 진료비 (본인 부담금)			입원 일당 진료비		
		전체	경증	중증	전체	경증	중증	전체	경증	중증
종합전문	복막염을 동반한 맹장 수술	7.8	6.8	9.5	2,101 (484)	1,935 (444)	2,408 (558)	271	283	254
	단순한 맹장 수술	4.8	4.6	5.9	1,569 (359)	1,528 (348)	1,763 (413)	328	336	300
종합병원	복막염을 동반한 맹장 수술	7.7	7.1	9.0	1,681 (371)	1,590 (348)	1,897 (423)	219	224	210
	단순한 맹장 수술	5.6	5.4	6.4	1,322 (289)	1,294 (281)	1,460 (325)	237	239	228
병원	복막염을 동반한 맹장 수술	8.4	7.7	10.1	1,366 (286)	1,313 (273)	1,501 (318)	163	170	149
	단순한 맹장 수술	6.2	6.0	6.9	1,056 (218)	1,043 (215)	1,128 (237)	171	173	163

⑧ 편도 및 아데노이드 적출술(편도 수술)

구분			진료 건당 입원 일수			진료 건당 진료비(본인 부담금)			입원 일당 진료비		
			전체	경증	중증	전체	경증	중증	전체	경증	중증
종합전문	편도 수술	17세 이하	3.6	3.5	4.6	681 (139)	676 (138)	813 (167)	191	191	178
		18세 이상	3.8	3.7	5.3	691 (141)	672 (137)	916 (192)	183	184	174
종합병원	편도 수술	17세 이하	4.3	4.2	6.0	709 (145)	698 (143)	889 (185)	165	167	148
		18세 이상	4.8	4.5	7.3	768 (158)	726 (149)	1,057 (224)	159	163	144
병원	편도 수술	17세 이하	4.2	4.0	-	586 (119)	573 (116)	- (-)	141	142	-
		18세 이상	4.9	4.8	-	626 (128)	615 (125)	- (-)	128	129	-

⑨ 항문 및 항문 주위(치질 등) 수술

구 분		진료 건당 입원 일수			진료 건당 진료비 (본인 부담금)			입원 일당 진료비		
		전체	경증	중증	전체	경증	중증	전체	경증	중증
종합전문	복잡한 치질 및 치핵 수술	5.0	4.5	6.7	912 (190)	828 (171)	1,200 (257)	183	184	180
종합병원	복잡한 치질 및 치핵 수술	5.3	4.8	6.5	903 (188)	839 (173)	1,069 (225)	171	174	164
	간단한 치질 및 치핵 수술	4.9	4.3	7.0	764 (162)	688 (145)	1,046 (228)	156	158	149
병원	복잡한 치질 및 치핵 수술	5.3	4.9	7.1	797 (164)	757 (156)	944 (196)	149	155	133
	간단한 치질 및 치핵 수술	4.4	4.0	6.5	592 (122)	552 (114)	793 (165)	135	139	121

⑩ 태국

시술명	최소	중간	최대
충수 절제술(Appendectomy)	THB 88,026 (KR 3,214,977)	THB 99,895 (KR 3,648,469)	THB 128,787 (KR 4,703,692)
치질 및 항문 주위 수술(Hemorrhoidectomy)	THB 62,664 (KR 2,288,680)	THB 83,192 (KR 3,038,424)	THB 97,326 (KR 3,554,641)
난소 절제술(Ovaries Surgical removal of ovarian cysts)	THB 99,578 (KR 3,636,891)	THB 112,454 (KR 4,107,162)	THB 133,065 (KR 4,859,938)
편도 및 아데노이드 적출술(Tonsillectomy & Adenoidectomy)	THB 66,925 (KR 2,444,304)	THB 70,861 (KR 2,588,059)	THB 81,950 (KR 2,993,063)
자궁 적출술(TAH Removal of uterus through an incision in abdominal wall)	THB 120,828 (KR 4,413,005)	THB 142,800 (KR 5,215,490)	THB 178,432 (KR 6,516,878)
탈장 수술(Herniorrhaphy)	THB 100,072 (KR 3,654,933)	THB 106,600 (KR 3,893,356)	THB 130,126 (KR 4,752,597)
렌즈 삽입 백내장 수술(Phaco & IOL Cataract extraction with intraoclular lens implantation)	THB 57,943 (KR 2,116,254)	THB 65,863 (KR 2,405,517)	THB 80,014 (KR 2,922,354)
유방 절제술(Mastectomy)	THB 122,401 (KR 4,470,456)	THB 144,316 (KR 5,270,859)	THB 190,646 (KR 6,962,971)

⑪ 싱가포르

병명	병실	평균 입원 일수(일)	50%퍼센타일 치료 비용(₩)	90%퍼센타일 치료 비용(₩)
Appendectomy	1인 병실	2.8	3,881,362	5,377,981
		2.7	3,251,500	4,322,637
	3~4인 병실	2.4	2,959,794	3,464,241
		2.3	2,758,201	3,445,661
Mastectomy	1인 병실	3.5	1,784,609	4,892,114
		3.3	1,885,870	4,758,338
	3~4인 병실	1.1	3,975,191	8,128,750
		-	-	-
c-section	1인 병실	3.2	5,338,963	6,644,208
		4.6	5,496,893	7,959,672
	3~4인 병실	3.1	4,530,733	5,407,709
		3.3	4,196,293	5,131,796
Hemorrhoidectomy	1인 병실	1.7	3,457,738	5,855,487
		1.1	2,640,218	3,555,283
	3~4인 병실	1.6	2,979,303	4,185,145
		-	-	-
TAH Removal of uterus through an incision in abdominal wall	1인 병실	3.8	7,201,608	10,153,041
		4.2	5,675,261	10,345,344
	3~4인 병실	3.3	6,032,926	7,555,557
		3.9	4,639,426	7,964,317
Ovaries Surgical removal of ovarian cysts	1인 병실	2	5,472,739	7,172,809
		-	-	-
	3~4인 병실	1.8	4,414,608	5,682,693
		1.9	3,404,785	5,024,032
Tonsillectomy & Adenoidectomy	1인 병실	1.5	3,929,670	5,119,719
		1.5	3,497,685	5,507,112
	3~4인 병실	1.6	2,938,427	3,668,621
		1.3	2,624,425	5,538,698
Phaco & IOL Cataract extraction with intraoclular lens implantation	병실	1	3,177,180	3,262,648
		1	3,887,865	5,368,691
		1	3,506,046	4,699,811
		1	3,357,406	5,714,279
Herniorrhaphy	1인 병실	1.7	3,457,738	5,855,487
		1.1	2,640,218	3,555,283
	3~4인 병실	1.6	2,979,303	4,185,145
		-	-	-

2) 의료관광객 입국 시 필요 서식

(1) 병원 예약 확인 체크리스트

〈표 IV-4〉 199~200면 참조.

(2) 병원 예약 확인서

① 영어

외국인 진료 예약 확인서 Confirmation of Treatment Reservation Made by International Patient			
예약 번호(Reservation Number)		환자 성명(Patient's Name*)	
국적(Nationality)		생년월일(Year, Month and Date of Birth)	
여권 번호(Passport Number)		여권 만료일(Passport Expiration Date)	
보호자 성명(Name of the Accompanying Person*)		환자와의 관계(Relation to the Patient)	
국적(Nationality)		생년월일(Year, Month and Date of Birth)	
여권 번호(Passport Number)		여권 만료일(Passport Expiration Date)	
주소(Home Address)			
전화 번호 (Home Telephone Number)		휴대폰 번호 (Mobile Phone Number)	
진료 과목 1 (Medical Department1)		진료 과목 2 (Medical Department2)	
선택 의사 1 (Physician in Charge1)		선택 의사 2 (Physician in Charge2)	
진단명(Diagnosis)			

※ 성명은 여권에 나오는 대로 영문으로 작성하셔야 합니다.
※ Names should be written with Latin letters according to the spelling given in passport.

위와 같이 대한민국 ○○○병원에 진료 예약이 완료되었음을 확인합니다.
※ 진료 예약 확인서는 대한민국에서 의료관광 활성화를 위해 치료 목적의 환자와 동반 배우자, 자녀 또는 직계가족에게 방문 편의를 제공하고자 발급되는 확인서입니다.

This document confirms that ○○○ Medical Center has received a reservation for treatment details of which are described above.
※ In accordance with Korean medical tourism development program this confirmation is issued to facilitate the entry in the Republic of Korea of the patient and accompanying person.

MM DD 20

○○○ 병원장
○○○ Medical Center

※ 참고사항
1. 환자 또는 그 보호자는 사전에 제출한 진단 내용과 다르거나 추가 진료가 필요하다는 담당 의사의 소견이 있을 경우 진료 과목의 변경이나 추가 비용이 발생할 수도 있습니다.
2. 환자 또는 그 보호자가 요청 시 진료 과목과 의사는 변경할 수 있습니다.
3. 만일 진료 과실에 의한 의료 사고 발생 시 엄정한 한국 의료법에 준하여 보상 처리하여 드립니다.

※ Additional Information
1. If in the process of medical treatment physicians in charge find an incorrectness in the preliminary diagnosis provided to the hospital by the patient, or come to a conclusion about the necessity of additional treatment, the program of treatment may be altered. This in turn may lead to additional expenses on the part of the patient.
2. Patient and his/her guardian have a right to request an alteration the treatment program and/or change of the physician in charge.
3. According to the Law on Medicine of the Republic of Korea, in cases when a mistake on the part of medical personnel of the hospital proves to be harmful to the patient's health, the hospital provides a patient with damage compensation.

〈병원 로고〉	〈병원 연락처〉

② 일본어

외국인 진료 예약 확인서 外國人診療予約確認書			
예약 번호 予約番号		환자 성명 患者氏名*	
국적 国籍		생년월일 生年月日	
여권 번호 旅券番号		여권 만료일 旅券満了日	
보호자 성명 保護者氏名*		환자와의 관계 患者との関係	
국적 保護者国籍		생년월일 保護者生年月日	
보호자 여권 번호 保護者旅券番号		보호자 여권 만료일 保護者旅券満了日	
주소 住所			
전화 번호 電話番号		휴대폰 번호 携帯電話番号	
진료 과목 1 診療科 1		진료 과목 2 診療科 2	
선택 의사 1 希望医師 1		선택 의사 2 希望医師 2	
진단명 診断名			

※ 성명은 여권에 나오는 대로 영문으로 작성하셔야 합니다.
※ 氏名は旅券に記されている通りに英文で記入してください。

위와 같이 대한민국 ○○○병원에 진료 예약이 완료되었음을 확인합니다.
※ 진료 예약 확인서는 대한민국에서 의료관광 활성화를 위해 치료 목적의 환자와 동반 배우자, 자녀 또는 직계가족에게 방문 편의를 제공하고자 발급되는 확인서입니다.

上記の通り、大韓民国清心国際病院に診療予約が完了したことを確認いたしました。
※ 診療予約確認書は、大韓民国の医療観光活性化のため、治療目的で来られる患者と同伴される配偶者、子女、または直系家族の皆様の訪問を容易にするために発給される確認書です。

2010年　　月　　日

○○○ 병원장
○○○ 病院長

※ 참고 사항
1. 환자 또는 그 보호자는 사전에 제출한 진단 내용과 다르거나 추가 진료가 필요하다는 담당 의사의 소견이 있을 경우 진료 과목의 변경이나 추가 비용이 발생할 수도 있습니다.
2. 환자 또는 그 보호자가 요청 시 진료 과목과 의사는 변경할 수 있습니다.
3. 만일 진료 과실에 의한 의료 사고 발생 시 엄정한 한국 의료법에 준하여 보상 처리하여 드립니다.

※ 参考事項
1. 患者また保護者は、診断結果が事前に提出した診断内容と異なったり、追加診療が必要だという担当医の所見がある場合、診療科の変更や追加費用が発生することがあります。
2. 患者また保護者が要請する場合、診療科や医師が変更することがあります。
3. 万が一、診療中に医療事故が発生した場合、厳定された韓国医療法に従って補償処理いたします。

〈병원 로고〉

〈병원 연락처〉

③ 러시아어

외국인 진료 예약 확인서 Подтверждение заказа на лечение иностранного пациента			
예약 번호 No. заказа		환자 성명 ФИО пациента*	
국적 Гражданство		생년월일 Год, месяц и дата рождения	
여권 번호 No. заграничного паспорта		여권 만료일 Дей ствителен до (год, месяц и дата)	
보호자 성명 ФИО сопровождающего лица*		환자와의 관계 Степень родства с пациентом	
국적 Гражданство		생년월일 Год, месяц и дата рождения	
여권 번호 No. заграничного паспорта		여권 만료일 Дей ствителен до	
주소 Адрес			
전화 번호 Домашний телефон		휴대폰 번호 Мобильный телефон	
진료 과목 1 Лечебное отделение 1		진료 과목 2 Лечебное отделение 2	
선택 의사 1 Лечащий врач 1		선택 의사 2 Лечащий врач 2	
진단명 Диагноз			

④ 아랍어

외국인 진료 예약 확인서 تأكيد حجز العلاج للمرضى الأجانب			
예약 번호 رقم الحجز		환자 성명 اسم المريض	
국적 الجنسية		생년월일 تاريخ الميلاد: السنة، الشهر، اليوم	
여권 번호 رقم جواز السفر		여권 만료일 تاريخ انتهاء صلاحية جواز السفر	
보호자 성명 اسم الشخص المرافق		환자와의 관계 صلة القربى مع المريض	
국적 الجنسية		생년월일 تاريخ الميلاد: السنة، الشهر، اليوم	
여권 번호 رقم جواز السفر		여권 만료일 تاريخ انتهاء صلاحية الجواز	
주소 عنوان الإقامة			
전화 번호 رقم هاتف المنزل		휴대폰 번호 رقم الهاتف المحمول	
진료 과목 1 القسم الطبي 1		진료 과목 2 القسم الطبي 2	
선택 의사 1 الطبيب المسؤول 1		선택 의사 2 الطبيب المسؤول 2	
진단명 التشخيص			

(3) 입국 목적 사실 확인서

① 영어

입국 목적 사실 확인서

국적 (Nationality)	미국	환자 성명 (Name in Full)	○○○○ ○○ ○○
여권 번호 (Passport No.)	○○ ○○○○○○○	생년월일 (Date of Birth)	○○○○/○○/○○
보호자/동행인 (Name of Guardian)			

상기인은 한국의 우수한 의료관광을 목적으로 방문하신 분으로 신체적 · 정신적으로 또는 언어 소통에 어려움이 계실 수 있는 분입니다. 따라서 원활한 입국 심사 및 통관 절차를 위해 세심한 배려와 협조를 당부드리며 입국목적에 대해 다음과 같이 확인합니다.

- 다 음 -

가. 입국 예정일(Expected Date of Entry):

나. 예약 병원: ○○○병원(서울 강남구 ○○○)

다. 담당자 연락처: 02) ○○○-○○○, 011-○○○-○○○ (홍길동)

※ 위 확인서는 환자 및 보호자의 입국심사 편의를 위한 것으로, 비자 취득과는 무관합니다.

※ This certificate is only to help for entry, so this is not concerned with visa.

병원명 (직인)

② 러시아어

Подтверждение цели въезда-
Для предъявления на паспортном контроле

국적 Гражданство	러시아	환자 성명 ФИО пациента*	○○○○ ○○○○
여권 번호 № заграничного паспорта	○○ ○○○○○○○	생년월일 Год, месяц и дата рождения	○○○○/○○/○○
보호자/동행인			

상기인은 한국의 우수한 의료관광을 목적으로 방문하신 분으로 신체적 · 정신적으로 또는 언어 소통에 어려움이 계실 수 있는 분입니다. 따라서 원활한 입국 심사 및 통관 절차를 위해 세심한 배려와 협조를 당부드리며 입국목적에 대해 다음과 같이 확인합니다.

- 다 음 -

가. 입국 예정일: год, месяц и дата въезда в Корею
나. 예약 병원: ○○○병원(서울 강남구 ○○○)
다. 담당자 연락처: 02) ○○○-○○○, 011-○○○-○○○ (홍길동)

※ 위 확인서는 환자 및 보호자의 입국심사 편의를 위한 것으로, 비자 취득과는 무관합니다.
※ This certificate is only to help for entry, so this is not concerned with visa.

병원명 (직인)

③ 아랍어

입국 목적 사실 확인서

국적 الجنسية	미국	환자 성명 الاسم بالكامل	○○○○ ○○○○
여권 번호 رقم جواز السفر	○○ ○○○○○○○	생년월일 تاريخ الميلاد	○○○○/○○/○○
보호자/동행인 اسم المرافق أو ولي الأمر			

상기인은 한국의 우수한 의료관광을 목적으로 방문하신 분으로 신체적· 정신적으로 또는 언어 소통에 어려움이 계실 수 있는 분입니다. 따라서 원활한 입국 심사 및 통관 절차를 위해 세심한 배려와 협조를 당부드리며 입국목적에 대해 다음과 같이 확인합니다.

- 다 음 -

가. 입국 예정일: اليوم المتوقع لدخول كوريا

나. 예약 병원: ○○○병원(서울 강남구 ○○○)

다. 담당자 연락처: 02) ○○○-○○○, 011-○○○-○○○ (홍길동)

※ 위 확인서는 환자 및 보호자의 입국 심사 편의를 위한 것으로, 비자 취득과는 무관합니다.

※ تستخدم هذه الوثيقة للمساعدة على إجراءات الدخول ، ولا تتعلق بإجراءات تأشيرة الدخول.

병원명 (직인)

3) 의료관광객 유치 관리 시 필요 서식

(1) 예약

① 한국어

〈표 IV-5〉 병원 이용 선택 사항 체크리스트 202~204면 참조.

② 일본어

病院利用選択事項 チェックリスト表

予約番号 (Reservation Number):
患者姓名 (Patient's Name):
國　籍 (Nationality):
生年月日 (Month/Date/Year):
診療科目 (Medical Department):
担 当 医 (Physician in Charge):

項目		CHECK	金額 (万ウォン)	寫眞	備考
入院室 (食事除外)	特別室				保護者用のベッド付 入院セットA　無料でサービス
	1人部屋				保護者用のベッド付 入院セットB　無料でサービス
	2人室部屋				
	大部屋　(5人部屋)				
	インペリアル パレス ホテル (★★★★★): ソウル (朝食込み)				2人　基準
	清心ビリッジ (コンドミニアム) 1 Room: カピョン				2人　基準

	清心ビリッジ (コンドミニアム) 2 Room: カピョン				4人　基準
	パインリッジ リゾート 2 Room: ソクチョ				4人　基準
食事	韓国式　患者食				
	韓国式　一般食				
	日本食 (食事メニュー参照)				
	西洋食(食事メニュー参照)				
	特別食 (国家ごとにあわせて)				

項目		CHECK	金額 (万ウォン)	写真	備考
選択	入院セット A: (スリッパ/石鹸/歯ブラシ/歯磨き粉/かみそり/シャンプー/リンス/箸セット)				
	入院セット B: (石鹸/歯ブラシ/歯磨き粉/かみそり/シャンプー/リンス/箸セット)				
	チケット予約サービス				アシアナ航空　該当
	ㅁ 空港ー病院間のお迎えサービス				片道の料金
	病院車両(4人乗り)ジープ)				
	病院の乗用車(4人乗り)				
	病院ミニバス(11人乗り)				
	リムジーンサービス(4人乗り)				
	スタークラフト(7人乗り)				
	ボートツアー				ナミソム一周 (所要時間: 約2時間)※12人乗り 2グループ以上申請する場合経費分担が可能
	ㅁ ビューティー　セラピー				
	A コース				
	B コース				
	看病　サービス				時間 相談, 外国人 選択
	マッサージ　サービス				全身 1時間
	インターネット　サービス				24時間基準　特別室は無料
	ノートパソコン　レンタル				特別室 PC 設置

	ファックスサービス				国家別の価格適用
	郵便サービス				国家別の価格適用
	両替サービス (病院内に銀行有)				無料

※ 参考事項(NOTE)

1. 入院室の選択は基本的に患者の選択に従いますが、患者の治療のため隔離などの措置が必要な場合、担当医の指示に従います。
2. 食事は韓国食が基本になりますが、各国家別の食事を願う場合、事前に食事メニューを参照して選択、要請することができます。
3. その他のオプション事項は入院治療期間中いつでも選択して利用することができます。また、オプション商品の詳細な内容、価格などについては１階の案内デスクもしくは各階のナースステーションにお問い合わせください。

③ 영어

Hospital Option Check List

Reservation Number:
Patient's Name:
Nationality:
Month/Date/Year:
Medical Department:
Physician in Charge:

Items		CHECK	Price (10,000 won)	Picture	Remarks
Hospital Room (Meals not included)	Deluxe Room				Bed for Guardian Hospital set A provided
	Private room (1 person)				Bed for Guardian Hospital set B provided
	2 people room				
	Large room (5 people)				
	Imperial Palace Hotel (★★★★★): Seoul (Breakfast included)				Price for 2 people
	Cheongshim Village (Condominium) 1 Room: Gapyeong				Price for 2 people
	Cheongshim Village (Condominium) 1 Room: Gapyeong				Price for 4 people
	Pine Ridge Resort 2 Room: Sokcho				Price for 4 people
Meals	Korean style patient meal				
	Korean style normal meal				
	Japanese meal (Observe the menu)				

	Western Meal (Observe the menu)						
	Special meal (Adjust to your country)						

Items		CHECK	Price (10,000 won)	Pictures	Remarks
Options	Hospital Set A: (Slippers/Soap/Toothbrush/ Toothpaste/Razor/Shampoo/ Conditioner/Dining set)				
	Hospital Set B: (Soap/Toothbrush/ Toothpaste/Razor/Shampoo/ Conditioner/Dining set)				
	Plane Flight Ticketing Service				Asiana Airlines
	□ Hospital-Airport Pickup Service				One-way Fare
	Hospital Jeep (4 people)				
	Hospital Car (4 people)				
	Hospital Minivan (11 people)				
	Limousine Service (4 People)				
	Starcraft (7 people)				
	Boat Tour				Loop around Nami Island (Approximately 2 hours) ※12 people/1 boat If 2 or more teams apply the fee may be shared
	□ Beauty Therapy				
	A Course				
	B Course				
	Hospital Attendant Service				Consult the time hours
	Massage Service				Full body 1 hour
	Internet Service				24 hours, Free of charge in the Deluxe Room
	Laptop Rental				PC installed in the Deluxe Room

	Fax Service				Apply rates of each country
	Postal Service				Apply rates of each country
	Money Exchange Service (Bank within the Hospital)				Free of charge

※ NOTE

1. You may stay in the room you desire unless the doctor decides otherwise.
2. Korean meals are the basic meal, but if you prefer meals suiting your taste please observe the menu beforehand and make a request.
3. You may select any of the other options any time during your hospitalization. Contact the Information desk on the first floor or the Nurse station of each floor for information on prices and details.

④ 러시아어

Контрольный список больничных услуг по выбору пациента

Номер заявки :

Ф. И. О. пациента :

Гражданство :

Дата, месяц и год рождения :

Медицинское отделение :

Лечащий врач :

		Отметка	Стоимость (тыс. вон)	Фотография	Примечания
Размещение (питание не включено)	Палата люкс				В палате имеется кровать для сопровождающего лица. Предлагается бесплатно набор туалетных принадлежностей А.
	Одноместная палата				В палате имеется кровать для сопровождающего лица. Предлагается бесплатно набор туалетных принадлежностей Б
	Двухместная палата				
	Пятиместная палата				
	Отель Империал Палас (★★★★★), Сеул (завтрак включен)				Номер на двоих
	Чхонсим виллидж (Пансионат квартирного типа) 1 комната, Капхён гун				Номер на двоих
	Чхонсим виллидж (Пансионат квартирного типа) 1 комната, Капхён гун				Номер на четверых

	Пай н Ридж Резорт 2 комнаты, Сокчхо				Номер на четверых
Питание	В корейском стиле (без острой пищи)				
	В корейском стиле (с острой пищей)				
	В японском стиле (см. меню)				
	В западном стиле (см. меню)				
	Особое меню (с учетом индивидуальных пожеланий)				

		Отметка	Стоимость (тыс. вон)	Фотография	Примечания
По выбору	Больничный набор А: (тапочки/мыло/зубная щетка/зубная паста /бритва/ шампунь/ ополаскиватель/ столовые приборы)				
	Больничный набор А: (тапочки/мыло/зубная щетка /зубная паста /бритва/ шампунь/ ополаскиватель /столовые приборы)				
	Бронирование авиабилетов				Авиакомпания Азиана
	Трансфер Аэропорт больница				Стоимость за поездку в один конец
	Больничный джип (4 пассажира)				
	Больничный легковой автомобиль (4 пассажира)				
	Больничный микроавтобус (11 пассажиров)				
	Лимузин сервис (4 пассажира)				
	Микроавтобус Старкрафт (7 пассажиров)				
	Прогулка на катере				Прогулка вокруг острова Нами (около 2 часов) ※12 пассажиров расходы могут быть поделены между пассажирами
	Клиника красоты				

	Комплекс А				
	2. Комплекс Б				
	Услуги санитара				Оплата почасовая по договоренности
	Масаж				Все тело - 1 час
	Интернет				Неограниченный дост уп, в палате люкс бес платно
	Прокат ноутбука				В палате люкс исполь зование компьютера б есплатно
	Факс				Взимается стоимость з вонка в зависимости о т страны по прей скур анту телефонной ком пании
	Почтовые услуги				Взимается плата в зав исимости от страны п о прей скуранту почто вой службы
	Обмен валюты (банк нахо дится в здании больниц ы)				бесплатно

※ Примечания

1. Больничная палата предоставляется по выбору пациента, за исключением случа ев, когда выбор палаты определяется доктором в связи с медицинскими сообра жениями (напр. когда пациенту требуется карантин).
2. По умолчанию предлагается еда в корей ском стиле. По желанию пациента мож но скорректировать меню, чтобы оно больше соответствовало его (ее) националь ной кухне. Состав меню необходимо заранее обсудить с пациентом и диетолого м больницы.
3. Пациент может запросить другие дополнительные услуги во время стационарно го лечения. Детали и стоимость услуг можно уточнить у медсестер или админ истратора на первом этаже.

(2) 입원, 진료, 검사 시

① 입원 환자 동의서(일본어)

入院誓訳書

担当	代理	課長

科名		入院室		保証金		登録番号		入院日	

患者	名前(ローマ字)			旅券番号		
	住所			電話	自宅	
					職場	
生年月日				一般		

誓約内容

貴病院から患者に提示された病院側の諸般規定を遵守することはもちろん、医師及び看護婦(職員)の正当な指示に従い、病気が好転して退院の指示があったときは担当医師からの決定に従います。

診療費は貴病院から定められた納入期限内に、患者と以下の連帯保証人が連帯して納入し、滞納時には債権確保のための貴病院の法的処置に対して異議のないことを確認し、これに関連した起訴を提起されたときには、貴病院の住所地の管轄裁判を裁判処とすることに同意します。

診察の際に生じた全ての問題と、手術または手術後に生じた全ての問題に対して、病院側の過失がある場合を除いては、病院側に民事・刑事上の責任を問わないことはもちろん、万一起訴問題が生じたときには医療法54条2項により医療調整委員会にその調整を申請することができる。

入院している期間に医療保険給与に該当しない諸般診療費(診療行為、医薬品、診療材料、新医療装備の使用など)は、患者及び連帯保証人が負担します。

入院期間中に、患者及び保護者が貴病院の備品または器物を損傷したときには、その保障に対してまったく異議なく、患者及び保護者が指示していた現金及びその他の貴重品などは、退院時には必ず持ち帰り、万一、紛失または破損したときには貴病院には責任がないことを確認します。

患者氏名：　　　　　(印)

連帯保証人	住所					
	名前	(印)	旅券番号		関係	患者の( )
	職場		職種		電話番号	
	住所					
	名前	(印)	旅券番号		関係	患者の( )
	職場		職種		電話番号	

② 입원 환자 동의서(영어)

Hospital Admission Agreement

The patient concludes a hospital admission agreement with the ○○○ Medical Center, Gyeonggi-do, Republic of Korea(hereafter ○○○).

○○○ is responsible for the provision of medical services, stationary catering and accommodation of the patient.

The patient agrees to cooperate fully with the doctors and clinical team in all aspects of his/her treatment.

The patient agrees to comply with rules and policies of ○○○ and consider the rights of other patients and staff members.

The patient is liable for any material damage he/she has done to the hospital's equipment and facilities during his/her stay in ○○○.

○○○ offers free-of-charge accommodation for an accompanying person who has to use a portable bed or sofa (in case of staying in single room). Meal costs for the accompanying person will be charged separately. If the accompanying person wishes to use an ordinary hospital bed, the accommodation fee equal to the hospitalization fee for the corresponding room will apply.

The patient is aware that, as a rule, health insurance coverage is only applicable to medically necessary treatment. The patient commits himself/herself to personally settling all costs arising from his/her stay and treatment, which are not, or only partially, covered by insurance.

If the patient has no health insurance or if his/her insurance does not cover a particular treatment he/she is planning to receive at ○○○, he/she, at the time of admission, commits himself/herself to the deposit of 2,000,000 won (when the anticipated period of hospitalization is less than 1 week) or 4,000,000 won (when the anticipated period of hospitalization is longer than 1 week). This deposit is to be increased by the same amount, by the patient, or his guarantor, as soon as it has been consumed. Deposits are to be paid in Korean won. If, as an exception, a deposit is paid in foreign currency via bank transfer, ○○○ will charge the payer according to exchange rate of the branch of Woori Bank located in the hospital. All bank transaction fees are to be paid by the patient or the guarantor. The patient will be refunded overpayments at the discharge from the hospital.

The patient furthermore acknowledges that, in the case of a delay in payment on his/her part, he/she is liable to pay the interest on arrears, charged by the ○○○ amounting to 0.5% per day. In addition, the patient acknowledges that, in the case of the involvement of a collection agency or consultancy being required from an attorney-at-law, he/she is obliged to bear all the resulting costs (reminder, collection agency, investigation, inquiry and attorney-at-law costs).

The patient acknowledges that ○○○ is not liable for any valuables or money not stored in the safe deposit boxes or deposited to the ○○○'s bank account.

The patient (and/or patient's guardian) understands that ○○○ shall incur no liability for injuries of any kind suffered by the patient (or his/her guardian) while under its care, except when the injury is caused by negligence of its employees. If for any reason the patient leaves or is removed from the hospital premises, ○○○ shall not be responsible for the welfare of the patient during such absence. The patient shall not leave or be removed from the premises without first notifying the personnel in charge.

Shall the health condition of the patient worsen during or after the treatment in ○○○, he/she promises not to raise any objections to and/or start legal action against ○○○ except for cases when such worsening is caused by medical malpractice or negligence on the part of the employees of ○○○.

If a legal dispute occurs, the hospital and the patient will first try to come to a mutual agreement individually. In the case when disputes are not settled, both parties will have to abide by the arbitration of the MJAC (the Medical Judgment Arbitration Committee) which has been established according to the Article 70 of the Korean Medical Law. Any and all legal hearings will only be tried under the jurisdiction of Korean law.

The patient understands that his personal data, the subject and extent of the medical treatment provided by the attending doctor, as well as the services ○○○ provides are processed using electronic medical record system. The patient specifically agrees to this data being stored and transmitted to his/her health insurance provider. The same applies to the processing of remittances and payments. Furthermore, the patient agrees – revocable at any time – that ○○○ may use his/her personal data for mailings (e. g. information about the services of ○○○ etc.)

The undersigned has read the foregoing and understands and agrees to the terms and conditions herein.

____________________ __________________________

Date Patient's/Guardian's Name Patient's/Guardian's Signature

I hereby certify that the patient____________________ is my _______________ and I hereby agree on my own or his/her behalf to assume and be liable for payment of all hospital charges not covered by the patient's health insurance as described above.

③ 입원 환자 동의서(러시아어)

Договор о стационарном лечении в Международном медицинском центре ○○○

Пациент заключает договор о стационарном лечении с Международным медицинским ц ентром «○○○» (далее в тексте ○○○), находящимся по адресу Республика Корея, Кён ги до.
В период госпитализации ○○○ отвечает за медицинское обслуживание, размещение и питание пациента.
Пациент обязуется полностью сотрудничать с врачами и другим медицинским персонало м центра во всех аспектах его (ее) лечения.
Пациент обязуется следовать правилам ○○○ и уважать права других пациентов и пер сонала центра.
Пациент несет материальную ответственность за любой ущерб, нанесенный им помещ ениям и оборудованию центра в течение его (ее) пребывания в ○○○.

○○○ предоставляет бесплатное проживание для одного лица, сопровождающего пац иента, и выделяет для сопровождающего лица переносную кой ку. (При размещении пац иента в одноместной палате сопровождающее лицо может использовать для сна раскла дную софу, находящуюся в палате.) Стоимость питания сопровождающего лица будет вз иматься отдельно. В случае если лицо, сопровождающее пациента, пожелает использова ть отдельную больничную кой ку, с него будет взиматься плата за проживание в размер е стоимости госпитализации в палате соответствующего типа.
Пациент понимает, что полис медицинского страхования может не покрывать все расход ы на медицинские услуги, и готов оплатить все расходы, связанные с его (ее) пребыван ием в ○○○, которые не покрываются страховой компанией .
Если пациент не имеет полиса медицинского страхования, или если полис не покрывает расходы на медицинские услуги, которыми пациент планирует воспользоваться в ○○○, пациент согласен в момент госпитализации внести залог в размере двух миллионов коре й ских вон (в случаях, когда предполагаемая продолжительность госпитализации не прев ышает одной недели) или четырех миллионов корей ских вон (в случаях, когда предпола гаемая продолжительность госпитализации превышает одну неделю). Персонал ○○○ пе риодически заблаговременно уведомляет пациента об исчерпании его (ее) депозита, после чего пациент или его (ее) финансовый поручитель должен внести пополнить депозит на сумму, равную сумме первого взноса. Как правило, ○○○ принимает оплату кредитными картами или наличностью в южнокорей ских вонах. В порядке исключения допускается оп лата в иностранной валюте с помощью банковского перевода. В таких случаях сумма вып латы определяется в соответствии с курсом обмена иностранной валюты, принятым в от делении Ури банка, расположенного в ○○○, минус двадцать вон за единицу иностранно й валюты. Кроме того, отправитель берет на себя расходы на денежный перевод (банков ская комиссия). Остаток депозита, существующий на момент выписки, возвращается пацие

нту наличными в южнокорей ских вонах.

В случае задержки оплаты услуг ○○○ по вине пациента или его (ее) финансового пору чителя, пациент (или поручитель) обязуются выплачивать пени в размере 0.5% от сумм ы задолженности за каждый день задержки оплаты. Кроме того, в случаях, когда для в зыскания долга ○○○ задей ствует адвокатскую контору или инкассирующее агентство, пациент (или его/ее финансовый поручитель) обязуются покрыть все расходы ○○○ на услуги вышеуказанных учреждений по взысканию долга.

Пациент понимает, что ○○○ не несет ответственности за деньги и ценные вещи паци ента, не переданные на хранение в сей фе или на банковском счету ○○○.

Пациент понимает, что ○○○ не несет ответственности за любые травмы, полученные пациентом (или его/ее сопровождающим лицом) во время пребывания в ○○○, кроме тр авм, полученных по вине персонала центра. Если пациент по какой бы то ни было при чине покидает помещения ○○○, ○○○ не отвечает за его (ее) благополучие во время его (ее) отсутствия. Пациент обязуется не покидать помещений ○○○ без предварител ьного уведомления ответственного персонала ○○○.

В случае ухудшения состояния здоровья пациента в ходе или после лечения в ○○○ он (она) обещает не выдвигать претензий и не возбуждать судебного иска в отношении ○ ○○, если только ухудшение состояния здоровья не вызвано преступной небрежностью персонала ○○○ в отношении пациента.

В случае возникновения правовых споров пациент и госпиталь прежде всего постараютс я разрешить их путем индивидуальной договоренности. В случаях, когда споры не разре шены подобным образом, обе стороны должны будут следовать арбитражу Медицинском у судебно арбитражного комитета, учрежденного в соответствии со Статьей 70, Закона о медицине, Республики Корея. Все судебные споры будут рассматриваться в соответств ии с законодательством Республики Корея.

Пациент согласен с тем, что его (ее) личные данные и информация, касающаяся его (ее) лечения, обрабатываются и хранятся с использованием электронной системы обработки медицинских данных, и в случае необходимости могут быть переданы другим медицин ским учреждениям, вовлеченным в лечение пациента, или его (ее) страховой компании. Такое же согласие распространяется на данные, касающиеся оплаты медицинских услуг, оказанных пациенту. Кроме того, пациент дает согласие (от которого можно в любой мо мент отказаться) на то, чтобы ○○○ использовал его (ее) личные данные для информа ционных рассылок (например, информация о новых услугах центра).

Нижеподписавший ся внимательно прочел настоящий договор и согласен со всеми услов иями госпитализации, указанными в нем.

_________ ____________________________ ______________

Дата Ф.И.О. пациента/сопровождающего лица Подпись пациента / сопровождающего лица

Я, ____,

подтверждаю, что являюсь опекуном (финансовым поручителем) вышеозначенного пациента и обязуюсь взять на себя все расходы, связанные с его (ее) пребыванием и лечением в ММЦ «Чх онсим», которые не покрываются страховым полисом пациента.

Подпись опекуна (финансового поручителя) пациента__________________

④ 조영제 사용 검사 신청서(한국어)

조영제 사용(CT/MRI) 검사 신청서

등록 번호:		주민등록번호:	
성명:		성별/나이:	
병동명:		과별/재정:	
검사 장소:		예약 일자:	
주치의(설명 의사)	서명	병명:	

본 검사는 조영제라는 약을 혈관 내로 투여하여 시행하는 검사입니다. 따라서 의사의 주의와 부작용에 대한 사전 검사에도 불구하고 환자분의 체질에 따라 조영제 사용 시 경미한 증세로 구토, 메스꺼움, 피부 발진 등의 과민 반응이 나타날 수 있습니다. 대개는 의사의 치료로 별 문제없이 해결되지만, 과민 반응에 대한 위험(호흡 곤란, 쇼크, 혈압 저하 등)을 감수할 수밖에 없습니다. 그러나 그 확률은 매우 적습니다.

[주의 및 병력]

1. 갑상선 기능항진증 환자분은 조영제를 사용하는 검사를 금합니다.
2. 임신 중이거나 임신 가능성이 있는 산모는 가급적 검사를 피하도록 하시기 바랍니다.
3. 과거에 조영제를 사용한 CT 검사를 받으신 적이 있습니까? (□ 예　□ 아니오)
4. 조영제 부작용이 있었습니까? (□ 예　□ 아니오)
5. 특이 체질이 있습니까? (알레르기 비염, 기관지 천식, 두드러기, 약물 부작용)
   (□ 예　□ 아니오)
6. 앓고 계신 병중에 다음과 같은 질병이 있습니까?
   (고혈압, 저혈압, 심장병, 당뇨병, 간질환, 신장병) (□ 예　□ 아니오)
7. 그 외에 알고 계신 다른 질병을 적어 주십시오.
   (　　　　　　　　)

- 질병의 정확한 진단을 위하여 본 검사를 받을 것을 동의합니다. -

○○○○년 ○○월 ○○일

환자 서명:　　　　　　　　(인)
보호자 서명:　　　　　　　(인) (환자와의 관계:　　　　　)

○○○○병원장 귀하

⑤ 조영제 사용 검사 신청서(일본어)

造影剤を使用する(CT/MRI)検査申請書

貴下のCT検査糧意中に、造影剤という血管造影剤を使用する事になります。
この造影剤は、ヨードという物質を主成分とする注射材で、人によっては、 まれに副作用を生じることがあり、副作用の程度は、普通軽度の症状であり、軽い吐気、発熱、発疹、かゆみ、紅斑、咳、かすれ声、鼻水、一時的な呼吸困難などがありますが、大部分は何もしなくても、症状が治まります。しかし極まれに、過敏症反応が生じ、適切な治療をしなくてはならない場合があり、また、稀ではありますが(3万～10万名に一人)死亡に至るケースも報告されており、特にアレルギー疾患患者、心臓疾患患者、重症の腎臓疾患患者や、過去に薬副作用が生じた経歴がある場合には、副作用の頻度が比較的高くなります。しかし、この様な、注射の副作用発生の可能性にも関わらず、造影剤を使用するのは、副作用が本当にごく稀であり、造影剤を使用せずにCT検査をしても、患者の医療状態について正確な診断をすることができないためです。
人体に注入するすべての注射薬物の副作用の可能性が、常在するように造影剤による副作用は、前もて予測することが非常に難しく、不可抗力的なことではありますが、本人では、万一の症状に備えて、救急処置の準備を備えておりますので、ご心配される必要は全くありません。参考として、造影剤注入時、顔、胸、腹部のほてりや、口から薬の臭いがしたりすることは、造影剤注入による正常的な反応でありますので、心配される必要はありません。

－ CT検査 誓約 及び 申請 －
本人は、この検査上施行される造影剤使用上の予測可能な危険性と副作用に対して、上記の説明の内容を聞き、患者の特異体質による事故が発生することがあることを認知し、副作用発生時、医学的処理など、裁判問題を貴院に委任することを誓約し、上記検査を申請します。

20　　年　　月　　日

患者　代理人(関係)：　　　　　　　　　　　(印)
生年月日：
住所：

○○○ 病院長　貴下
－ 検査にご協力いただき、有難うございます。－

⑥ 조영제 사용 검사 신청서(영어)

Application for (CT/MRI) Checkup Using Contrast Media

Registration #.:		Date of Birth:	
Name:		Gender / Age:	
Ward:		Dept:	
Examination location:		Reservation Date:	
Physician in Charge	signature	Type of Disease:	

This is a checkup carried out by injecting a medical contrast media to the blood vessels. In spite of a preliminary inspection for adverse reaction and the physician's carefulness, overreactions such as skin rash, nausea, vomiting may occur due to the patient's physical constitution. In most cases, these symptoms can be treated by the doctor without difficulty. Nevertheless, there is still the risk of But, We Have To Put up with Danger against Overreacting (Difficulty in Breathing, Shock, Low Blood Pressure etc.). But, There is Very Little Probability that It will do so.

[Attention & Medical History]

1. Prohibit Checkup Using Contrast Media to Patient of Hyperthyroidism.
2. Keep Out of Checkup If You Are Pregnant or Be Expected to be Pregnant.
3. Have You Ever Been Examined CT Checkup Using Contrast Media in the Past?
   (□ Yes □ No)
4. Is There Adverse Contrast Media Reaction? (□ Yes □ No)
5. Do You Have Diatheses?
   (Allergic Rhinitis, Bronchial Asthma, Nettle Rash, Adverse Drug) (□ Yes □ No)
6. Are You Suffering From Disease as Followings?
   (Hypertension, Hypotension, Heart Disease, Diabetes, Liver Trouble, Nephropathy)
   (□ Yes □ No)
7. Write Down If You were Afflicted with Another Disease.
   (   )

- I Agree That I Will Take This Checkup for Exact Diagnosis of Disease -

○○. ○○. ○○○○

Patient : signature
Guardian: signature (Relation to the Patient:)

Mr./Ms./Mrs. ○○○○ Hospital Director

⑦ 조영제 사용 검사 신청서(러시아어)

Использование контрастного вещества при компьютерной томографии

Для проведения компьютерной томографии пациенту внутривенно вводится контрастное вещество, содержащее йод. Изредка контрастное вещество может вызывать у пациента побочную реакцию, которая зависит от индивидуальных особенностей человека. Обычно побочная реакция проявляется в легких симптомах: легкая тошнота, ощущение легкого жара, крапивница, зуд, эритема (покраснение кожи), кашель, хриплость голоса, насморк, временная одышка. Чаще всего подобные симптомы исчезают сами собой без дополнительного медицинского вмешательства. Однако в край не редких случаях гиперчувствительности к препарату, для устранения побочного эффекта могут потребоваться медицинские меры. Известны даже случаи со смертельным исходом, хотя они чрезвычайно редки (по разным данным от 1 из 30 тысяч до 1 из 100 тысяч человек). Для пациентов с аллергическими заболеваниями, с серьезными заболеваниями сердца и почек, а также для пациентов, которые в прошлом уже испытывали побочную реакцию на лекарственные препараты, вероятность возникновения такой реакции относительно более высока.

Несмотря на вероятность возникновения побочной реакции, контрастные вещества продолжают использоваться в медицине. Это обусловлено тем, что такая вероятность очень низка, а без введения контрастного вещества невозможно провести компьютерную томографию и поставить точный диагноз.

Вероятность возникновения побочной реакции существует при введении в организм любого лекарственного препарата, и предсказать ее возникновение заранее практически невозможно. Тем не менее, в случае необходимости медицинский персонал нашего центра готов оказать экстренную помощь, поэтому пациенты могут быть спокойны, проходя томографическое обследование. Во время введения контрастного агента могут возникнуть следующие симптомы: прилив жара к лицу, груди, животу, зуд, привкус лекарств во рту, чихание. Не беспокойтесь — это нормальная реакция на контрастное вещество.

Согласие на использование контрастного вещества
для проведения компьютерной томографии

Я ознакомился с приведенным выше объяснением и осознаю, что в виду использования во время компьютерной томографии контрастного вещества существует риск возникновения негативных побочных эффектов, объясняющихся индивидуальными особенностями моего организма. В случае возникновения осложнений я поручаю персоналу ○○○ оказать мне необходимую медицинскую помощь.

Дата :
Имя и подпись пациента :
Номер паспорта пациента :

⑧ 통증 자가 조절 기구 사용 동의서(한국어)

통증 자가 조절 기구 사용 동의서

등록 번호:	성 명:
병동명/진료과:	성별/나이:
병명:	
주민등록번호:	주치의(설명 의사):
서명:	

통증 자가 조절 기구(P.C.A)란 일정량의 진통제를 정맥 주사로 투여함으로서 통증을 완화시켜 환자의 회복을 돕는 기구이다. P.C.A는 호흡 저하 등의 부작용이 적고 근육 주사와 비교해 볼 때 적은 용량으로 동일한 효과를 보이며 특히 수술 후 통증 조절에 많이 사용된다.

본인은 이 통증 자가 조절 기구에 대한 설명을 듣고 충분히 이해한바 P.C.A 사용을 요청하며 이에 소요되는 비용을 부담할 것을 동의합니다.

환자 서명: (인)
보호자 서명: (인) (환자와의 관계:)

본 동의서는 본인의 서명이나 날인으로 유효하나 미성년자 또는 본인이 서명하기 어려운 신체적·정신적 지장이 있을 때는 보호자 또는 가까운 대리인이 이를 대리한다.

○○○○병원장 귀하

⑨ 통증 자가 조절 기구 사용 동의서(일본어)

疼痛管理申請書

登録番号：		発行料：
氏名：	性別・年齢	患者分類：一般、自保、災保、医保、保護
病室：		発行年月日：

ㅁ 手術後 疼痛管理

私は、手術後持続的な疼痛を緩和するため、上記の処置をうけるにおいて、発生する治療費用は保険に認められてないので、私が支払いし、診療費用に対して、異意を申し立てません。

＊詳しい事項は、麻酔疼痛医科にご連絡ください。

담당 부서 연락처
〈예시〉 (TEL: 589-○○○○, 589-○○○○ (手術室))

20　　年　　月

氏名：　　　　　　　　印

患者との関係：

○○○ 病院長　　　貴下

⑩ 통증 자가 조절기구 사용 동의서(영어)

Pain Management Request (PCA)

Registration No: Issuing Department:
Name: Sex/Age: Patient's Insurance
Type: no insurance, car insurance,
industrial accident compensation insurance, health insurance, patient protected by the state
Room: Issue Date: (mm/dd/yyyy)

□ Postoperative Pain Management

I wish to receive procedures for the alleviation of continuous postoperative pain. I will bear all expenses for such procedures not covered by the insurance without any objections.

※ For detailed inquiries please contact the Department of Anesthesiology.

담당 부서 연락처
〈예시〉 (☎ +82 (31) 589-4795, +82 (31) 589-4791~2 (operation room),
+82 (31) 589-4641, 4488 (foreign customers support service)

MM / DD / 20__

Patient's (Guardian's)

Signature: Relationship with Patient
(In case of guardian):

⑪ 통증 자가 조절 기구 사용 동의서(러시아어)

Согласие на использование устройства контролируемой пациентом анальгезии (КПА)

No Ф. И. О .:
Стационар/Отделение : Пол/Возраст :
Диагноз :
Номер паспорта : Лечащий врач
(Врач, давший объяснения) :
Подпись:

Устрой ство КПА (контролируемой пациентом анальгезии) представляет собой а ппарат, который внутривенно вводит пациенту определенное количество анальгет ического препарата для ослабления болевых ощущений . КПА редко дает побочные эффекты (напр. затруднение дыхания) и оказывает такой же болеутоляющий эффе кт как и внутримышечные инъекции при меньшем количестве препарата. По этим причинам устрой ства КПА активно используются в последнее время для послеопер ационной анальгезии.

Я выслушал объяснения об устрой стве КПА и понял его предназначение. Я прош у предоставить мне в пользование это устрой ство и готов взять на себя расходы, св язанные с его использованием.

Имя пациента: Подпись
Имя сопровождающего лица: Подпись
(Родство с пациентом :)

Данный документ вступает в силу по подписании его пациентом, однако в случа ях, когда пациент несовершеннолетен или недееспособен, документ вместо него по дписывает его ближай ший родственник или иное сопровождающее лицо.

Директор больницы: ○○○○

⑫ 수혈 동의서(한국어)

수혈 동의서

등록 번호:		주민등록번호:	
성명:		성별/나이:	
병동명:		과별/재정:	
검사명:		예약 일자:	
검사 장소:		병명:	
주치의(설명 의사)	서명	수혈 종류/용량 (unit):	

본인은 (또는 보호자) 수혈에 대한 설명을 의사로부터 충분히 들었으며 수혈로 인한 합병증 또는 환자의 특이 체질로 우발적 사고가 일어날 수도 있다는 것을 충분히 이해하며 치료에 필요하다고 생각되어 동의합니다.

○○○○년 ○○월 ○○일 ○○시 ○○분
상기 환자 또는 대리인 (환자의) ○○○ 인
주소 :
보증인 : ○○○ 인
주민등록번호:
주소 :
전화 :
휴대폰 :

본 동의서는 본인의 서명이나 날인으로 유효하나 미성년자 또는 본인이 서명하기 어려운 신체적 · 정신적 지장이 있을 때는 보호자 또는 가까운 대리인이 이를 대리한다.

○○○○ 병원장 귀하

⑬ 수혈 동의서(일본어)

輸血同意書

登録番号:		旅券番号:	
氏名:		性別 / 年齢	
病棟:		診療科:	
検査名:		予約日時:	
検査場所:		病名:	
主治医(説明医師)	署名	輸血種類/容量(単位):	

本人(または保護者)、輸血に対する説明を医者から充分に受け、血による合併症、または患者の体質による偶発的な事故があり得ることを充分に理解し、治療に必要であると判断し、ここに同意します。

○○○○ 年 ○○ 月 ○○ 日 ○○ 時 ○○ 分

上記の患者または代理人（患者の　　）○○○ 印
住所：
保証人：○○○ 印
旅券番号：
住所：
電話番号：
携帯番号：

本同意書は本人の署名や捺印によって有効になりますが、未成年者または本人が署名するのが難しい身体的支障、精神的支障がある場合は、保護者または代理人がこれを代理します。

○○○ 病院長　貴下

⑭ 수혈 동의서(영어)

Transfusion Consent

Registration number:		Social security number:	
Name:		Gender / Age:	
Ward:		Department:	
Inspection Location:		Booking Date:	
Physician (Description doctors)		Diagnosis	
Transfusion type		Capacity (unit):	

I (or Guardian) have received sufficient explanation from the doctor regarding blood transfusion, and I understand the risk of complications and chance of accident due to the patient's unique physical condition.
I agree that treatment is needed and therefore consent this treatment.

MM / DD / 20

The patient or guardian : (signature)
Address :
Guardian :
Social security number :
Address :
Tel :
Mobile phone :

This agreement is valid through your signature or seal. As for minors or those who have difficulty signing this form due to physical or mental handicaps, a guardian may fill out this form instead.

○○○ hospital

⑮ 수혈 동의서(러시아어)

Согласие на переливание крови

Регистрационный №		Номер паспорта:	
Ф. И. О.:		Пол / Возраст:	
Стационар:		Отделение :	
Наименование процедуры		Дата:	
Место проведения процедуры		Диагноз:	
Лечащий врач (врач, давший объяснения)	подпись	Тип переливания/объем (единиц):	

Я выслушал от врача объяснения, касающиеся переливания крови, и в полной ме ре понимаю возможность возникновения осложнений , связанных с переливанием к рови или с особенностями организма пациента. Я понимаю, что переливание крови необходимо для лечения и даю согласие на эту процедуру.

Дата: ○○○○. ○○. ○○ Время: ○○ ○○
Имя пациента и подпись: ○○○
Адрес пациента:
Имя и подпись сопровождающего лица: ○○○
Номер паспорта сопровождающего лица:
Адрес сопровождающего лица:
Телефон пациента (сопровождающего лица):
Мобильный телефон:

Данный документ вступает в силу по подписании его пациентом, однако в случа ях, когда пациент несовершеннолетен или недееспособен, документ вместо него п одписывает его ближайший родственник или иное сопровождающее лицо.

4) 환자 사망 시 국가별 행정 처리 절차

(1) 환자 사망 시 국가별 행정 처리 절차

해외 환자 사망 처리 매뉴얼

① 한국 체류 기간 동안 사망한 경우 사망 처리 절차 주요 흐름

a. 사망 장소 등의 확인

b. 경찰의 소환

c. 시신 운반 방법 결정

d. 관계 서류 구비 제출

e. 화장 또는 부식 처리

f. 귀국

② 일본

a. 사망 진단서를 진료 담당의가 작성

b. 사망하신 분의 유족, 보호자가 한국에서 화장할 것인지 방부제 처리를 해서 일본에 모실 것인지 결정, 일본에 화장 문화가 있어서 대부분 화장 절차가 더 쉽고 비용도 싸다.

c. 일본 대사관에 유족 분을 모시고(1분) 화장 동의서 발급 신청서를 작성(사망 진단서, 사망하신 분의 여권, 유족 본인 여권 지참)

②-1 화장 시

a. 일본 대사관으로부터 화장 동의서를 받음

b. 원무 팀장 또는 담당자가 장례식 업자에게 연락

c. 화장할 날짜를 정함. 화장의 경우에는 사후 최소한 24시간이 지나야 함

d. 유골함을 일본에 가져갈 때 공항에서 신청 안 해도 됨

e. 화장터 이용+장리사+유골함=100만~150만 원

②-2 방부제 처리 시

a. 국제 장리사에 연락(국제 장리사가 필요한 서류, 검사, 공항 수송 처리)

b. 일본 대사관에 가서 방부 증명서 발급

c. 24시간 지난 뒤에 서울 적십자 병원에 옮겨서 유체를 검사(1~2일), 공항까지 수송

d. 비용: 400만 원

③ 러시아

a. 주러시아 대사관에 환자 사망 신고

b. 사망 진단서 진료 과장이 작성 번역 공증

c. 외무부 아포스티유 신청 발급, 러시아 대사관 제출

d. 사망하신 분의 유족, 보호자가 한국에서 화장할 것인지 방부제 처리를 해서 러시아에 모실 것인지 결정한다. 화장 절차가 더 쉽고 비용도 저렴하다.

e. 주러대사관에 유족 분을 모시고 (1분) 화장 동의서 발급 신청서를 작성(사망진단서, 사망하신 분의 여권, 유족 본인의 여권 지참)

f. 최종 러시아 영사의 심사 후 2가지 서류 발급
(감염 여부 확인서/시신 확인서)

g. 최종 이송

다른 나라의 경우에도 병원과 대사관, 화장 시설 또는 국제 방부 처리 업체를 통해 위 국가와 비슷한 절차를 밟아 처리하면 된다.

〈다음 장 붙임〉

화장 동의서(일본)

사망 증명서(일본)

화장 동의서 발급 신청서(일본)

火葬同意書發給申請書

在大韓民国日本大使館領事部長殿

年　　月　　日

年　　月　　日 死亡した　(続柄)　　　　(氏名)　　　　を

当地で火葬したいので火葬同意書の発給を申請します。

(申請者)

氏名

生年月日

旅券番号

現住所

電話番号

사망 진단서(일본)

死 亡 証 明 書

氏名　　　　　　　　　　　　性別　男　女
年月日生

本　　　籍
戸 籍 筆 頭 者
死亡年月日時分　　　　年　　月　　日　　時　　分(24時間制による)
死　亡　場　所

死 亡 の 種 類
死 亡 の 原 因
死亡 立証 書類　死亡診断書

証第　　　　号

上記のとおり証明します。

年　　月　　日

在大韓民国日本国特命全権大使

(印)

(手数料\10000)

사망 진단서(일본)

死亡診断書

病録番号：＿＿＿＿＿＿＿＿　　　　速番号：＿＿＿＿＿＿＿＿

氏名		性別		住民登録番号	
実際生年月日	年　月　日			職業	
本籍					
住所					
発病日時	年　月　日　詩　分（24時間制による）				
死亡日時	年　月　日　詩　分（24時間制による）				

死亡場所		
	住所	
	場所	① 住宅内 ② 医療機関 ③ 施設機関(養老院、孤児院)④ DOA ⑤産業所 ⑥ 公路(道路、車道) ⑦ その他(具体的に記述)

死亡の種類	
	① 病死　③ 外因死　(イ) 交通事 (ロ) 不意の中毒 (ハ) 不意の墜落 ② 病死(推定)　④ その他及び不詳 (ニ) 不意の溺死 (ホ) 自殺 (ヘ) 他殺 (ト) その他の事故死

(イ) 死亡の原因 ＊ (ロ), (ハ), (ニ)には(イ)との直接医学的な関係が明確なもののみを記入する					
		直接死因		発病から死亡までの期間	
	(ロ)	(イ)の原因			
	(ハ)	(ロ)の原因			
	(ニ)	(ハ)の原因			
	(イ) ないし (ニ) と関係ないその他の身体状況				
	手術の主要所見				
	解剖の主要所見				
	手術年月日	年　月　日			

外因死の追加事項			
	事故発生日時		
	事故種類	① 交通事故 ② 不意の中毒 ③ 不意の墜落 ④ 不意の溺死 ⑤ 自殺 ⑥ 他殺 ⑦ その他事故死	
	事故発生場所及び状況	住所	
		場所	① 住宅内 ② 公共の建物 ③ 産業場 ④ 公路(道路，車道) ⑤ 休養地 ⑥ 施設期間(養老院，孤児院) ⑦ その他 ⑧ 不明
		状況	イ. 勤務中　ロ. 勤務以外の時間

上記の通り診断する.　　　　発行日　　年　　月　　日

住所:
名称:　　　　院
資格:
免許番号　第:　　　　号　　　　医師姓名:　　　印
注意: 死亡申告は1ヶ月以内に管轄区庁、市庁、面、洞事務所に申告しなけらばなりません。

翻訳者:

5) 병원 안내 게시물 외국어 표기

(1) 원내 시설물

① 병원 내 · 외부 사이 외국어 표기: 원내 시설물

한국어	일본어	영어	러시아어
안내	案内	Information	Справочная
접수/수납	受付/会計	Registration/Payment	Регистрация/Оплата
입원/퇴원	入院/退院	Admission/Discharge	Госпитализация/Выписка
외국인 전용 창구	外国人 専用窓口	Counter for International Patients	Касса для иностранных пациентов
초진 상담	初診相談	Counseling for New Patients	Консультация для новых пациентов
외래 간호사실	外来ナース ステーション	Outpatient Nurses' Station	Пост медсестер амбулаторного отделения
원무팀	受付会計 チーム	Patient Affairs Department	Рассчетный отдел
외국인 상담실	外国人相談室	Counseling Room for International Patients	Консультации для иностранных пациентов
의무 기록실	医務記録室	Medical File Room	Медицинский архив
상담실	相談室	Consultation Room	Комната для консультаций
진입 금지	進入禁止	No Entering	Вход воспрещен
주차장	駐車場	Parking	Стоянка
샤워실	シャワー室	Shower Room	Душевая
승강기	エレベーター	Elevator	Лифт
일방통행	一方通行	One Way Traffic	Одностороннее движение
금연	禁煙	No Smoking	Курение запрещено
직원 외 출입 금지	職員以外 立入禁止	STAFF MEMBERS ONLY	Посторонним вход воспрещен
편의점	コンビニエンス ストアー	Convenience Store	Магазин
보안실	警備室	Security Room	Комната охраны
야간 접수/수납	夜間受付/会計	Night-time Registration and Payment	Ночная регистратура
세미나실	セミナー室	Seminar Room	Комната для семинаров
VIP실	VIP室	VIP Room	VIP комната

한국어	일본어	영어	러시아어
VIP 라운지	VIPラウンジ	VIP Lounge	VIP зал
원장실	院長室	President Room	Директор
중앙 공급실	中央供給室	Central Supply Room	Главная складская комната
침구실	鍼灸室	Acupuncture Room	Комната для акупунктуры
재활 센터	リハビリ センター	Rehabilitation Center	Реабилитационный центр
처치실	処置室	Treatment Room	Процедурный кабинет
상담실	相談室	Consultation Room	Комната для консультаций
영양 상담실	映像相談室	Nutrition Counseling Room	Кабинет диетолога
남자 탈의실	男性更衣室	Dress Room(M)	Мужская раздевалка
여자 탈의실	女性更衣室	Dress Room(F)	Женская раздевалка
치과 장비실	歯科装備室	Equipment Room for Dental Department	Комната для стоматологического обору дования
종합 판정실	総合判定室	Examination Result Information	Консультации по результатам обследов ания
흉부 촬영실	胸部撮影室	Chest Radiography Room	Кабинет флюорографии
화장실(남)	化粧室(男)	Restroom(M)	Туалет (М)
화장실(여)	化粧室(女)	Restroom(F)	Туалет (Ж)
화장실(공용)	化粧室(共用)	Restroom(M/F)	Туалет (М/Ж)
주사실	注射室	Injection Room	Кабинет для инъекций
처치실	処置室	Procedure Room	Процедурный кабинет
X-Ray	レントゲン室	X-Ray	Рентгеновский кабинет
소독실	消毒室	Disinfection Room	Комната для дезинфекции
메이크업실	メークアップ ルーム	Powder Room	Косметическая комната
VIP 진료실	VIP診療室	VIP Treatment Room	Приемный кабинет для VIP
진료실	診療室	Treatment Room	Приемный кабинет
상담실	相談室	Counseling Room	Комната для консультаций
약국	薬局	Dispensary	Аптека
한약 조제실	韓薬調剤室	O.M.Pharmacy Room	Лаборатория препаратов восточной мед ицины
통제 구역	統制区域	No Through Area	Проход воспрещен

한국어	일본어	영어	러시아어
응급실	応急室	Emergency Room	Отделение неотложной помощи
좌욕실	座浴室	Sitz Bath Room	Комната для сидячих ванн
수유실	授乳室	Nursing Room	Комната для кормления
신생아실	新生児室	Nursery	Палата для новорожденных
진통실	陣痛室	Labor Room	Палата для схваток
분만실/ 통제 구역	分娩室/ 統制区域	Delivery Room/ No Through Area	Родовая палата / Проход воспрещен
태아심박 측정실	胎児心拍 測定室	Fetal Monitoring Room	Кабинет фетального мониторинга
화장실	お手洗い	Toilet	Туалет
초음파실	超音波室	Ultrasonography Room	Кабинет УЗИ
간호부	看護部	Nurses Office	Кабинет медсестер
보호자 화장실	保護者 お手洗い	Restroom for Guardians	Туалет для сопровождающих лиц
배선실	配膳室	Food Service Room	Мини кухня
일본인 병동	日本人病棟	Japanese Ward	Стационар для японских пациентов

(2) 종합 건강 검진

① 병원 내 · 외부 사인 외국어 표기: 종합 건강 검진

한국어	일본어	영어	러시아어
종합 검진 센터	総合検診 センター	Total Health Screening Center	Центр комплексных обследований
신체 계측실	身体計測室	Health Check-up Room	Кабинет биометрических измерений
예진실	予診室	Preexamination Room	Комната для предварительных собеседова ний
기초 건강 검사실	基礎健康検査室	Basic Medical Check-Up Room	Кабинет базового осмотра
채혈실	採血室	Room for Blood-Collection	Кабинет забора крови
심전도실	心電図室	EKG	Кабинет ЭКГ
안압, 안저 검사실	眼圧眼底検査室	Ophthalmology Screening	Кабинет офтальмологических обследований

한국어	일본어	영어	러시아어
청력 검사	聴力検査	Audiometry	Проверка слуха
자율신경 반응 검사	自律神経 反応検査	Autonomic Nerve Examination	Проверка вегетативной нервной системы
체성분 분석	体成分分析	Body Composition Analyzer	Анализ состава тела
초음파 촬영실	超音波撮影室	Ultrasonography Room	Кабинет УЗИ
치과	歯科	Dental Department	Стоматологическое отделение
종합 판정실	総合判定室	Examination Result Information	Консультации по результатам обследован ия
영상의학과	映像医学科	Radiology Department	Отделение диагностической радиологии
흉부촬영실	胸部撮影室	Chest Radiography Room	Кабинет флюорографии
유방촬영실	乳房撮影室	Mammography Room	Кабинет маммографии
골밀도 측정실	骨密度測定室	BMD Room	Кабинет денситометрии
위장조영 촬영실	胃腸造影撮影室	Upper Gastrointestinal Imaging Room(U.G.I)	Кабинет гастрорентгенографии
폐기능 검사	肺機能	Pulmonary Function Test	Спирометрия
내시경 센터	内視鏡センター	Endoscopy Center	Центр эндоскопии
전산화단층 촬영실(CT)	電算化断層 撮影室(CT)	Computed Tomography Room	Кабинет компьютерной томографии
일반촬영실	一般撮影室	General Radiography	Рентгеновский кабинет
투시조영실	透視造影室	Radiofluoroscopy	Кабинет радиофлюороскопии
3차원영상 CT실& 영상정보실	3次元映像 CT室& 映像情報室	3D CT Room & PACS Room	Кабинет 3 мерной компьютерной томог рафии и обработки медицинских изображе ний
자기공명 영상실(MRI)	磁気共鳴映像室 (MRI)	Magnetic Resonance Imaging	Кабинет МРТ
24시간 심전도 검사실	24時間 心電図検査室	24hr Holter Monitoring Room	Кабинет для суточного мониторинга по Х олтеру
상담실	相談室	Consultation Room	Комната для консультаций
영양 상담실	映像相談室	Nutrition Counseling Room	Кабинет диетолога

남자 탈의실	男性更衣室	Dress Room(M)	Мужская раздевалка
여자 탈의실	女性更衣室	Dress Room(F)	Женская раздевалка
화장실(남)	化粧室 (男)	Restroom(M)	Туалет (М)
화장실(여)	化粧室 (女)	Restroom(F)	Туалет (Ж)
화장실(공용)	化粧室 (共用)	Restroom(M/F)	Туалет (М/Ж)
메이크업실	メークアップルーム	Powder Room	Косметическая комната
VIP 진료실	VIP診療室	VIP Treatment Room	Приемный кабинет для VIP
진료실	診療室	Treatment Room	Приемный кабинет
상담실	相談室	Counseling Room	Комната для консультаций

(3) 진단 검사실

① 병원 내·외부 사인 외국어 표기: 진단 검사실

한국어	일본어	영어	러시아어
진단검사 의학과	診断検査医学科	Laboratory Medicine Department	Отделение лабораторной диагностики
검사 중	検査中	Examination	Идет обследование
심전도 검사실	心電図検査室	EKG Room	Кабинет ЭКГ
미생물실	微生物室	Microbiology	Микробиологическая лаборатория
혈액 은행	血液銀行	Blood Bank	Банк крови
회의실	会議室	Conference Room	Комната для собраний
혈액 검사부	血液検査部	Hematology	Отдел гематологического анализа
뇨화학부	尿科学部	Urine Chemistry	Отдел уринализа
면역, 혈청부	免疫、血清部	Immunology, Serology	Отдел иммунологии и серологии
생화학부	生科学部	Biochemistry	Отдел биохимии

(4) 진료과

① 병원 내 · 외부 사인 외국어 표기: 진료과

한국어	일본어	영어	러시아어
국제진료과	国際診療科	International Patients Center	Отделение по работе с иностранным и пациентами
가정의학과	家庭医学科	Family Medicine Department	Отделение семей ной медицины
이비인후과	耳鼻咽喉科	Otorhinolaryngology Department	Отделение оториноларингологии
외과	外科	General Surgery Department	Отделение общей медицины
척추관절경 센터	脊椎関節経 センター	Spine and Arthroscopy Center	Центр артроскопии и лечения позвон очника
재활의학과	リハビリ科	Rehabilitaion Medicine Department	Отделение реабилитационной меди цины
내과	内科	Internal Medicine Department	Терапевтическое отделение
정형외과	整形外科	Orthopendic Surgery Department	Отделение ортопедической хирургии
척추관절 클리닉	脊髄関節 クリニック	Spine and Joint Clinic	Клиника суставов и позвоночника
신경정신과	神経精神科	Neuropsychiatric Department	Отделение ней ропсихиатрии
한방과	韓方科	Oriental Medicine Department	Отделение восточной медицины
요실금 클리닉	尿失禁 クリニック	Urinary Incontinence Clinic	Клиника недержания мочи
치과	歯科	Dental Department	Стоматологическое отделение
영상의학과	映像医学科	Radiology Department	Отделение диагностической радиоло гии
산부인과 외래	産婦人科 外来	Obstetrics & Gynecology Outpatient Department	Акушерско гинекологическое отделе ние амбулаторный прием
병동	病棟	Inpatient Ward	Стационар
보험 심사과	保険審査課	Insurance Examination Department	Отдел по работе со страховыми ком паниями
수술실	手術室	OR	Операционная
영상의학과	映像医学科	Radiology Department	Отделение диагностической радиоло гии
내시경센터	内視鏡 センター	Endoscopy Center	Центр эндоскопии

6) 의료관광객 체류 기간 연장 시 행정 절차

(1) 외국인 환자 체류 기간 연장 시 행정 절차

외국인 환자의 경우 의료관광으로 단기 입국할 시에는 체류 기간 연장 사유가 발생하기 어렵지만, 상병 치료를 목적으로 들어오는 경우에는 허가를 받은 체류 기간(보통 90일 기준, 최장 1년)을 넘기는 경우가 발생하기도 한다. 이때 외국 환자 본인 및 대리인이 체류 기간 연장 신청을 하여 국내 체류 기간을 재허가받아야만 한다. 체류 기간 연장 신청 절차는 다음과 같다.

〈표 IV-8〉 212면 참조.

(2) 전국 출입국관리사무소 및 출장소 현황

213~217, 219면 참조.

참고문헌

강성욱, 2007, 「유헬스의 경제적 효과와 성장전략」, 삼성경제연구소.
국회 보건복지위원회 수석전문위원, 2007, 「의료분쟁조정관련 법안심사소위 심사자료」.
김곤희, 2005, 「우리나라 지역보건의료 EHR체계 구축 방안에 대한 연구」, 연세대학교 보건대학원 석사학위논문.
김광수, 2008, 「국제소비자분쟁의 해결방안」, 계간 『중재』 제325호.
김효영, 2008, 「의료분쟁조정제도의 문제점 및 개선방향」, 연세대학교 보건대학원 석사학위논문.
대한의학회, 2007, 「한국의학통계」.
박인경, 2006, 「개인의료정보보호에 관한 법적 연구」, 연세대학교 대학원 석사학위논문.
박주희, 2006, 『의료마케팅』, 서울: 대학서림.
박희연, 2006, 「의료기관의 의료분쟁과 관련된 위험관리 활동 현황조사 연구」, 연세대학교 보건대학원 석사학위논문.
백윤철, 2005, 「미국의 HIPAA법에 관한 연구」, 『인터넷법률』 통권 제31호.
부산발전연구원, 2008, 「부산지역 보건의료관광산업 육성방안연구」.
비즈벤처컨설팅그룹, 2009, 「부산광역시 보건의료관광 육성전략」.
사법연수원, 2007, 『ADR(판결 이외의 분쟁해결)』.
서울시정개발연구원, 2007, 「서울시 의료관광의 국제마케팅 육성방안」.
석광현, 2007, 『국제상사중재법연구』 제1권, 박영사.
손명세 · 이인영, 2001, 『산부인과 판례로 본 의료소송의 이해』, 동림사.
신은하, 2007, 「의료분쟁 발생 현황 및 진료과목별 분쟁 특성 분석」, 연세대학교 보건대학원 석사학위논문.
연세대학교 의료법윤리학연구소, 2005, 「진료위험도 상대가치개발 연구 최종보고서」.
연세대학교 의료법윤리학연구소, 2008, 「적정위험도 상대가치 모델 연구 최종보고서」.
유지윤, 2006, 『관광산업 복 · 융합화 촉진방안: 의료관광을 중심으로』, 한국문화관광정책연구원.
윤경일, 2003, 「정보화시대의 환자진료정보 보호에 관한 법 · 제도적 고찰」, 『병원경영학회지』 제8권 제2호.
윤석정, 1990, 『의료과오사범의 실태와 대책』, 법무연수원.
이경일, 2007, 「아시아 중국 의료자본시장과 우리의 대처방안 및 진정한 의료허브활성화를 위한 방안」, '07년도 해외진출 의료기관 관계자 초청 간담회(2007, 10, 12) 자료집, 한국보건산업진흥원.
이상교, 1999, 「병원의 의료분쟁 비용에 영향을 미치는 요인-Y의료원사건을 중심으로」, 연세대학교 보건대학원 석사학위논문.
이성태, 2008, 「의료관광산업활성화방안연구」, 한국문화관광연구원.
이시윤, 2008, 『신민사소송법』 제4판, 박영사.
前田 勇, 2003, 『21世紀の觀光學』, 學文社.
정재완, 2006, 「싱가포르의 보건의료 교육 허브 추진 동향과 시사점」, 대외경제정책연구원.
최장호, 2003, 『상사분쟁관리론: 클레임과 상사중재 및 ADR』, 두남.
최재천 외 2인, 2003, 『의료형법』, 육법사.
최호 · 김영훈 · 이해종, 2008, 『의료서비스마케팅 이론과 실제』, 서울: 아카데미아.
한국관광공사, 2008, 「의료관광 시장조사」.
한국관광공사, 2008, 「의료관광 육성방안」.
한국관광공사, 2008, 『의료관광 마케팅 조사』.
한국관광공사, 2009, 「의료관광 동향 및 홍보마케팅 결과」, 내부자료.
한국관광공사, 2009, 「의료관광 만족도 조사」.
한국관광공사, 2009, 「의료관광 유치 매뉴얼」.
한국보건산업진흥원, 2006, 「보건의료서비스산업 육성을 위한 해외유치 활성화 방안」.
한국보건산업진흥원, 2007, 「해외환자 유치 활성화 방안」.

한국보건산업진흥원, 2008, 「외국인 환자의 의료분쟁 예방 및 해결방안」.
한국보건산업진흥원 해외의료사업팀, 2007, 「미국, 싱가포르의 해외환자 유치배경 및 현황」.
한국보건산업진흥원, 2006, 「해외환자 유치 활성화를 위한 공청회 자료집」.
한국보건산업진흥원, 2007, 「미래형 보건의료 대응을 위한 한국의 역할과 전략연구」.
한국보건산업진흥원, 2007, 「보건의료분야 국제협력 추진성과 및 향후 과제」.
한국보건산업진흥원, 2008, 「외국인환자의 의료분쟁 예방 및 해결방안」.
한국보건산업진흥원, 2008, 「의료기관 평가지침서」, 보건복지가족부.
한국보건산업진흥원, 2009, 「외국인환자 유치사업 등록안내서」, 보건복지가족부.
한국의료법학회 · 보건의료법학 편찬위원회, 2004, 『보건의료법학』 전정판, 동림사.
한국전산원, 2005, 「U-healthcare서비스의 현황과 과제」.
현대원 · 이수영, 2010, 『헬스 2.0: 헬스케어의 새로운 패러다임』, 나남.
JCI 인증지원센터, 2008, 『JCI와 의료의 질 향상』, 고려의학.
LG경제연구원, 2009, 「U-heathcare가 다가온다」.
Philip Mirrer-singer, 2006(Autumn), "Medical Malpractice Overseas : The Legal Uncertainty Surrounding Medical Tourism, Who Pays? Who Benefits?" Distributional Issues in Health Care, 69 Law&Contemp.Probs., http://law.duke.edu/journals/lcp.
RNCOS Estimation, 2007, Tourism Research & Marketing.
TriMark Publication, 2008, Global Medical Tourism.
Woodman, Joseph, 2008, Patients Beyond Borders-Korea, Healthy Travel Media.

미국병원협회, 환자권리장전.
미국의학협회, Medical Tourism Guidelines.
영국 · 미국 · 태국 · 말레이시아 주재 한국대사관으로부터 받은 협조자료
영국의사협회, Good Medical Practice 자료
외국 병원과 외국 보험 회사 간 계약서
외국 병원과 외국 medical tour agency 간 계약서
청심국제병원, 국제 환자 관련 서류양식.
청심국제병원, 2007, risk management 임직원 교육자료.
2008 IMTC workshop booklet.
2008 WMTC workshop booklet.
Commission on Health Care Dispute Resolution Final Report, American Arbitration Association, July 27, 1998.
IMTA 환자권리장전.

대한상사중재원, www.kcab.or.kr
영국 의료관광 에이전시, www.treatmentabroad.net/cost
인천 국제공항, www.airport.kr
캐나다 의료관광 포털, www.medicaltourism.ca
한국국제의료협회, www.koreahealthtour.co.kr/eng/index.jsp
한국소비자원, www.kca.go.kr/
Assurance Company Limited Releases a New Medical Malpractice Insurance Product for the Medical Tourism Industry, www.eworldwire.com/pressreleases/17505
United Nations Commission on International Trade Law, www.uncitral.org/
www.jointcommissioninternational.org/
www.thailawforum.com/Medical-Malpractice-Thailand.html

세계 문화와 음식, 국내 포털사이트 네이버, 야후, 다음 등 참조.

저자 약력

강흥림

청심국제병원 국제홍보팀장, 한림대학교 의료관광인력양성센터 겸임교수

문화관광체육부 의료관광 T/F 위원
보건복지부 한국보건복지인력개발원 자문위원

김용연

한림대학교 의료관광인력양성센터 겸임교수, 학교법인 청심학원 사무국장

대한임상 암예방의학회 상임이사
한국전자의료산업재단 자문위원

정진수

한양대학교 대학원 관광학과 박사과정, 한국관광공사 상품기획팀장

보건복지가족부 해외환자유치분과 TF위원(2009)
한국관광공사 의료관광마케팅센터장 역임
안동 의료관광 활성화 방안(연구원, 2008) 외 의료관광 관련 연구 및 자문 다수

홍승욱

한국보건산업진흥원 국제의료사업센터 연구원

연세대학교 대학원 의료법윤리학과 박사수료(의료법학 전공)
한국관광공사, 보건복지인력개발원, 이화여자대학교 · 가톨릭대학교 · 성신여자대학교 평생교육원 의료법학 강사
「외국인환자의 의료분쟁 예방 및 해결방안」(한국보건산업진흥원, 2008)

의료관광 코디네이터 실무론

초판발행 | 2018년 1월 30일

지은이 | 강홍림 · 김용연 · 정진수 · 홍승욱
발행인 | 고화숙
발행처 | 도서출판 소화
등　록 | 제13-412호
주　소 | 서울시 영등포구 버드나루로 69
전　화 | 02-2677-5890
팩　스 | 02-2636-6393
홈페이지 | www.sowha.com

ISBN 978-89-8410-374-0 93320

값 20,000원

잘못된 책은 언제나 바꾸어 드립니다.